Hermann Brehmer

Die Therapie der chronischen Lungenschwindsucht

Verlag
der
Wissenschaften

Hermann Brehmer

Die Therapie der chronischen Lungenschwindsucht

ISBN/EAN: 9783957009111

Auflage: 1

Erscheinungsjahr: 2016

Erscheinungsort: Norderstedt, Deutschland

Hergestellt in Europa, USA, Kanada, Australien, Japan
Verlag der Wissenschaften in Hansebooks GmbH, Norderstedt

Cover: Sandro Botticelli "Die Geburt der Venus"

Verlag
der
Wissenschaften

DIE THERAPIE

DER

CHRONISCHEN

LUNGENSCHWINDSUCHT.

DIE THERAPIE

DER

CHRONISCHEN

LUNGENSCHWINDSUCHT

VON

Dr. HERRMANN BREHMER,

Dirigirender Arzt der Heilanstalt für Lungenkranke
in Görbersdorf.

ZWEITE UMGEARBEITETE AUFLAGE.

MIT MEHREREN CURVENTAFELN.

WIESBADEN.

VERLAG VON J. F. BERGMANN.

1889.

Vorrede zur ersten Auflage.

Ich habe meine „Aetiologie der chronischen Lungenschwindsucht vom Standtpunkte der klinischen Erfahrung" *)
mit den Worten geschlossen: „dass dann — d. h. wenn die
klinische Erfahrung für die Aetiologie maassgebend sein wird
— feste und Erfolg sichernde Grundsätze für die
Prophylaxis und Therapie der chronischen Lungenschwindsucht gegeben sein werden."

Es lag mir daher ob, nunmehr diese Grundsätze zu zeichnen.
Ich konnte dies um so zuversichtlicher thun, als sie durch
meine seit mehr als drei Decennien geübte Heilmethode bereits
bewährt befunden sind. Denn allseitig ist man darin einig,
„dass diese Methode sehr hervorragende Heilungsergebnisse
erzielt hat", nur hat man vielfach die angebliche theoretische
Begründung bekämpft.

Kannte man aber diese so genau, da die klinischen Thatsachen, auf denen ich sie aufgebaut, in ihrem vollen Umfange
von mir erst 1885 veröffentlicht worden sind, bis dahin also
vollständig nicht bekannt waren?

---

*) Sie ist bei August Hirschwald, Berlin, 1885 erschienen.

War endlich meine Heilmethode selbst hinreichend bekannt?

Im Jahre 1884 hat Schnitzler in Wien vor dem dortigen Doctoren-Collegium eine Darstellung derselben gegeben, ohne Widerspruch zu finden, und — sie war total falsch.

Und Dettweiler, der selbst zuerst Patient und dann Assistent in meiner Heilanstalt gewesen ist, sagt in seiner Schrift „Behandlung der chronischen Lungenschwindsucht", dass die „von ihm geübte Methode in vielen Punkten aus der Brehmer'schen hervorgegangen ist". Nirgends jedoch sagt er, worin die Brehmer'sche Methode besteht, noch worin die Abweichungen von derselben bestehen.

Desshalb wird man es wohl gerechtfertigt finden, wenn ich bei letzterer Schrift mich in meinem Buche länger aufhalte, als mir selbst lieb ist. Es ist dies eben leider nothwendig, um festzustellen, worin meine Heilmethode besteht, und warum ich das nicht acceptiren kann, was angeblich aus derselben hervorgegangen ist.

Jetzt mögen die Leser entscheiden; ebenso auch, ob wirklich meine Heilmethode, deren hervorragende Heilungsergebnisse unbezweifelt sind, in meiner theoretischen Begründung keine Stützen finden.

Andererseits musste ich aber der Vollständigkeit wegen auch die Therapie der Lungenschwindsucht darlegen und besprechen, wie sie von den Vertretern der Infection gelehrt wird.

Der Leser mag entscheiden, welche Therapie mehr zur Hoffnung berechtigt

> „die Aufgabe der Menscheit zu lösen, die Tuberculose zu überwinden, wie der Scorbut überwunden ist.“

Ich bin befriedigt, wenn ich dazu etwas beigetragen habe.

Görbersdorf, den 22. December 1886.

Dr. Brehmer.

Vorrede zur zweiten Auflage.

Die erste Auflage der Therapie der chronischen Lungenschwindsucht ist im Allgemeinen günstig aufgenommen worden. Kurze Zeit nach dem Erscheinen derselben frugen sogar Aerzte und Verleger an, um sie ins Französische, Englische und Italienische übersetzen zu dürfen. Diese Uebersetzungen wären schon längst erschienen, wenn ich nicht die Veröffentlichung des grösseren Werkes von Wigand über den Ursprung der Bakterien hätte abwarten wollen. Dieses sollte ja den Beweis für alle die Behauptungen bringen, die in den vorläufigen Mittheilungen angegeben waren, und die ich in der Therapie als eine vielleicht mögliche Erklärung für die unmerkliche Entstehung der Phthise benutzt hatte. Im Sommer 1888 erschien dies Werk; seine Ausführungen brachten jedoch nach meiner Ueberzeugung in keiner Weise den Beweis für die Behauptungen in den vorläufigen Mittheilungen. Damit fielen selbstverständlich alle Vorstellungen, die ich, darauf fussend, entwickelt hatte.

Im Sommer fehlte mir aber die Zeit und so musste die zweite und nunmehr umgearbeitete Auflage bis zum Winter warten, obschon die Auflage nahezu vergriffen war.

Die Besprechungen meiner Therapie waren im Grossen und Ganzen ebenfalls günstige. Bei einigen jedoch wurde ich an die Fragen erinnert, welche Wilhelm Wundt an die Spitze seiner Brochüre „Zur Moral der literarischen Kritik" gestellt hat, welche auch ich daher stellen muss:

> „Was soll ein Schriftsteller thun, wenn ein anderer seine Gedanken entstellt, verfälscht, in ihr Gegentheil verwandelt und, nachdem er ihn so zu einem andern gemacht hat als er wirklich ist, über ihn herfällt, um seinen Character zu verdächtigen"

und

> „Was sollen wir alle thun, damit jenes Streben nach Wahrheit, das unsere wissenschaftliche Forschung enthält, endlich auch zum Leitstern unserer literarischen Kritik werde."

Hier die Thatsachen, die mir diese Fragen aufdrängen.

Ich habe in der 1. Auflage dargelegt, wie ich die allmälige Entstehung der Phthise resp. der Disposition dazu auffasse, und daraus deducirt, welche Indicationen uns die Therapie der Phthise stellt und auf welche Weise diese Indicationen am besten und am sichersten erfüllt werden können.

Ich war darauf gefasst, dass man meine Anschauung über die Organisation, welche der Entstehung der Phthise resp. der Disposition vorausgehen muss, bekämpfen, oder mir die Fehler der Schlüsse nachweisen würde.

Wenn ich ferner als Vertreter der Immunität bestimmter Orte sage, dass auch die Infectionisten dorthin die Phthisiker und auch die Verdächtigen schicken können, da ich von Görbersdorf durch statistische Beläge nachgewiesen habe, dass die Einwohner des Dorfes trotz der 10000 Phthisiker, die hier gewesen sind, noch weniger an Phthise erkrankten, als vorher: so konnte ich darauf gefasst sein, dass man mir nachwies, dass relativ immune Orte nicht existiren etc. Aber ich war nicht darauf gefasst, dass Haupt in Soden von mir desshalb sagt:*) „Als guter Geschäftsmann lässt Brehmer diese Gelegenheit nicht vorbeigehen, ohne dass er auch die Infectionisten für seine Anstalt zu interessiren sucht, die ja

---

*) Medicinische Centralzeitung 1887. pag. 387,

gerade für denjenigen, welcher Infection fürchtet, bei den vortrefflichen Einrichtungen die meiste Gewähr bietet."

Von den vortrefflichen Einrichtungen enthält mein Buch keine Silbe. Vielmehr hebe ich nur hervor, nachdem ich zur Bekämpfung der Weber'schen Ansicht, dass der starke Besuch von Davos durch Phthisiker eine Gefahr für den Ort sei, dass die Statistik von Davos event. dasselbe Resultat ergeben wird wie von Görbersdorf, nämlich dass die Phthisiker keine Gefahr für den Ort, resp. deren Umgebung sind.

Ich muss aber den Lesern der Med. Central-Zeitung als „guter Geschäftsmann" hingestellt werden; ich, der zur Erforschung der Tuberculose ein sehr kostspieliges chemisches und bakteriologisches Laboratorium errichtet habe und unterhalte und jetzt ein meteorologisches Observatorium mit selbstregistrirenden Instrumenten gebaut habe, um zu erforschen, ob und welche klimatischen Factoren den Verlauf der Phthise beeinflussen?!

Haupt lässt mir wenigstens noch unbestrittene Verdienste um die Anbahnung eines rationellen Heilverfahrens gegen die Phthise. Aber Schreiber, der nach meinen Ideen seiner Zeit in Aussee die Phthisiker behandelt hatte, bestreitet mir auch dies Verdienst.

Denn nach Schreiber *) wurde „meine · Heilmethode thatsächlich angestaunt, weil Brehmer hinausposaunte, die Schwerkranken damit heilen zu können" und das Buch ist nur

---

*) Internationale klinische Rundschau 1887, pag. 532.

eine Reclame für meine Anstalt,*) „der Arzt braucht die Phthise gar nicht zu studiren, er kann nur Eines thun, jeden Lungenkranken, von dem er um Rath gefragt wird, zu Dr. Brehmer zu schicken." In Wahrheit aber habe ich gesagt, dass für die Behandlung der Phthise alle immunen Orte gleichwerthig sind. Ich habe bei Abfassung der Therapie der Lungenschwindsucht nur die Phthisiker im Auge gehabt, mich dabei aber um das Interesse eines Ortes gar nicht gekümmert. Diese Methode ist allerdings etwas abweichend und desshalb wohl für Viele unbegreiflich; denn die meisten Autoren schreiben nur für sich und ihren Ort.

Und wenn ich meine Gründe entwickle, warum die Anstalten für Phthisiker grosse, ausgedehnte Terrains mit Anlagen haben müssen, so wird diese Ansicht nicht widerlegt, sondern nur gesagt:**) „da nun aber alle Anstalten, ausser der Brehmer'schen, klein sind, so bleibt für den Arzt nichts anderes übrig, als seine Kranken zu Brehmer zu schicken."

Nach meiner Ansicht ist auch noch das Zweite möglich, nämlich Alles daran zu setzen, dass die kleine Anstalt grosse Terrains erwirbt und dort ausgedehnte Anlagen schafft, um diesen Ansprüchen zu genügen. Auch meine Anstalt ist nicht fertig hingezaubert worden, obschon sie von Anfang an über grösseres Terrain und ausgedehntere Anlagen verfügte als jetzt andere Anstalten.

---

*) l. c. pag. 501.
**) l. c. pag. 736.

M e i s s e n , der Assistent D e t t w e i l e r 's schreibt:*) „Die im literarischen Verkehr unseres Erachtens nach unzulässige Weise, dem Gegner Unterstellungen zu machen und Anschauungen zuzuschieben, wie es besonders D e t t w e i l e r gegenüber geschieht, kann nicht scharf genug zurückgewiesen werden." Aber nirgends citirt M e i s s e n Stellen aus meiner Therapie, um diesen schweren Vorwurf zu beweisen, wohl aber schiebt er in seiner Kritik m i r Motive unter, die mir ganz fern gelegen haben und liegen.

I c h habe stets w o r t g e t r e u und nicht blos nach dem Inhalte die Stellen angeführt, gegen die ich polemisiren musste, in der Hoffnung, solchen Anschuldigungen keine Handhabe zu bieten, obschon ich wegen der längeren Citate getadelt worden bin.

Den schwersten Tadel sprach scheinbar S t r ü m p e l l aus.**) „Wer aber die von K o c h gefundenen und entwickelten Grundthatsachen dieser Lehre erschüttern will (? Dr. B.), der müsste vor Allem auf die Arbeiten dieses Forschers und auf seine thatsächliche Beweisführung selbst eingehen. Hierzu ist B r e h m e r offenbar gar nicht fähig. Die hauptsächlichsten Arbeiten von K o c h werden nirgends citirt; ihr wesentlicher Inhalt scheint dem Verfasser auch ganz unbekannt zu sein. Wenigstens geschieht der eigentlichen Begründung der Infectionslehre, der Erfolge bei der Impfung mit Reinculturen und vieles Andern nirgends Erwähnung."

---

*) Deutsche Medicinalzeitung 1887, pag. 377.
**) S c h m i d t 's Jahrbücher Bd. 214, pag. 270.

In Folge dieser Kritik, die ich nie für möglich gehalten habe, da doch die I. Abtheilung meiner Therapie die chronische Lungenschwindsucht vom Standpunkte der Infectionslehre behandelt, schrieb ich an Strümpell unter Angabe der Seitenzahl, wo die für die Tuberculose bedeutendsten Arbeiten Koch's im Wortlaut abgedruckt sind.

Strümpell „gab in seiner Antwort gern zu, dass der citirte Satz seiner Recension, wörtlich genommen, einen Irrthum seinerseits in sich schliesst."

Es bleiben also nur, soweit mir bekannt, die oben genannten drei scharf tadelnden Kritiken bestehen.

Was diese so heftig getadelt haben, dass das Fundament der Therapie der chronischen Lungenschwindsucht die klimatische Immunität sein muss, das halte ich weiter aufrecht.

Die II. Auflage wird daher die alten Feinde nicht versöhnen, vielleicht mir auch neue schaffen, hoffentlich auch neue Freunde. Mir genügt es, wenn sie den Kranken in immer weiteren Kreisen nützt.

Görbersdorf, Frühjahr 1889.

Dr. Brehmer.

Inhalts-Verzeichniss.

Einleitung.

Warum die Therapie der chronischen Lungenschwindsucht keine Fortschritte macht.

===

Virchow schloss am 28. November 1848 seinen Vortrag
mit den Worten:

„Es ist die Aufgabe der Menschheit, die Tuberculose zu überwinden, wie der Skorbut überwunden worden ist." *)

So viel nun auch seitdem in der Medicin grade über die
Tuberculose gearbeitet und geleistet worden ist, so ist dadurch
doch die Lösung dieser Aufgabe wenig gefördert worden. Der
Grund dafür scheint mir sehr klar zu sein. Bei der massen-
haften Verbreitung der Schwindsucht liegt die Bekämpfung
derselben den practischen Aerzten und nicht blos den Heroen
der Wissenschaft ob. Nun ist es aber ein alter Satz, dass die
meisten Menschen, also auch die Aerzte, nur das ausüben resp.
anwenden können, was sie gelernt haben. Nur wenige Geister
giebt es, die selbstständig sich neue Wege bahnen.

Um so auffälliger klingt es, — obgleich sich dagegen
kaum ein begründeter Widerspruch erheben wird, — wenn ich
sage, dass die Aerzte auf den Universitäten die Behandlung
der Lungenschwindsucht **nicht** gelernt haben noch
lernen, die Aerzte also grade der verbreitetsten und verheerendsten Krankheit für Zwecke der Heilung unvorbereitet
gegenüber stehen.

---

*) Virchows Archiv, tom. III, pag. 10.

Denn in den Kliniken sieht man die beginnende Phthise nicht, und noch weniger den Verlauf derselben von Anfang bis zu Ende. In den Kliniken der Universitäten kommen vielmehr nur die Endstadien der Phthisis zur Vorstellung, deren Symptome behandelt und auch gemildert werden können, während die Krankheit selbst unbehelligt ihre Fortschritte macht. Freilich kommt es auch vor, dass selbst in den Endstadien noch eine Besserung eintritt und der Patient noch einmal vor dem Tode auf kürzere oder längere Zeit die Klinik verlässt: auf die zu lehrende Therapie hat dies jedoch keinen Einfluss. Denn es ist ja eine Eigenthümlichkeit der Phthise, dass sie selbst ohne ärztliches Handeln sich bessert, um nach kürzerer oder längerer Frist wieder Fortschritte zu machen.

Auf der Universität lernt der Arzt daher nicht die Therapie der Phthise, sondern höchstens die symptomatische Behandlung, und zwar meist die der Endstadien. Für die Behandlung der Phthise selbst sammelt sich der angehende Arzt aus den auf der Klinik gesehenen Fällen daher keine Kenntniss. Und doch soll er sie in seiner späteren Praxis behandeln und heilen!

Allerdings ergänzen die Vorträge der klinischen Lehrer die mangelnde Anschauung des Anfanges und des Verlaufes der Phthise, aber einmal ersetzt kein Vortrag das eigene Sehen und Verfolgen des Verlaufes der Krankheit, dann wird aber damit auch die Therapie in keiner Weise gefördert und zwar aus folgenden Ursachen.

Die Therapie jeder Krankheit kann nur auf zweierlei Weise gefördert werden, entweder durch Erforschung des Wesens des Krankheits-Processes und des sich daraus ergebenden Heilverfahrens, oder durch zufällige Entdeckung irgend eines Medicaments, das heilend auf den, seinem Wesen nach noch unerkannten, Krankheitsprocess einwirkt. Letzterer Weg ist in der Therapie der bei Weitem häufigere.

Wie steht es nun mit der Lungenschwindsucht?

Das Wesen der Phthise war früher im Ganzen unbekannt und ist selbst heute noch trotz des Tuberkel-Bacillus viel bestritten. Auch der Zufall hatte kein Medicament als heilbringend bei der Phthise gezeigt, obschon wohl alle Heilmittel bereits angewendet worden sind. Es ist daher durchaus nicht zu verwundern, wenn namentlich in der früheren Zeit grade in den Kliniken der Universitäten die Lehre der Unheilbarkeit der Phthise ihre besten Stützen fand, und wenn dies Axiom die Ansichten und das Handeln der dort gebildeten practischen Aerzte beherrschte und wohl noch beherrscht.

Etwas anders schien es werden zu wollen, als ich vor mehr als drei Decennien auf Grund der von der pathologischen Anatomie erhärteten Thatsachen meine Lehre vom Wesen resp. von der Ursache der Phthise aufstellte und aus ihr eine Therapie ableitete, die dann geeignet sein musste, diese fürchterliche Krankheit zu verhüten und event. zu heilen, und ich damit auch auffallende Besserungen, ja wirkliche Heilungen erzielte.

Die Erfolge meiner Heilmethode zeugen dafür, dass die Phthise geheilt werden kann.

Aber ich wurde verhöhnt. Es wurde mir factisch erwidert, dass ich im Irrthume sein müsse, da die Ursache der Schwindsucht selbst den Professoren der Universität unbekannt sei. Während einer Reihe von Jahren behandelte ich daher, aber unentwegt, die von den Medicinern für unheilbar erklärten Phthisiker unter dem physischen Drucke, von den Collegen als Charlatan betrachtet zu werden! — Wie schwer das ist, kann nur der beurtheilen, der selbst einmal darunter gelitten hat. Freilich habe ich jetzt die Genugthuung, dass selbst Gegner

der theoretischen Begründung meiner Therapie wie Rossbach*)
erklären, „dass meine Heilmethode nicht nur die grösste Bedeutung behalte, sondern auch wirklich sehr hervorragende
Heilungsergebnisse erzielt“; und dass kein Kliniker mehr meine
Anfangs so sehr verpönte Lehre, dass die Lungenschwindsucht
durch ärztliche Kunst heilbar ist, bezweifelt. Ebenso
bezweifelt Niemand, dass ich der intellectuelle Urheber aller
jener klimatischen Heilanstalten und Höhen-Curorte bin, die
massenhaft entstanden, um meine Idee auszubeuten, nachdem
ich derselben durch meine Erfolge zum Siege verholfen hatte.
Allerdings ist man stets bemüht, dies möglichst zu ignoriren
und für sich den Dank entgegen zu nehmen, die erfolgreiche
Heilmethode der Phthise aufgestellt zu haben.

Grund dafür, warum diese Methode nicht grössere Fortschritte gemacht.

Aber trotz alledem ist ein durchgreifender Erfolg, d. h.
eine Verminderung der Sterblichkeit an Phthise nicht erfolgt.
Und nach wie vor scheint die Lösung der Aufgabe, die Schwindsucht zu überwinden, dadurch in keiner Weise gefördert zu sein.

Was ist der Grund dafür?

Nach der Anerkennung, die meiner Heilmethode in hohem
Maasse zu Theil geworden ist, glaube ich die Pflicht zu haben,
den Grund für diese auffällige Thatsache zu untersuchen.

Nach meiner Ansicht liegt derselbe darin, dass, so massenhaft die klimatischen Curorte und sog. Heilanstalten seitdem
entstanden sind, keine derselben meine Methode voll
und ganz nachgeahmt hat, obschon doch nur diese
Methode, und nicht einzelne Bestandtheile derselben, solche
Resultate in der Schwindsucht erzielt hatte, dass die medicinische
Welt sie nicht länger ignoriren konnte. Jeder Ort, jedes Eta-

---

*) Rossbach, Lehrbuch der physikalischen Heilungsmethoden,
pag. 66.

blissement liess das von meiner Heilmethode fort, was es nicht bieten konnte, und behielt nur den Rest für sich. So ist ein wunderbares Mixtum compositum entstanden, was man aber doch die Brehmer'sche oder gar — um nur ja den Urheber nicht zu nennen — die Görbersdorfer Methode nannte. Ich werde weiter unten darauf näher eingehen.

Meine Heilmethode gipfelt, kurz ausgedrückt, in Folgendem: Geschlossene Heilanstalt mit ständiger ärztlicher Aufsicht und Pflege in einem von Schwindsucht immunen, geschützt gelegenen Orte.

War nun für einen Ort oder auch für einen Arzt eine Heilanstalt nicht möglich, so wurde das Princip der geschlossenen Heilanstalt bekämpft und als nachtheilig proclamirt, dagegen der offene Curort gepriesen und eingerichtet. Dank dieser Polemik und der materiellen Interessen, die jeder seitdem entstandene Curort vertritt, spielt diese Frage auch heute noch eine Rolle und zwar eine ausschlaggebende Rolle. Rufen mir die meisten Arbeiten über die Therapie der Schwindsucht doch das Epigramm Montesquieu's über Voltaire ins Gedächtniss: „Voltaire wird nie eine gute Geschichte schreiben. Er ist wie die Mönche, die nicht für den Gegenstand schreiben, den sie behandeln, sondern für den Ruhm ihres Ordens. Voltaire schreibt für sein Kloster." Die meisten Arbeiten über Phthisetherapie behandeln auch nicht die Therapie der Phthise an sich, sondern den Ruhm des Ortes, in dem der betr. Autor wirkt.

Konnte also, und das war meistens der Fall, die Immunität von Schwindsucht an dem qu. Orte nicht erwiesen werden, so wurde das Princip der Heilanstalt gegenüber dem offenen Curorte vertheidigt und das Heil der Kranken nur in der geschlossenen Heilanstalt gefunden, mochte die Lage derselben sein, welche sie wollte. Freilich suchte man trotzdem immer noch eine Gebirgslage heraus; das Publikum unterschied ja nicht so scharf zwischen immuner und gebirgiger Lage. Fürs Publikum und leider auch für die Aerzte identificirten sich beide Begriffe.

War aber für die Therapie der Phthise einmal die Heilanstalt als nichtig, dagegen die Immunität als maassgebend erklärt, das anderemal dagegen die Immunität als unnütz abgewiesen, oder als gar nicht existirend erklärt, aber als allein heilbringend die geschlossene Heilanstalt proklamirt, so ist nicht mehr auffallend, dass sich — und zwar in der grossen Mehrzahl — ein Drittes herausbildete, das weder Heilanstalt noch Immunität, sondern nur die Lage im Gebirge, oder die Lage im Walde für sich hatte mit guter reiner Luft. Die Luftcur war Alles, obschon kein Mensch eine Characteristik der reinen Luft geben konnte, jeder Ort aber, da er doch eine Luft hat, sich auch Luftcurort nannte, selbst Städte davon nicht ausgenommen.

Dass alle diese Etablissements und Luftcurorte, von denen jedes immer nur irgend etwas von meiner Methode hat, keines aber dieselbe voll und ganz anwendet, zur Ausbreitung der Methode, durch welche Heilung der Phthise erzielt war, und der durch sie s. Z. erzielten Resultate nicht beigetragen haben, versteht sich von selbst, obschon es nicht negirt werden soll, dass auch in solchen Etablissements und Luftcurorten Besserungen und auch Heilungen vorgekommen sein können. Einmal pflegt ja die Phthise an sich schon Intervalle von Besserungen zu haben. Dann aber sind immer schon Phthisen ohne jedes Hinzuthun des Arztes geheilt worden, wie zahlreiche

Sectionen stets ergeben haben. Bei der Therapie der Lungenschwindsucht kommt es aber nicht darauf an, dass irgendwo Besserung oder sogar Heilung vorgekommen ist, s o n d e r n d a r a u f: wo und wodurch ist die grösste Wahrscheinlichkeit vorhanden, dieses Resultat willkürlich zu erreichen?

Von der Methode, deren Resultate schon vor 30 Jahren die Lehren der Unheilbarkeit der chronischen Lungenschwindsucht erschüttert haben, und von den dieser Heilmethode zu Grunde liegenden Principien ist in den späteren Speculations-Etablissements sehr wenig übrig geblieben. Selbst den ärztlichen Leitern derselben sind Letztere ziemlich unbekannt geblieben. Als z. B. ein ehemaliger Apotheker in den politischen Zeitungen behauptete, dass die schweflige Säure den Tuberkel-Bacillus tödte, also die Schwindsucht heile, (?) beeilte sich ein Dirigent eines Gebirgs-Sanatoriums, der auch Lungenkranke mit Vorliebe aufnimmt, sofort seine Phthisiker schweflige Säure einathmen zu lassen. Bedeutende Haemoptoën waren fast in allen Fällen die Folgen dieser kritiklosen Nachbeterei eines Arztes!

Dieses Handeln ist um so auffälliger, da die schädliche Wirkung der schwefligen Säure schon lange Zeit bekannt war. Stöckhardt*) hatte bereits 1872 erwähnt, dass der Plauensche Grund bei Dresden sich dadurch auszeichnet, dass die massenhaft in ihm verhütteten Kohlen durch ihren Gehalt an Schwefelkies der atmosphärischen Luft eine solche Menge von schwefliger Säure beimengen, dass der Morgenthau sauer wird, Löcher in die Blätter ätzt und die Vegetation weithin abstirbt.

---

*) Stöckhardt, Chemischer Ackersmann 1872.

Ebenso enthält nach Sussdorff*) die Dresdener Luft so bedeutende Mengen von schwefliger Säure, dass man sie unter Umständen riechen kann. In neuerer Zeit ist die schweflige Säure in allen grösseren Städten, so namentlich in Rouen, nachgewiesen worden.

Dass aber weder in Plauen, noch in Dresden, noch in den grösseren Städten die Verhältnisse der Schwindsucht günstig, also durch die schweflige Säure günstig nicht beeinflusst sind, das ist bekannt.

Nach den Untersuchungen von Ogáta**) ist „die schweflige Säure (SO_2) ein ähnlich heftig wirkendes Blutgift wie Kohlenoxydgas (CO). Wenn Thiere SO_2 in ihr Blut aufnehmen, so erkranken und sterben sie nicht dadurch, dass ihr Blut keinen Sauerstoff mehr behält, gleichwie auch bei CO-Vergiftungen die Symptome und der Tod nicht vom Sauerstoffmangel abgeleitet werden können, sondern von der Gegenwart des dem Blute fremdartigen CO-Haemoglobulin, welches selbst in absolut äusserst geringer Menge schon wirkt. Und so scheinen auch schon sehr geringe Mengen von Blutkörperchen, welche ihren Sauerstoff durch SO_2 verloren haben und dafür SO_3 enthalten, zu einem Gifte zu werden, welches schon in geringer Menge wirkt."

Und doch das Experiment im Gebirgs-Sanatorium und später! —

Ein anderer Arzt, der auch ein Sanatorium neben anderen Kranken mit für Lungenkranke besitzt und leitet, annoncirt, dem jetzigen Zuge der Medicin folgend, dabei auch „Terrain-

---

*) Jahresschrift der Gesellschaft für Natur-Heilkunde in Dresden 1874, pag. 61.

**) Archiv für Hygiene, tom. II, pag. 275.

curen". Freilich hat dieser auch von Terraincuren so wenig Kenntniss, dass er das erste Desiderat für Terraincuren: Ausarbeitung resp. Aushändigung von Terrainkarten, auf Grund deren allein Terraincuren möglich sind, nicht erfüllt, sondern nur Terraincuren inserirt. Man darf sich also auch nicht wundern, dass ihm unbekannt zu sein scheint, dass die Diät für Lungenkranke eine total verschiedene sein muss von der für Fett- oder Herzkranke, für welche Krankheiten doch in allererster Linie die Terraincuren bestehen. Passirt das aber einem Arzte, so muss man milder urtheilen, wenn der Curort resp. das Curhaus zum „Weissen Hirsch" bei Dresden, wohin selbstverständlich Aerzte auch ihre Lungenkranken schicken, auf der Placatentafel in Karlsbad sich den Karlsbader Curgästen zur „Nachcur" empfiehlt.

Solches Gebahren, das nur zu sehr den Stempel an der Stirne trägt, dass das Hauptprincip der Betreffenden möglichst starke Frequenz, möglichst viel Geldverdienen ist: kann natürlich die Therapie der Lungenschwindsucht nicht fördern. Die Therapie der chronischen Lungenschwindsucht ist eine so schwierige, dass Aerzte ihr allein ihre angestrengteste Thätigkeit widmen müssen. Und ich stehe keinen Augenblick an, zu erklären, dass ich in diesem Speculiren aller Curorte auf Lungenkranke den Hauptgrund erblicke, warum die Aufgabe, die Schwindsucht zu überwinden, bisher so wenig Fortschritte gemacht hat.

Zu diesem Grunde tritt aber noch ein Anderer. Da nämlich in so vielen Etablissements und in so vielen Luftcurorten jetzt die Schwindsucht behandelt wird, macht sich natürlich der Wunsch rege, zu ermitteln, welche Curorte bei der Phthise indicirt sind.

Diese Frage könnte eigentlich endgültig nur beantwortet werden, wenn man das Wesen der Phthise einwurfsfrei erkannt und die Heilmittel dagegen gefunden haben würde. Aber so lange konnte man im Interesse der Kranken nicht warten.

Darüber schien wenigstens Einigkeit zu herrschen, wenn man von der „Tödtung" der Bacillen absah, dass der Hauptfactor bei der Behandlung der Lungenschwindsucht das Klima ist. Nur gingen die Meinungen darin auseinander, wann Seeklima, wann Höhenklima, wann warmes Klima indicirt ist. Der Grund für diese Ungewissheit scheint mir darin zu liegen, dass häufig gerade die unberufensten Schriftsteller sich darüber geäussert haben, nämlich solche, die selbst keine Erfahrungen in der Therapie der Schwindsucht gemacht haben und desshalb die unzuverlässigsten und namentlich willkürlichsten Angaben und Indicationen aufgestellt haben.

Incompetente Beurtheiler der Therapie der Phthise.

Ich citire zu dem Behufe den Aufsatz des Docenten Dr. Chodounsky*). Er sagt: Klimatische Curorte gruppirt man in zwei Hauptrichtungen, Curorte im Höhenklima und Ebenenklima. Das Ebenenklima theilen wir für unsere Zwecke in zwei Nebengruppen: 1. Meeres-, 2. Landklima; das Landklima fasst nur eine Gruppe von Orten über 1000 Meter über dem Meere. Warum wir sämmtliche Curorte unter 1000 Meter zum Ebenenklima rechnen, wird weiter unten erläutert."

„Durch Erfahrung ist erhärtet, dass ein feuchtes Klima der Tuberculose verderbenbringend ist. Ein depressives Klima (feucht, warm und ruhig) ist aber von der Therapie völlig

---

* Allgem. Wiener med. Zeitung 1885, No. 9 seq.

ausgeschlossen; z. B. Bahia, Peru, Amélie le bains und zu diesen wären wir geneigt auch Madeira (! Dr. B.) zu rechnen.“

„Ausser diesen sind auch ungesunde Bezirke selbstverständlich ausgeschlossen und alle grösseren Städte.“

„Ein Stadtklima zeichnet sich durch eigne Charactere aus, obgleich es schwer fällt, die Grösse fest zu bestimmen, welche jene Characteristik des Klimas bedingt; (? Dr. B.) doch unterliegt es keinem Zweifel (!! Dr. B.), dass hierin zu rechnen sind: Rom, Venedig, Pisa, Neapel, Palermo, Genua, Cadix, Sevilla, Nizza, Kairo und andere ähnlicher Ausdehnung, welche noch heute als klimatische Curorte bekannt sind.“

„Es erübrigen für das Ebenenklima nur einfache Sommerfrischen oder entsprechend eingerichtete klimatische Stationen.“

„An die letzteren stellen wir sehr strenge Anforderungen und Sommerfrischen helfen uns nur, wenn wir keine andere Wahl haben *).“

Und nichts desto weniger sagt der Verfasser am Ende seines Aufsatzes: „Für das Höhenklima sind also die Indicationen eng begrenzt und dem Ebenenklima (also Sommerfrischen) ist ein weiterer Spielraum geboten **).“

„Das Ebenenklima hat nur einen begrenzten Einfluss auf haemorrhagische Fälle“ und — für das Ebenenklima allein sind indicirt: — — 3. die congestive Haemoptysie; 4. haemorrhagische Fälle mit Cavernen mit mässigen Allgemeinsymptomen und achtwöchentlicher Pause seit der letzten Haemorrhagie **).“

---

*) l. c. pag. 96.
**) l. c. pag. 232.

Warum gerade eine achtwöchentliche Pause, dies verräth der Autor nirgends!

Contraindicirt ist ferner das Höhenklima*) „bei Kranken mit beschleunigtem Puls, bei Pleuritiden mit grossem Erguss und Disposition zu katarrhalischen Erkrankungen*).“

So schreibt ein Arzt in einem weit verbreiteten Journal. Und wie wenig Lungenkranke giebt es, die nicht beschleunigten Puls haben. Gilt doch beschleunigter, leicht erregbarer Puls als eins der ersten Zeichen der möglicherweise drohenden Krankheit! Und hat nicht Tschudi berichtet, welch' ausgezeichneten Erfolg er gerade bei Pleuritiden mit bedeutendem Erguss an sich und an Anderen auf seinen Reisen in den Anden von Peru beobachtet hat? Und welcher Phthisiker besitzt denn keine Disposition zu Katarrhen? Die Disposition zu Katarrhen bildet ja gerade ein wichtiges Glied in der Phthise!! —

Wodurch ist nun, nach Chodounsky, der wesentliche Unterschied zwischen Ebenenklima und Höhenklima bedingt?

„Eine eigene Gruppe von Stationen unseres Klimas bilden Sanatorien bis 600 Meter über dem Meeresspiegel, welche zwar nach üblichem Gebrauch zum Höhenklima gerechnet werden, welche aber den Hauptcharakteren nach noch zum Ebenenklima gehören. Dieses ist sowohl nach Grundsätzen der Klimatologie als der Klimatotherapie gerechtfertigt. (?!! Dr. B.) Das Höhenklima ist in erster Reihe durch seine Feuchtigkeits-Periodicität (?! Dr. B.) ausgezeichnet und diese beginnt erst in Höhen von 1000 Metern überm Meere; das ist die obere Wolken-Grenze; für Höhenklima stellen wir noch die Forderung, dass dasselbe auch

---

*) l. c. pag. 231.

die Respiration und Circulation wesentlich hebt, was noch in einer Höhe von 800 Metern nur in höchst geringem Maasse geschieht."

So sagt Verfasser auf Seite 118, dies hindert ihn jedoch nicht auf Seite 232 vom Ebenenklima im Allgemeinen zu sagen: „der Kreislauf wird wohl etwas stimulirt"!

Ueber die norditalienischen Seen sagt Verfasser auf Seite 118: „Von lediglichen Aufenthaltsstationen, wie z. B. an norditalienischen Seen, will ich keine Erwähnung machen, da dieselben wirklich für Klimatotherapie wenig Werth haben" und auf Seite 232: „Hier muss zum Grundsatz werden, dass der Kranke vor der zweiten Hälfte Mai nicht nach Hause kommen darf, April und Mai können in einem Curorte der norditalienischen Seen oder in Tirol verbracht werden."

Solche und ähnliche Journal-Aufsätze können die Therapie der Lungenschwindsucht natürlich nicht fördern, dem Hausarzt kein Leitstern für seine Ordination werden, ja sie werden direct fast verabscheuungswerth, wenn sie, wie z. B. der Aufsatz Chodounsky's*), als Contra-Indication jeder Klimatotherapie Folgendes aufstellen.

„Es erscheint mir nicht überflüssig, dieselben zu wiederholen, und die traurige Praxis entschuldigt in dieser Hinsicht auch mich, dass ich dieselben anführe:

1) Höhere Fiebergrade (Abends 39°)**), auch wenn Morgenremissionen stattfinden; desto mehr gilt die Contra-Indication

---

*) l. c. pag. 218.

**) Die Annahme, dass immer Abends die höchste Temperatur stattfindet, zeugt für sehr geringe und ungenaue Beobachtungen. Die höchste Temperatur kann zu jeder Tages- und Nachtzeit auftreten und bedingt dann eine viel ungünstigere Prognose, als wenn die Acme des Fiebers Abends ist. Dr. Brehmer.

für den remittirenden und continuirlichen, den Zerfall begleiten-
den Typus. Alle bedeuten den raschen Fortschritt des Processes, Ruhe und Hauspflege gebietend. Was will man bei diesen
Fällen mit einem Klima erzielen? Was für einen Sinn hat die
Anordnung des Arztes, der einen solchen Kranken zum Hause
hinaus hetzt?

2) Grosse Ausbreitung der Local-Affection, besonders wenn
dieselbe beiderseitig ist, im Stadium des Zerfalls, wo a priori
eine schlechte Prognose gestellt wird, auch wenn ein unbedeuten-
des Fieber da wäre.

3) Ein solcher Grad von Körperschwäche, der den Kranken
an sein Lager fesselt.

4) Complicationen mit Darm- und Peritoneal-Tuberculose."

Nach diesen so bestimmt ausgesprochenen Contra-Indicationen würden leider die meisten Phthisiker nicht einmal den
Versuch machen dürfen, ihr Leben sich zu erhalten. Denn sehr
viele Lungenkranke werden, da man nicht gewohnt ist, jeden
Husten zu beachten, erst durchs Fieber aufmerksam gemacht,
dass sie leidend sind und einen Arzt consultiren müssen. Zur
Entkräftung dieser angeblichen Contra-Indicationen könnte ich
mich damit begnügen, Nothnagel zu citiren, der Fieber nicht
als Contra-Indication für eine klimatische Cur betrachtet.
Nothnagel sagt vielmehr, das einzige Remedium, um das
Fieber zum Schwinden zu bringen, ist, da kein Arzneimittel dagegen hilft, eine klimatische Veränderung; im Sommer müssen
die Leute im Gebirge, im Winter an der Riviera, in Meran
leben, oder man schicke sie nach Madeira. Das ist also das

trostlose Ergebniss unserer Therapie in Bezug auf das Fieber der Phthisiker." *)

Aber ich will mich damit nicht begnügen, es steht ja dann nur Meinung gegen Meinung, freilich die Meinung eines berühmten Klinikers gegen die eines unbekannten Docenten; ich will vielmehr Thatsachen sprechen lassen, Thatsachen, die ich hier öfter zu beobachten Gelegenheit habe und welche gerade nicht ein so ganz trostloses Ergebniss unserer Therapie in Bezug auf das Fieber der Phthisiker ergeben.

Krankengeschichten zur Entkräftung der angeblichen Contra-Indicationen.

1) Herr Schl. . . ., 21 Jahre alt; sein Vater ist Arzt, 64 Jahre alt, gesund, dessen Eltern sind alt geworden, drei ihrer Kinder sind gross geworden. Seine Mutter ist 56 Jahre alt, sehr nervös und anämisch; deren Eltern sind alt gestorben und hatten 8 Kinder. Die Mutter des Patienten ist das jüngste Kind. Seine Eltern haben 6 Kinder, das erste ist jetzt 35 Jahre alt, hat 1866 meine Anstalt wegen Phthisis pulmonum besucht und ist geheilt worden; auch an der Lunge gesund geblieben, wurde jedoch 1875 geisteskrank, unheilbare religiöse Melancholie, das zweite Kind pflegte die Schwester und starb, 24 Jahr. ebenfalls geisteskrank; das dritte Kind, 30 Jahre alt, ist Arzt und hat als solcher beim Militär gedient; das vierte, 25 Jahre alt, ist wegen Schwäche nicht Soldat gewesen; das fünfte ist 23 Jahre alt, bisher gesund und — Patient ist das sechste Kind. Er ist als Kind kräftig gewesen, hat Masern und Scharlach überstanden, ist im 16. und 17. Jahre schnell gewachsen. Ostern 1886 fing er, bald nach dem Abiturienten-Examen, an zu husten, fieberte dabei bis 39⁰, meist täglich Schüttelfrost.

Patient zeigt den phthisischen Habitus, sehr blutleer, hat wenig Husten, kein Sputum, Appetit gut, Abmagerung bedeutend, seit $\frac{1}{2}$ Jahr $10\frac{1}{2}$ Kilo; Stuhlgang normal, Kräfte leidlich, kann wegen Dyspnoë zwei Treppen nur mit Anstrengung ersteigen. Thorax paralytisch. Clavicola dextra tiefer als Clav. sinistra.

R. V. bis IV. Rippe bronchovesic. Inspirium, bronchial. Exspirium. cons. kleinbl. Rasseln. Bronchophonie, ebenso R. H. bis gegen Ende des Scapula.

L. bis III. Rippe bronchoves. Inspirium mit Exspirium, spärlich conc. Rasseln. Bronchophonie. Körpergewicht 117 Pfund. Spirometer 2700 C. C.

---

*) Allgemeine Wiener med. Zeitung, 1885, pag. 120.

Am Tage der Aufnahme
7. Aug., betrug die höchste Temperatur 40,1º C. um 12 Uhr,

am 8.	„	„	„	„	„	39,6 „	„	8 „	Abends,
„ 9.	„	„	„	„	„	39,7 „	„	12 „	Mittags,
„ 10.	„	„	„	„	„	39,2 „	„	10 „	Vorm.
„ 11.	„	„	„	„	„	39,2 „	„	10 „	
„ 12.	„	„	„	„	„	38,8 „	„	2 „	
„ 13.	„	„	„	„	„	38,9 „	„	10 „	
„ 14.	„	„	„	„	„	38,3 „	„	12 „	u. 2 Uhr
„ 15.	„	„	„	„	„	38,1 „	„	10 „	Vorm.
„ 16.	„	„	„	„	„	38,4 „	„	10 „	
„ 17.	„	„	„	„	„	37,8 „	„	10 „	

und seitdem normal, nur selten noch ab und zu geringe Temperatur-Erhöhung.

2) Herr K. . . ., Grossgrundbesitzer, ist 33 Jahre alt, sein Vater ist an Phthise 1878 in den Sechzigern gestorben, dessen Vater ist sehr alt, dessen Mutter aber jung an unbekannter Krankheit gestorben. Seine Mutter ist 1884 73 Jahre alt an Marasmus gestorben; deren Eltern sind sehr alt gestorben, sie hatten vier Kinder. Seine Eltern hatten 3 Kinder, von diesen ist das 3. an Genickstarre gestorben. Das erste Kind ist 36 Jahre alt, nicht gross und hat 4 gesunde Nachkommen. Patient zeigt den phthisischen Habitus in exquisiter Weise; ist in seiner Kindheit nicht schwächlich gewesen, hat die Masern überstanden, ist vom 12.—18. Jahre sehr schnell gewachsen, hat dabei an Herzpalpitationen und Athembeschwerden gelitten, ist wegen schwacher Brust nicht Soldat gewesen, hat 1884, also vor 5 Jahren, geheirathet, 1 Kind, angeblich nicht scrophulös.

Patient erkältete sich vor 6 Jahren, 1883 im Herbst, bekam Husten und Schnupfen mit Fieber; seitdem ist aber immer etwas Husten zurückgeblieben mit etwas Auswurf, December 1884 warf er blutige Sputa aus und erkrankte am 1. Februar 1885 mit Schüttelfrost und Diarrhöen.

Der Status präsens ergab am 5. Februar: Exquisiter phthisischer Habitus, paralytischer Thorax. Husten und Auswurf mässig, viel Tuberkel-bacillen enthaltend. Nachts unruhig, Abends Hitze, Nachtschweiss so stark, dass zweimal die Wäsche gewechselt werden muss. Appetit schlecht, (Patient ist nie ein starker Esser gewesen), Diarrhöen, Kräfte reducirt, ersteigt nur mit Beschwerden eine Treppe. Puls 144. Resp. 28.

Die Untersuchung ergiebt: R. bis zur IV. Rippe bronchovesicul. Inspirium, bronchiales Exspirium, spärlich consonirendes Rasseln, Broncho-phonie. L. bis III. R. bronchovesiculares Inspirium, verlängertes Exspirium, Bronchophonie, geringes conson. Rasseln, Körpergewicht 64½ Kilo gegen 68 Kilo vor ½ Jahre.

Am 5. Febr. die höchste Temperatur 39,4 um 8 Uhr Abends
    6. „ „ „ „ 38,9 „ 6 „ „
    7. „ „ „ „ 38,5 „ 6 „ „
    8. „ „ „ „ 38,6 „ 8 „ „
    9. „ „ „ „ 38,5 „ 1 und 8 Uhr
   10. „ „ „ „ 37,5 „ 2 „ 9 „
   11. „ „ „ „ 37,5 „ 8 Uhr
   12. „ „ „ „ 37,0 „ 12 Uhr und 8 Uhr
ebenso an den folgenden Tagen.

Seitdem ist die Temperatur nur selten über 37,5 gestiegen. Patient reiste am 27. Sept., also nach fast 8 Monaten ab. Puls 76. R. 18. Körpergewicht 76 Kilo, Spirom. 4000 CC. Man hätte ihn also für geheilt halten können, aber im Sputum zeigten sich noch vereinzelte Tuberkelbacillen. Patient ging den Winter über nach Davos und soll jetzt seinem Berufe ohne Störung nachgehen.

3) Frau G. . . . aus Russland ist 28 Jahre alt. Ihr Vater ist vor 8 Jahren an Apoplexie 64 Jahre alt gestorben, dessen Vater ist 70 Jahre alt an Typhus gestorben, dessen Mutter lebt noch; sie hatten 7 Kinder, ihr Vater ist das sechste oder siebente gewesen. Ihre Mutter ist 50 Jahre alt, gesund; deren Vater ist 70 Jahre alt gestorben, deren Mutter lebt noch, sie hatten 8 Kinder, von denen die Mutter das 2., aber nur ein Jahr jünger als das erste ist. Ihre Eltern hatten 8 Kinder, von diesen ist Patientin das erste, drei sind gestorben und zwar eins an Tussis convul., eins an Scarlatina und das siebente in diesem Jahre an Phthisis florida, 19 Jahre alt. Die Geschwister sind angeblich gesund.

Patientin ist als Kind kräftig gewesen, hat an scroph. Augenentzündung gelitten, Morbilli und Scarlatina gehabt, ebenso im 7. Jahre angeblich eine Meningitis, wurde im 16. Jahre regelmässig menstruirt, heirathete vor 6 Jahren, gebar 3 Kinder, von denen eins an Tussis convul. und eins an Meningitis gestorben ist. Die Entbindungen waren leicht, die letzte vor 14 Monaten; nach derselben hat Patientin durch 6 Monate viel Blutverlust gehabt, der sich dann durch 5 Monate in je 2 Wochen wiederholte. Im März d. J., d. h. vor 4 Monaten, erkrankte sie an Pleuritis exsud. dextra, erst 2 Monate darnach erholte sie sich etwas, Fieber war lange Zeit über 40 und jetzt 39,5.

Der Status präsens ergab am 15. Juli: Patientin ist mittelgross, schlecht genährt, sehr anämisch, Puls 156, R. 30, Temp. 39,5; Husten und Auswurf stark, mit vielen Tuberkelbacillen, Nacht gut, Nachtschweiss bedeutend, Appetit leidlich (Patientin ist nie eine starke Esserin gewesen), Abmagerung bedeutend seit 1 Jahre, Stuhlgang normal, Kraft sehr gering, jede Bewegung fällt schwer und verursacht heftige Herzpalpitationen.

R. bis IV. Rippe bronchovesic. Inspirium, bronchiales Exspirium, cons. Rasseln, Bronchophonie.

L. bis III. Rippe vesicular. Inspirium, bronchiales Exspirium, Bronchoph., cons. Rasseln.

Körpergewicht 46½ Kilo, Spirom. 1000.

Das Fieber hielt in schwankender Höhe durch 2 Monate an, und am 27. December reiste Patientin ab, leider mit noch geringen Bacillen, aber ohne Fieber. Körpergewicht 60½ Kilo, Spirometer 2500 CC. Sie steht seitdem ihrem Hauswesen vor.

4) Herr B., stud. phil. aus Russland, ist 20 Jahre alt; sein Vater ist 55 Jahre alt, gesund, dessen Eltern sind alt gestorben; sie hatten 5 Kinder, der Vater war das 4. Seine Mutter ist 42 Jahre alt, gesund; deren Eltern sind im Alter von 70 resp. 67 Jahren gestorben, hatten sehr viele Kinder, von denen die Mutter das jüngste ist. Seine Eltern hatten 3 Kinder, von denen das erste 14 Jahre alt vor 7 Jahren an Phthisis gestorben, Patient ist das zweite und nur ein Jahr jünger als das erste, das dritte ist 18 Jahre alt, bisher gesund.

Patient ist in seiner Kindheit nicht schwächlich gewesen, litt viel an scrophulöser Augenentzündung und ist vom 13.—15. Jahre sehr schnell gewachsen, wobei er über Herzpalpitationen klagte. Er fing 1884 an trocken zu husten, weshalb er 3 Wochen zu Bette gelegen hat; im Dec. 1884 will er eine Lungenentzündung oben rechts durchgemacht haben mit Fieber von 39,2; seitdem hat er Auswurf.

Der Status präsens ergab December 1885: Phthisischer Habitus; Husten und Auswurf mässig, Tuberkelbacillen in mässiger Anzahl, Nacht gut, Appetit gut (Patient will stets ein guter Esser gewesen sein), Abmagerung etwas, Stuhlgang normal, Kräfte reducirt; kann ohne Beschwerde nur eine Treppe steigen.

R. Fossa supracl. und suprasp. hell tympanitisch, bis III. R. matt, Auscultation: bronchiales Inspirium und bronchiales Exspirium, cons. Rasseln und Bronchophonie.

L. bis II. Rippe bronchovesiculare Inspiration, verlängerte Exspiration, Bronchophonie.

P. 108, R. 22, Körpergewicht 67½ Kilo, Spirometer 2500 C. C.

Es betrug am 20. December die höchste Temperatur 39,5 um 2 Uhr.

   „   „   „ 22.   „   „   „   „   39,0 „ 2 „

   „   „   „ 26.   „   „   „   „   38,6 „ 12 „

Bis zum 14. Januar trat ab und zu Schüttelfrost oder leichtes Frösteln auf, blieb von da fort und erst am 14. März war die Temperatur normal, blieb auch normal. Im August 1886 konnte Patient als geheilt entlassen werden. Die rechte Lungenspitze zeigte die Kennzeichen der

Cirrhose, sonst überall normale Geräusche. Sputum sehr gering, seit 6 Wochen o h n e Tuberkelbacillen, Körpergewicht 86 Kilo und Spirometer 3800 C. C.

5) Frau E. . . . ist 34 Jahre alt. Ihr Vater ist 80 Jahre alt, gesund, das 4. Kind seiner in hohem Alter gestorbenen Eltern, die 6 oder 7 Kinder hatten, von denen keins phthisisch gewesen ist. Ihre Mutter ist 65 Jahre alt, gesund, das 5. Kind ihrer in hohem Alter gestorbenen Eltern. Diese hatten 12 Kinder, von denen 7 klein und das 9. oder 10. Kind an Phthise gestorben ist. Ihre Eltern hatten 6 Kinder, von denen Patientin das sechste ist; die Geschwister sind gesund.

Patientin ist in ihrer Kindheit nicht schwächlich, nicht scrophulös gewesen, hat an Masern und Keuchhusten gelitten, Menses im 15. oder 16. Jahre, regelmässig. Patientin hatte damals beim Treppensteigen Athemnoth und Herzklopfen bemerkt; sie heirathete 1875, hat 4 Kinder gehabt, und zwar 1876, 1878, 1879 und 1883. Das dritte Kind ist mit 18 Wochen gestorben. Die Entbindungen waren normal, viel Blutverlust jedoch bei den Fausses couches im Jahre 1881 und 1882; seitdem hustet auch Patientin, die aber glaubt, während der letzten Gravidität jedoch eine Besserung des Zustandes gefühlt zu haben. Im Jahre 1884 starb ihr Mann an Carc. ventriculi, 47 Jahre alt. S e i t E n d e F e b r u a r F i e b e r 39,5.

Der Status praesens ergab (28. Juni): Patientin ist stark abgemagert, anämisch, heiser, auf den Stimmbändern Ulcera tuberc. Husten und Auswurf reichlich, mit zahlreichen Tuberkel-Bacillen, Nacht durch Husten gestört, starker Nachtschweiss, so dass die Wäsche gewechselt werden muss, Appetit bei Schlingbeschwerden sehr mässig (war nie eine starke Esserin), Abmagerung bedeutend (Patientin hat früher 63 Kilo gewogen), Stuhlgang gut, Kraft gering, Athemnoth erlaubt nicht eine Treppe ohne Beschwerde zu ersteigen. In beiden Lungenspitzen Cavernen nachweisbar, Temperatur besonders Nachts 39,5, zuweilen auch 39,7.

Das Fieber blieb mit kleinen Schwankungen bis in den August hinein, bis es endlich seit Ende August vollständig aufhörte, die Ulcera tuberc. im Kehlkopfe waren geheilt, nur waren im Sputum noch vereinzelte Bacillen, deshalb wurde die Cur fortgesetzt. Jetzt fast keine Tuberkel-Bacillen mehr nachweisbar.

6) Graf M . . . . aus Petersburg, ist 20 Jahre alt. Sein Vater war Militär, ist 1871 im Alter von 61 Jahren an Pneumonie gestorben; dessen Eltern sind alt gestorben, hatten 4 Kinder. Seine Mutter ist 49 Jahre alt, sehr nervös, sie ist das einzige Kind ihrer gesunden Eltern. Seine Eltern hatten 9 Kinder, von diesen sind 4 gestorben und zwar das erste und dritte klein, das zweite im türkisch-russischen Kriege gefallen und

eins an Phthisis gestorben. Patient ist das achte Kind, das neunte ist sehr scrophulös.

Patient will als Kind nicht schwächlich, wohl aber scrophulös gewesen sein, überstand die Masern und den Keuchhusten, ist vom 16. bis 17. Jahre schnell gewachsen und konnte nie den Dauerlauf aushalten. Vor 3 Monaten trat mit trocknem Husten Fieber auf, das mit Frost von 12—3 Uhr anhielt, vor 4 Wochen Auswurf, das Fieber zeigte ziemlich regelmässig 39,4, mit Schüttelfrost.

Patient ist abgemagert, Husten und Auswurf mässig, aber massenhafte Bacillen. Nacht leidlich, starker Nachtschweiss, so dass die Wäsche mehrmals gewechselt werden muss, Appetit gut (ist stets ein starker Esser gewesen), Abmagerung bedeutend, Stuhlgang nur in je 2 bis 3 Tagen. Kräfte gering.

L. bis II. Rippe tympanitisch, bis IV. Rippe matt, bronchovesiculares Inspirium, bronchiales Exspirium, cons. Rasseln. Bronchophonie.

R. bis III. Rippe vesicobronchiales Athmen mit Exspirium, rhonchi.

P. 137. R. 28. Temp. 39,6. Gewicht 59 Kilo. Spirometer 2400.

Patient muss durch einige Monate wegen anhaltenden Fiebers das Zimmer und oft auch das Bett hüten; nichtsdestoweniger nahm er in den ersten 7 Wochen im Bett um 7 Kilo zu. Endlich nach mehr als drei Monaten war das Fieber beseitigt. Seitdem lebt Patient wie ein Gesunder, das Körpergewicht hat noch um 8 Kilo zugenommen, das Spirometer ergiebt 4000 CC., der Auswurf ist sehr spärlich, zeigt aber immer noch, freilich nur sehr vereinzelte, Bacillen.

Selbstverständlich nehmen nicht alle Fälle des hectischen Fiebers diesen günstigen Verlauf, aber diese sechs Fälle genügen, um zu zeigen, wie falsch die Behauptung ist, dass Fieber über 39,0 jede klimatische Veränderung contraindicirt; ebenso auch um zu beweisen, dass die Therapie des Fiebers bei Phthisikern nicht immer so trostlos ist, wie Nothnagel sagt. Freilich muss man die Behandlung des Fiebers verstehen, worüber ich weiter unten ausführlich sprechen werde. Wenn man allerdings das Fieber so behandelt, dass man einem Patienten, der täglich um 11 Uhr Schüttelfrost bekommt (39,0), in einer Heilanstalt (!!) früh um 7 Uhr eine nasse kalte Abreibung mit folgender Terpentin-Einreibung verordnet, so kann man sich nicht wundern, dass dann der Schüttelfrost mit 40,0 und mehr bereits um 7 Uhr beginnt und bis 12 Uhr dauert, und der Patient immer elender wird.

Die Aerzte, wie sie auf der Universität gebildet werden, haben eben die Behandlung der Schwindsucht nicht gelernt, und manche dieser Aerzte lernen sie selbst aus Erfahrung nicht, auch wenn sie später der Behandlung der Phthisiker obliegen. Es ist nicht Jedermanns Sache, Beobachtungen zu machen und Erfahrungen zu sammeln.

Der sechste Fall könnte schon als Beweis dafür dienen, dass auch die behauptete Contra-Indication:

> „Ein solcher Grad an Körperschwäche, der den Kranken
> an sein Lager fesselt"

falsch ist. Nichtsdestoweniger möge ein noch eclatanterer Fall hier folgen.

Frau N . . . . aus G., von ausgesprochenstem phthisischem Habitus, ist 23 Jahre alt; ihr Vater ist 63 Jahre alt und gesund; dessen Eltern sind alt geworden, haben vier Kinder, die noch leben und gesund sind. Ihre Mutter ist 53 Jahre alt, gesund, deren Eltern sind alt geworden, hatten nur vier Kinder. Ihre Eltern hatten sieben Kinder, von diesen ist das erste und vierte klein gestorben, das zweite ist 30 Jahre alt, gesund, das dritte ist 28 Jahre alt, gesund, das fünfte ist Patientin, ist nur ein Jahr nach dem vierten geboren worden, das sechste ist 20 Jahre alt, das siebente ist 18 Jahre alt, sehr gross.

Patientin ist in ihrer Kindheit nicht schwächlich gewesen, überstand im 6. Jahre eine Peritonitis, nach der sie schwächlich blieb, war scrophulös, ebenso wie das sechste und siebente Kind, überstand die Masern, wuchs auffallend vom 12. bis 15. Jahre, klagte dabei über Herzpalpitationen, wurde mit 14 Jahren menstruirt, heirathete vor 4 Jahren, gebar vor 6 Monaten ein Kind. Die Entbindung war schwer, Patientin hat sich seitdem nicht mehr erholt, erkrankte an Peritonitis, hat seit der Entbindung das Bett gehütet, bekam unmittelbar danach leichtes Aufstossen und warf blutig gefärbten Schleim aus, klagte über Brustschmerzen und hatte unausgesetzt Fieber bis 41,0, meist 39,5 und oft

Schüttelfrost, wogegen vergeblich sehr grosse Dosen von Chinin verordnet wurden.

Als Patientin 6 Monate nach der Entbindung hier ankam, war Husten und Auswurf sehr stark und zeigte sehr zahlreiche Tuberkel-Bacillen; der bis dahin sehr profuse Nachtschweiss hörte hier auf; Abends stets Frösteln; Appetit schlecht, hatte zuletzt nur noch Milch geniessen können (war nie eine starke Esserin gewesen); Abmagerung sehr bedeutend, hatte vor 3 Jahren 61 Kilo gewogen und war bis zur Entbindung noch stärker geworden. — Obstruction. — Kräfte Null, auch auf ebener Erde muss Patientin auf beiden Seiten unterstützt geführt werden, die Kniee zittern ihr und schmerzen sehr.

Links bis III. Rippe eingesunken, bruit du pot félé und dann matt durchgehend, bronchiales Inspirium, bronchiales Exspirium, Bronchophonie und consonirendes grossblasiges Rasseln.

Rechts bis III. Rippe bronchovesiculares Inspirium, verlängertes Exspirium rhonchi.

P. 144. R. 32. Temp. 39,5. Körpergewicht 45 Kilo. Spirom. 1000.

Patientin musste das Zimmer und grossen Theils auch das Bett hüten wegen Schwäche und Fieber. Das Fieber blieb andauernd hier vom 29. Juni in wechselnder Höhe bis zum 9. September. Erst von diesem Tage begann die fieberlose Zeit bis zum 18. September, wo die Temperatur auf 38,2 stieg, ohne dass irgendwelche objective Gründe dafür nachweisbar waren, sank am 21. wieder auf 37,5, stieg wieder und erreichte am 22. November sogar 40,2, war am 8. December wieder normal, stieg wieder etwas, war am 12. Januar normal und blieb so bis Mitte Februar, — in dieser Zeit hatte die stets das Zimmer hütende Patientin das Gewicht von 57^1/$_4$ Kilo erreicht —, wo die Temperatur wieder 38,0 erreichte, auch ab und zu überschritt, bis die höchste Temperatur am 21. März wieder 37,3 und das Körpergewicht mit 59 Kilo notirt wurde. Erst von da ab blieb die Temperatur mit geringen Abweichungen normal.

Im April konnte Patientin ausgehen, im Juni betrug das Körpergewicht 60 Kilo und die Spirometrie 1600 CC. Die Besserung hielt, nachdem das Fieber also neun Monate gedauert und Patientin während der Zeit kaum das Zimmer verlassen hatte, constant an, so dass Patientin die Berge ersteigen und im September als relativ geheilt entlassen werden konnte. Die linke Lunge war bis zur III. Rippe cirrhotisch, sonst aber durchaus normal; das Sputum war spärlich, rein catarrhalisch und enthielt schon seit Juli keine Bacillen mehr; das Körpergewicht betrug 62 Kilo und die Spirometrie ergab 2000 CC.

Seitdem sind mehr als vier Jahre vergangen. Die Dame steht ihrem Haushalte ohne Beschwerden vor, lebt überhaupt wie eine Gesunde, freilich sehr verständig.

Auch hier hebe ich ausdrücklich hervor, dass nicht jeder so verzweifelte Fall ebenso günstig verlaufen muss. Aber er zeigt unwiderleglich, dass man auch keinen Phthisiker leichtfertig aufgeben soll. Und wenn durch eine zweckmässige klimatische Behandlung von tausend Fällen auch nur einer gerettet werden kann, so muss man es bei allen Fällen versuchen, dieses Resultat zu erreichen und das leichtfertige Aufstellen von Contra-Indicationen einer jeden klimatischen Cur als verbrecherisch bekämpfen.

All diese wunderbaren und sich widersprechenden Ansichten der Aerzte würden unmöglich sein, wenn die Aerzte während ihrer Studienzeit oder nachher, aber unbedingt ehe sie in die Praxis gehen, die Gelegenheit hätten, den Verlauf der Lungenschwindsucht aus eigener Anschauung zu beobachten. Leider ist dies nicht der Fall; der Arzt geht in die Praxis, ohne auch nur einen einzigen Fall von Lungenschwindsucht von Anfang bis zu Ende beobachtet, geschweige denn behandelt zu haben. Und doch sind die Aerzte darin einig, dass nicht die theoretischen Vorträge, sondern die klinischen Beobachtungen von vielen Fällen für den Arzt wichtig sind.

Vielleicht sogar würden die Ansichten der Aerzte über die Phthise schon etwas mehr geläutert sein, wenn eine einheitliche Lehre über die Ursache der Lungenschwindsucht existirte. Es wäre ja dann möglich, die Indicatio causalis zu stellen und vielleicht zu erfüllen. Diese Hoffnung hegte man allgemein, als der Tuberkel-Bacillus von R. Koch im Auswurf der Phthisiker entdeckt und als die Ursache der Tuberculose erkannt

wurde; ja man hegt zum grossen Theil noch jetzt die Hoffnung, dass durch diese Entdeckung uns der Weg gezeigt ist,
auch die Lungenschwindsucht zu heilen. Denn viele Aerzte
betrachten den Bacillus als den einzigen Factor, der die
Tuberculose resp. Phthise bedingt. Diese suchen ein Mittel,
das ihn tödten oder ihm den Nährboden entziehen soll und
meinen damit die Phthise heilen zu können. Kein Mittel
hat bisher diesen Nutzen gewährt, desshalb löst immer eins
das andere ab. „Die Leichtfertigkeit, mit welcher solche Mittel
oft noch bevor sie ernsthaft versucht worden waren, als unfehlbare Specifica gepriesen wurden, wird nur übertroffen durch
die Leichtigkeit, mit welcher die Kranken und auch einzelne
Aerzte immer wieder dergleichen Anpreisungen aufnehmen“,
sagt Liebermeister.*)

Andere Aerzte sind überzeugt, dass der Tuberkel-Bacillus
allein nicht genügt, um Schwindsucht hervorzubringen, dass
durch ihn nicht jeder Mensch im gewöhnlichen Verkehr inficirt
werden kann, sondern dass vielmehr dazu eine bestimmte Disposition nothwendig ist.

Diese Aerzte erwarten vom Heilmittel kein Heil, sondern
sind Anhänger der klimatischen Therapie. Diese ist hauptsächlich gegen die Disposition gerichtet, welche dann mit dem
Tuberkel-Bacillus mindestens ein gleichwerthiger Factor für die
Phthise ist; so dass der Bacillus nicht mehr existiren kann,
wenn die Disposition beseitigt ist, resp. der Organismus so weit
gekräftigt ist, dass er im Kampfe mit den Bacillen als Sieger
hervorgeht.

Nichtsdestoweniger stehen sich in der Auffassung des Wesens

---

*) Deutsche medicinische Wochenschrift 1888, pag. 1024.

der Tuberculose der Lunge beide Gruppen unvermittelt gegenüber. Es ist daher für jeden Autor, der über die Therapie der Lungenschwindsucht schreibt, unbedingt nothwendig, dieselbe von beiden Standpunkten aus zu betrachten; also vom Standpunkte der Infectionslehre und vom Standpunkte der klinischen Erfahrung. Denn nur die klinische Erfahrung kann uns lehren, ob und worin die Disposition zur Schwindsucht besteht.

Desshalb muss auch ich diese beiden Gesichtspunkte berücksichtigen. —

1. Abtheilung.

Die

chronische Lungenschwindsucht,

ihre

Prophylaxis und Therapie

vom

Standpunkte der Infectionslehre.

1. Die chronische Lungenschwindsucht vom Standpunkte der Infectionslehre.

Die Lungenschwindsucht ist die Folge eines zufällig in den Körper, speciell in die Lunge hineingelangten Parasiten und zwar des von R. K o c h im Sputum der Phthisiker entdeckten Tuberkel-Bacillus; dieser ist also die e i n z i g e Ursache der Lungenschwindsucht. So sagen die Aerzte, denen die Experimente in den Laboratorien maassgebend sind.

Welches sind nun die Thatsachen, auf denen diese Lehre begründet worden ist, und ist diese so fest begründet, dass sie zu gar keinem Zweifel berechtigt? Hier sind die Thatsachen.

Der Tuberkel-Bacillus kommt bei allen tuberculösen Affectionen vor, theils in den Geweben, theils in deren Producten. Selbstverständlich jedoch hat es, wie K o c h hervorhebt, zu dem Zwecke der Aetiologie nicht genügt, nachzuweisen, dass*) „bei allen tuberculösen Affectionen des Menschen und der Thiere constant die von ihm als Tuberkel-Bacillen bezeichneten und durch charakteristische Eigenschaften von allen andern Microorganismen sich unterscheidenden Bakterien vorkommen. Denn aus diesem Zusammentreffen von tuberculöser Affection und Bacillen würde noch nicht folgen, dass diese beiden Erschei-

---

*) Berliner klinische Wochenschrift 1882, pag. 224 und 228.

nungen in einem ursächlichen Zusammenhange stehen, obwohl ein nicht geringer Grad von Wahrscheinlichkeit für diese Annahme sich aus dem Umstande ergiebt, dass die Bacillen sich vorzugsweise da finden, wo der tuberculöse Process im Entstehen oder Fortschreiten begriffen ist, und dort verschwinden, wo die Krankheit zum Stillstande kommt."

„Um zu beweisen, dass die Tuberculose eine durch die Einwanderung der Bacillen veranlasste und in erster Linie durch Vermehrung derselben bedingte parasitische Krankheit sei, mussten die Bacillen vom Körper isolirt, in Reincultur so lange fortgezüchtet werden, bis sie von jedem etwa noch anhängenden, dem thierischen Organismus entstammenden Krankheitsproduct befreit waren, und schliesslich durch die Uebertragung der isolirten Bacillen auf die Thiere dasselbe Krankheitsbild erzeugten, welches erfahrungsgemäss durch Impfung mit natürlich entstandenen Tuberkelstoffen erhalten wird."

„Blickt man auf diese Versuche zurück, so ergiebt sich, dass eine nicht geringe Zahl von Versuchsthieren, denen die Bacillenculturen in sehr verschiedener Weise, nämlich durch einfache Impfung in das subcutane Zellengewebe, durch Injection in die Bauchhöhle oder in die vordere Augenkammer, oder direct in den Blutstrom beigebracht waren, ohne nur eine Ausnahme tuberculös geworden waren, und zwar hatten sich bei ihnen nicht etwa einzelne Knötchen gebildet, sondern es entsprach die ausserordentliche Menge der Tuberkel der grossen Zahl der eingeführten Infectionskeime. An anderen Thieren war es gelungen, durch Impfung möglichst geringer Mengen von Bacillen in die vordere Augenkammer ganz dieselbe Iritis zu erzeugen, wie sie in den bekannten, für die Frage der Impftuberculose ausschlaggebenden Versuchen von Cohnheim,

Salomonsen und Baumgarten nur durch ächte tuberculöse Substanz erhalten war."

„Alle diese Thatsachen zusammengenommen berechtigen zu dem Ausspruche, dass die in den tuberculösen Substanzen vorkommenden Bacillen nicht nur Begleiter des tuberculösen Processes, sondern die Ursache desselben sind, und dass wir in den Tuberkel-Bacillen das eigentliche Tuberkelvirus vor uns haben."

„Damit ist auch die Möglichkeit gegeben, die Grenzen der unter Tuberculose zu verstehenden Krankheit zu ziehen, was bisher nicht mit Sicherheit geschehen konnte. Es fehlte an einem bestimmten Kriterium für die Tuberculose, und der Eine rechnete dazu Miliartuberculose, Phthisis, Scrophulose, Perlsucht u. s. w., ein Anderer hielt vielleicht mit ebensoviel Recht alle diese Erscheinungen für different. In Zukunft wird es nicht schwierig sein zu entscheiden, was tuberculös, was nicht tuberculös ist. Nicht der eigenthümliche Bau des Tuberkels, nicht seine Gefässlosigkeit, nicht das Vorhandensein von Riesenzellen wird den Ausschlag geben, sondern der Nachweis der Tuberkel-Bacillen, sei es im Gewebe durch Farbenreaction, sei es durch Cultur auf erstarrtem Blutserum. Dies Kriterium als das maassgebende angenommen, müssen nach meinem Dafürhalten Miliartuberculose, käsige Pneumonie, käsige Bronchitis, dann auch Drüsentuberculose, Perlsucht des Rindes, spontane und Impftuberculose bei Thieren für identisch erklärt werden."

So weit R. Koch. Damit war für viele Aerzte jede weitere ätiologische Forschung bei den sog. tuberculosen Erkrankungen ausgeschlossen, so verschieden auch das klinische Bild derselben sein mochte, bei käsiger Pneumonie sogar keine Spur eines Tuberkels vorkommt. Und doch muss diese Verschiedenheit der Manifestation des Bacillus durch Ursachen bedingt sein, die von ihm unabhängig sind.

Gegen diesen Standpunkt, dass mit der Entdeckung des Bacillus Alles gewonnen ist, sprach sich Virchow sehr energisch aus*): Es stellen sich Viele so an, als merkten sie nicht, dass mit dem blossen Nachweis eines Bacterium oder eines Micrococcos noch wenig gewonnen ist. Allein weder die Pathologie noch die Therapie können sich dabei begnügen." — „Nichtsdestoweniger sind die Microorganismen in den Vordergrund des medicinischen Interesses getreten, sie beherrschen nicht nur das Denken, sondern auch das Träumen zahlreicher älterer und namentlich aller jungen Aerzte." — „Als Herr Koch den Tuberkel-Bacillus gefunden hatte, stellten sich Viele an, als seien nun alle die mühsamen Arbeiten der früheren Zeit überflüssig. Einheit des Bacillus — also Einheit der Phthise. Lungentuberculose ist identisch mit käsiger Hepatisation, Drüsentuberculose mit Scropheln u. s. f. Die schöne Einheit hat nicht lange vorgehalten. Die Lungenphthise ist geblieben, was sie war, ein vieldeutiger Process, und wer ihn verstehen will, der muss etwas mehr lernen als Bacillen färben. Ja, der Bacillus hat das Verständniss so wenig gefördert, dass man nach kürzester Zeitfrist wieder bei der Untersuchung der Prädisposition und der Immunität angelangt ist."

Disposition. Bei der Disposition langte man bereits ein Jahr nach der Entdeckung des Tuberkel-Bacillus an. Denn obschon auf dem II. Congresse der inneren Medicin sowohl der Referent als der Correferent den Tuberkel-Bacillus als die Ursache der Lungen-

---

*) Virchow's Archiv Bd. 100.

schwindsucht annahmen, so erklärte doch namentlich der Correferent sehr bestimmt: „Um diese Art der Disposition, d. h. dass in den bestimmten Familien ein besonders hoher Grad von Empfänglichkeit für die Krankheit forterbt — kommen wir nicht herum." *)

Die Bakteriologen von Fach jedoch bekämpfen jede Disposition, jede Immunität heute noch, am energischsten jedenfalls Baumgarten. Er erblickt sogar in dieser Auffassung die Negation des Charakters der Tuberculose als echte Infectionskrankheit, also die Negation dessen, dass die Tuberkel-Bacillen specifisch pathogene Bakterien sind. „Für keine andere echte Infectionskrankheit — fährt er fort — ist bisher eine erbliche Krankheitsdisposition angenommen worden, und wenn die Erfahrung unweigerlich festgestellt hat, dass es vererbbare echte Infectionskrankheiten giebt, so ist doch auch für diejenigen unter ihnen, bei denen die Krankheit nicht oder wenigstens nicht immer mit auf die Welt gebracht wird, sondern sich erst später entwickelt, wie z. B. bei der Syphilis, bisher stets die Ansicht giltig gewesen, dass es die specifische Krankheitsursache und nicht die Disposition zur Krankheit ist, die übertragen wird. Und bei der Tuberculose soll nun gerade das Gegentheil sein. Wenn ferner virulente Tuberkel-Bacillen in den Körper einer Thierspecies eingeführt werden, für welche sie einmal angepasst sind — und sie sind wohl für alle Warmblüter angepasst — so entwickelt sich bei allen Individuen dieser Species ohne jede Ausnahme, wie immer die Constitution der inficirten Individuen beschaffen sein mag, legitime Tuberculose. Und beim Menschen sollten die pathogensten der

---

*) II. Congress pag. 26.

pathogenen Bakterien des Entgegenkommens einer besonderen individuellen Disposition bedürfen, um darin wachsen zu können? Gerade beim Menschen, der unter allen Geschöpfen die höchste Erkrankungsziffer von spontanen tuberculösen Erkrankungen aufweist, eine unverhältnissmässig höhere als z. B. das Kaninchen, welches, auch ganz gesund, trotzdem einigen wenigen wirklichen, in sein Körperinneres eingedrungenen Bacillen ausnahmslos zum Opfer fällt, woraus doch wohl unzweifelhaft hervorgeht, dass der Tuberkel-Bacillus für das Menschengeschlecht mindestens ebenso gut oder womöglich besser noch als für jede andere Thierspecies angepasst sein muss. In Erwägung dieser Verhältnisse werden wir uns der Anschauung, dass die Erblichkeit der Tuberculose durch Vererbung einer specifischen, den günstigen Nährboden für die Tuberkel-Bacillen liefernden Constitutionsanomalie bedingt sei, nicht anschliessen.“

Koch allerdings hat bisher die Annahme einer Disposition nicht verworfen, vielmehr sagt er: „es bleiben dennoch einige schwer oder gar nicht zu deutende Thatsachen, welche uns zwingen, vorläufig die Annahme einer Disposition noch bestehen zu lassen. Es ist dies vor Allem der auffallende Unterschied im Verlauf der Tuberculose der Kinder und bei Erwachsenen und ferner die unverkennbare Prädisposition mancher Familien für die Erkrankung an Tuberculose. Es mag im letzteren Falle manche dieser Prädisposition zur Last gelegte Erkrankung weit eher auf die vermehrte Gelegenheit zur Infection zu beziehen sein; auch kann man an besondere, zum Familiencharakter gehörende prädisponirende Momente, wie Neigung zu Catarrhen der Respirationsorgane, fehlerhaften Bau des Brustkastens denken; dennoch bleiben viele hierauf bezügliche Beobachtungen, welche solche Erklärungen nicht zulassen. Uebrigens lehrten oft schon die einzelnen Krankheitsfälle, dass ein und derselbe Mensch nicht zu jeder Zeit ein gleich günstiges Object für die Entwickelung der Parasiten ist; denn es kommt bekanntlich gar nicht so selten vor, dass tuberculöse Herde, welche eine nicht geringe Ausdehnung erlangt hatten, schrumpfen, vernarben und zur Heilung gelangen. Das heisst aber so viel, dass derselbe Körper, welcher bei der Invasion der Tuberkel-Bacillen einen günstigen Nährboden für dieselben abgab, so dass sie sich vermehren und ausbreiten konnten, allmälig diese den Tuberkel-Bacillen günstigen Eigenschaften verliert, sich in einen schlechten Nährboden verwandelt und damit dem ferneren Wachsthum der Bacillen eine Grenze setzt. Es bestand also in demselben Menschen zeitweilig eine Disposition für Tuberculose und zeitweilig wieder nicht. Worin dieser Unterschied begründet ist, ob in einer Aenderung in der chemischen Zusammensetzung der Gewebssäfte oder in physikalischen Beziehungen, das müssen spätere Untersuchungen lehren. Soviel steht fest, dass diese Unterschiede bestehen, und es steht zumeist nichts der Annahme entgegen, dass ähnliche, den Tuberkel-Bacillen günstige oder ungünstige Bedingungen bei den gewissen Menschen nicht blos zeitweilig, sondern auch während des ganzen Lebens bestehen". *)

Nach K o c h war also die Annahme der Disposition nur „vorläufig" zulässig. Und C o r n e t, der unter K o c h gearbeitet hat, hebt ausdrücklich hervor **): „Es geht aus dieser Darstellung klar hervor, dass K o c h das Zustandekommen der Tuberculose nicht erst von der Disposition abhängig macht, dass

---

*) K o c h, l. c. p. 85.
**) Zeitschrift für Hygiene Band V, p. 296.

die Disposition ihm nicht etwa eine zweite und ebenso nothwendige Bedingung wie der Tuberkel-Bacillus selbst für die Entstehung der Krankheit sei. Es ist doch ein wesentlicher Unterschied, ob eine Seuche in manchen Fällen durch irgend einen Umstand begünstigt wird, oder ob sie in allen oder fast allen Fällen diesen Umstand zu ihrer Existenz nothwendig voraussetzt, wie man vielfach die Disposition auffasst."

„Sehen wir uns doch einmal die Welt im Kleinen, unsere Thierställe an. Wir finden da so manche Beispiele, die sich oft genau auf den Menschen exemplificiren lassen. Ich brauche nicht vorauszuschicken, dass Meerschweinchen, so selten sie spontan, auch ausserhalb des Stalles tuberculös wurden, so wenig sie also im Verhältniss zu den Menschen zu den disponirten Thieren gerechnet werden können, doch absolut sicher jeder Impfung, jeder Inhalation zugänglich sind."

„Wenn wir nun eine Anzahl Thiere einer ganz kurzen Inhalation in einem mit fein zerstäubten Tuberkelbacillen vollkommen geschwängerten Kasten aussetzen, so wird das eine oder das andere tuberculös, die übrigen bleiben gesund. Wird die Inhalation noch etwas verlängert, so werden alle, bis auf eins oder zwei inficirt, und dauert sie noch länger, so bleibt mit Sicherheit kein einziges von den Thieren verschont."

„Warum wird nun das eine Thier tuberculös, das andere nicht? Haben sie nicht ganz dieselbe Luft unter scheinbar denselben Verhältnissen eingeathmet, sind die zuerst verschonten Thiere etwa weniger disponirt, sind sie immun gewesen? Solchen Unterschied findet man nun schon bei gesunden Thieren! Werden die Thiere aber zuerst durch alle möglichen Krankheiten geschwächt, so treten diese Unterschiede noch viel stärker hervor; wir haben dann dieselben Verhältnisse wie beim Menschen."

„Ist nun diese Verschiedenheit nicht ebenso als ein Zufall anzusehen als etwas, was ohne dass wir die Ursache überschauen können und ohne innere Nothwendigkeit eintritt — wie so viele tausend Dinge im menschlichen Leben."

Ich gebe ohne Weiteres zu, dass der Bakteriologe zu solchen Anschauungen gelangen muss, wenn er die Welt im Kleinen, seine Thierställe ansieht. Anders stellt sich die Sache, wenn der Therapeut sich die Welt im Grossen, die kranken Menschen ansieht.

Dort die prompte Entstehung der Tuberculose in Folge genau bekannter Ursachen und — der ebenso vollständig bekannte typische Verlauf der Impftuberculose. Hier die Tuberculose in Folge von zum Theil unbekannten Verhältnissen, wobei doch der Zufall wieder fast ausgeschlossen ist, wie meine Untersuchungen über die Ursache der Lungenschwindsucht vom Standpunkte der klinischen Erfahrung ergeben und — der vollständig unberechenbare und entschieden atypische Verlauf der Spontantuberculose.

Dieser total verschiedene Verlauf der chronischen Lungenschwindsucht in jedem einzelnen Falle weist schon mit zwingender Macht darauf hin, dass der innere Bau des Menschen beim Verlauf der Lungenschwindsucht eine grosse Rolle spielt. Wird er dann nicht auch bei der Entstehung der Phthise eine Rolle spielen können?

So wunderbar es erscheinen mag, so kann man dies sogar aus den Betrachtungen Baumgarten's selbst beweisen, indem dieser *) darauf hinweist, „dass die Buckligen mit ihren verkrüppelten Thoraces zeitlebens von Tuberculose verschont bleiben."

Was ist dies denn anders als eine individuelle Immunität — die Baumgarten sonst so bekämpft, — bedingt durch das Buckligsein: also durch mechanische Verhältnisse, welche durch die betreffende Thoraxform gegeben werden?

Endlich führt Baumgarten an **), um seine Lehre, dass nur ein Uebertragungsmodus übrig bleibt, nämlich der durch Vererbung des specifischen Krankheitserregers, durch placentare resp. germinative Infection, zu unterstützen und zu erklären, warum die ererbten Bacillen erst so spät, namentlich in der Pubertätszeit, zur Entwicklung gelangen: Die erblich übertragenen Tuberkel-Bacillen treten nicht, wie bei der Impf- oder einer später erworbenen Tuberculose, mit einem bereits fertig gebildeten, im Wachsthumsgleichgewicht sich bewegenden, sondern mit einem proliferirenden, im Aus- und Anbilden energisch fortschreitenden Gewebe in Concurrenz. Die lebenden Gewebe vermögen aber, in Folge der ihnen innewohnenden Ernährungsenergie und Selbsterhaltungskraft, den mit und neben ihnen auf demselben Terrain um das Dasein kämpfenden Infections-Organismen einen gewissen Widerstand entgegenzusetzen, der natürlich um so erheblicher ausfallen muss, je stärker die Ernährungs- und sonstige Lebensenergie der betreffenden zelligen Elemente ist. Dass die Gewebe des Embryo in letzterer Hinsicht den Geweben des ausgewachsenen

---

*) Baumgarten. Handbuch der pathologischen Mycologie, II. Hälfte, pag. 607.

**) l. c. pag. 628.

Körpers bedeutend überlegen sind, bedarf wohl keiner Ausführung."

Wenn aber die Wachsthums-Energie der embryonalen Gewebe im Stande ist, die Entwicklung des Tuberkel-Bacillus zu hemmen, so zwar, dass *), da an der Grenze der Wachsthumsperiode die Gewebe aus eigenem Antrieb zu proliferiren nahezu oder gänzlich aufgehört haben, und mithin das besondere Hemmniss des embryonalen Gewebswachsthums beseitigt wäre, dass nun die in den Geweben frei oder in latenten Tuberkelherden von der Embryozeit her ansässigen oder neuerdings von andern Körperstellen her in sie eingeführte, lebensfähige Tuberkel-Bacillen sich leichter entwickeln können: so könnte man hieraus ebenfalls die Disposition rechtfertigen. Denn die betreffenden Menschen erkranken an Tuberculose nicht immer erst an der Grenze der Wachsthumsperiode, sondern auch viel zeitiger und — viel später. Dies ist vom Standpunkte Baumgarten's doch namentlich für die erstere Kategorie nur damit zu erklären, dass die embryonale Wachsthumsenergie bei jenen in vermindertem Maasse bestanden hat als bei diesen. Damit hätten wir aber eigentlich die Disposition gewonnen; denn besteht die embryonale Gewebsenergie möglichst lange, so kann auch die ererbte Tuberculose nicht zur Entwicklung kommen, wo sie aber zeitig erlischt, dann wird auch die latente, ererbte Tuberculose zeitig manifest werden.

Und etwas Anderes hat man wohl nie unter Disposition verstanden, als dass bestimmte Menschen leichter den Verheerungen des Tuberkel-Bacillus zum Opfer fallen als andere, oder wie Lichtheim auf dem II. Congress für innere Medicin

---

*) l. c. pag. 634.

sagte *): „Wir können also, das ist das Facit dieser Erörterungen, die Annahme einer sehr differenten Empfänglichkeit der verschiedenen Individuen dem Virus tuberculosum gegenüber zur Erklärung der Thatsachen nicht entbehren.“

„Ich kann aber keineswegs finden, dass damit in die Aetiologie der Tuberculose ein ganz unerhörter, wie Baumgarten sagt, „mystischer“ Begriff eingeführt wird.“

Zu bedauern ist freilich, dass auf die schwierige Frage, welche Vorstellungen wir zunächst mit diesem Begriff der Disposition verknüpfen können, eine klare Antwort nicht gegeben worden ist. „Vermuthlich, sagte Lichtheim, handelt es sich hierbei um sehr complexe Dinge. Aenderungen in der chemischen Zusammensetzung der Körpersäfte können dabei betheiligt sein, vielleicht ist dies der Fall bei der Tuberculose der Diabetiker. In anderen Fällen — bei der ererbten Disposition — handelt es sich vermuthlich um Eigenthümlichkeiten in den vitalen Processen, die sich in den Zellen abspielen; um eine geringere Resistenz der Gewebe den Pilzen gegenüber; in wieder anderen um gewisse ererbte Eigenthümlichkeiten der Thoraxformation — beim paralytischen Thorax — welche das Eindringen der Pilze erleichtern oder ihre Elimination erschweren. Mitunter endlich wird die Disposition erworben durch Läsionen der Respirationsorgane, welche das Haften und Gedeihen der Pilze begünstigen.“

Zugeben wird wohl Jeder, dass wir uns von alledem gar keine Vorstellung machen können.

Von all dieser Aufzählung gewährt nur der „paralytische Thorax“ die Möglichkeit einer Vorstellung. Jeder Arzt sollte

---

*) Zweiter Congress für innere Medicin. 1883, pag. 32.

wissen, was er darunter zu denken habe und seine Merkmale kennen. Denn die Medicin hat Alles daran zu setzen, dass statt des „mystischen" Wortes „Disposition" klare, Allen verständliche Merkmale dafür angegeben werden, damit man nicht mehr sagen kann, Prädisposition oder Constitutionsanomalien sind leere Worte, um unsere Unwissenheit zu verbergen.*) Dies halte ich um so nothwendiger, als selbst B o l l i n g e r der Ueberzeugung ist**), „dass in der Aetiologie der Tuber- culose die Disposition eine wichtigere Rolle spielt als die In- fection, so dass die Bekämpfung der Disposition prophylactisch sich bedeutungsvoller und dank- barer erweisen muss, als die Hintanhaltung der In- fection."

Diese Schwierigkeit die „Disposition" zu definiren, kann nach meiner Ansicht einzig und allein dadurch überwunden werden, dass man sich an den phthisischen Habitus hält, weil dieser die exquisiteste Disposition ist, so zwar, dass der Arzt auf Jahre in Voraus sagen kann, der Träger derselben wird mit der allergrössesten Wahrscheinlich- keit an Phthisis erkranken.

Von diesem ist im II. Congresse der inneren Medicin kein Wort gesagt worden. „All die mühsamen Arbeiten der früheren Zeit. scheinen überflüssig zu sein", bemerkt V i r c h o w mit Recht. Ja selbst wenn der eine oder der andere Arzt sich des Wortes „phthisischer Habitus" erinnert, so geht er nicht auf die meisterhafte Darstellung R o k i t a n s k y's zurück, der ihn zuerst morphologisch demonstrirt hat, sondern er entdeckt

---

*) Sur la phthisie bacillaire des poumons, par Sée. 1884, pag. 392.
**) Allgemeine med. Centralzeitung 1888, pag. 1204.

gleichsam von Neuem das, was Rokitansky schon längst bewiesen hatte.

So hat Truc*) zu näherer Präcisirung des „phthisischen Habitus" an 100 Personen im Alter von 18—35 Jahren, sowohl an gesunden als tuberculösen, genaue Thorax-Messungen gemacht. Unter den Tuberculosen waren 20 mit Lungentuberculose, mehr als 40 mit „peripheren" tuberculösen Affectionen behaftet bei gesunden Lungen. Die eigenthümliche Thoraxform, welche aus den Maassen sich ergiebt, ist beiden Arten der Tuberculose eigen, also nicht etwa das Resultat der Localaffection der Lungen. Sie findet sich schon in der zartesten Jugend vor.

Ebenso hat Reuter**) in seiner Dissertation „an 261 zur Obduction gekommenen Fällen von Tuberculose die Grösse des Herzens bestimmt. Es fand sich dasselbe in 98 Fällen klein, in 74 annähernd normal, in 89 hypertrophisch. Reuter ist geneigt, mit Beneke der primären Kleinheit des Herzens einen begünstigenden Einfluss auf die Entwicklung der Phthise zuzuschreiben."

All dies umfassend hatte bereits Rokitansky vor Decennien sich dahin ausgesprochen:

„Diese auffallende Organisation ist ausgezeichnet durch grosse (lange) Thoraxräume neben Kleinheit des Herzens."

Und in Rücksicht der hervorgehobenen grossen (langen) Thoraxräume hatte er sich in der 2. Auflage seines Lehrbuches dahin geäussert:

---

*) Truc, Du thorax de l'homme tuberculeux. Lyon medical 1885. No. 26 und 28.

**) Nach einem Bericht Fräntzel's in Virchow's Jahresbericht 1886. I. Band pag. 161.

„Dieser Habitus ist nicht auf Kleinheit der Lungen in einem bei unzulänglicher Untersuchung eng scheinenden Thorax basirt, sondern es kommt ihm vielmehr ein sehr grosses, voluminöses Lungenorgan zu, in einem Thorax, der seine anscheinende Enge im Diameter anterior-posterior im Uebermaasse durch seine Länge compensirt, gepaart mit einem entsprechend kleinen Bauchraum und kleinen Baucheingeweiden."

Trotzdem weiss selbst Nothnagel nicht, worin der phthisische Habitus beruht. Er sagt bei Erörterung der Heredität der Phthise*): „Kinder von tuberculösen Eltern werden wieder tuberculös, zwar nicht immer, aber sehr häufig. Wie erklärt sich dies? Dass die Bacillen nicht in dem Sperma übertragen werden, ist selbstverständlich. Ich fasse die Sache so auf: Die Krankheit wird nicht durch den Act der Zeugung übertragen, sondern die Constitution. Die Individuen, welche Anlage zur Tuberculose haben, haben eine Constitution, welche als tuberculöser Habitus bezeichnet werden muss. Worauf dies beruht, ist nicht sichergestellt."

Danach könnte es sogar scheinen, als ob jeder tuberculöse Habitus nur ererbt werden könnte, so dass er, wie Cohnheim bemerkte, eigentlich nicht die Disposition zur Tuberculose, sondern ein Product der Tuberculose wäre. Diese Auffassung ist aber eine falsche. Der tuberculöse Habitus entwickelt sich unter bestimmten, von mir an kranken Menschen festgestellten äusseren Verhältnissen auch selbstständig in ganz gesunden Familien, wie ich in meiner Aetiologie nachgewiesen habe.

---

*) Allgemeine Wiener med. Zeitung 1886, pag. 216.

Ich verweise alle diejenigen, welche sich für die bei Phthisis beobachtete Constitutions-Anomalie interessiren, auf meine Aetiologie pag. 143—172, wo man auch finden wird, dass Reuter irrt, wenn er Beneke als den Urheber der Idee ansieht, dass die primäre Kleinheit des Herzens die Entwicklung der Phthisis begünstigt.

Woher gelangt der Tuberkel-Bacillus in den Menschen?

Aus all diesen Darstellungen, die ich mit den eigenen Worten der verschiedenen Forscher wiedergegeben habe, geht das eine aufs Evidentste hervor, dass eine einheitliche Auffassung über die Entstehung der spontanen Tuberculose nicht besteht, trotzdem dass alle darin einig sind, dass ohne den Tuberkel-Bacillus eine Erkrankung an Tuberculose nicht stattfinden kann.

Baumgarten kennt nur einen Uebertragungsmodus, nämlich den durch Vererbung des specifischen Krankheits-Erregers durch placentare resp. germinative Infection. Nothnagel findet es selbstverständlich, dass der specifische Krankheitserreger in dem Sperma nicht übertragen wird.

Die einen erklären die „Disposition“ für falsch und die anderen sind überzeugt, dass in der Aetiologie der Tuberculose die Disposition eine wichtigere Rolle spielt als die Infection.

Mag nun dem sein, wie ihm wolle, so ist für die Aetiologie der Tuberculose durch den Bacillus noch eine zweite Frage wichtig, nämlich wie gelangt der Bacillus in den Menschen?

Diese Frage hat selbst dann einen Werth, wenn die Anschauung Baumgarten's richtig wäre, denn auch dieser giebt es wenigstens als möglich zu*), „dass ein mehr oder

---

*) l. c pag. 621.

minder grosser Theil der so häufig sowohl bei sonst ganz gesunden, aus tuberculösefreien Familien stammenden Menschen, als auch bei Hereditariern vorkommenden ganz geringfügigen abgeheilten oder zur Abheilung tendirenden (latenten) tuberculösen Affectionen der Lungen auf den Einathmungen vereinzelter, in ihrer Virulenz abgeschwächter Bacillen beruhen.“

Koch beantwortet diese wichtige Frage dahin*):

„Unter den verschiedenen Formen der Tuberculose sind es allerdings nur einige, welche eine leichte Uebertragung des Bacillus zulassen. Es sind dies aber gerade die am häufigsten vorkommenden Formen, nämlich die Phthisis und die tuberculösen Erkrankungen der Hausthiere.“

„Fragen wir zunächst, in wie weit die Phthisis zu einer Uebertragung der Tuberkel-Bacillen von Kranken auf Gesunde Veranlassung geben kann, so liegt es wohl auf der Hand, dass hier alle die Bedingungen für die Ausbreitung des Infectionsstoffes im reichsten Maasse vorhanden sind. Man darf sich nur daran erinnern, dass durchschnittlich ein Siebentel aller Menschen an Phthisis stirbt und dass die meisten Phthisiker mindestens einige Wochen, oft Monate hindurch grosse Mengen von Sputum auswerfen, in welchem Unmassen von sporenhaltigen Tuberkel-Bacillen enthalten sind. Es werden nun von diesen unzähligen Infectionskeimen, welche allenthalben auf dem Boden, an Kleidungsstücken u. s. w. verbreitet werden, die übergrosse Mehrzahl wieder zu Grunde gehen, ohne dass sie jemals wieder Gelegenheit finden, sich von Neuem in einem lebenden Organismus anzusiedeln. Wenn man aber

---

*) Mittheilungen aus dem Kaiserlichen Gesundheitsamt 1883. Bd. II. pag. 178.

ferner berücksichtigt, dass nach den Versuchen von Fischer und Schill die Tuberkel-Bacillen in einem faulenden Sputum 43 Tage und in lufttrocknem Sputum bis zu 186 Tagen ihre Virulenz behalten können, dann wird man mit Rücksicht auf die grosse Menge der von phthisischen Kranken producirten Tuberkel-Bacillen und auf die Haltbarkeit der letzteren in feuchtem sowohl, als in trocknem Zustande die ungeheure Verbreitung des Tuberkelvirus hinreichend erklärt finden."

„Ueber die Art und Weise, wie das Tuberkelvirus von Phthisiker auf Gesunde übertragen wird, kann ebenfalls kein Zweifel obwalten. Durch die Hustenstösse der Kranken werden von dem zähen Sputum Partikelchen losgerissen, in die Luft geschleudert und so gewissermaassen zerstäubt. Nun haben aber zahlreiche Experimente gelehrt, dass die Inhalation von zerstäubtem phthisischem Sputum nicht allein die für die Tuberculose leicht empfänglichen, sondern auch die widerstandsfähigeren Thierarten mit absoluter Sicherheit tuberculös macht. Dass der Mensch hiervon eine Ausnahme machen sollte, ist nicht anzunehmen. So lässt sich denn auch wohl voraussetzen, dass wenn zufällig ein in unmittelbarer Nähe von Phthisikern sich aufhaltender gesunder Mensch frisch expectorirte und in die Luft geschleuderte Theilchen von Sputum inhalirt, er dadurch inficirt werden kann. Aber allzuoft wird eine in dieser Weise stattfindende Infection vermuthlich nicht vorkommen, weil die Sputumtheilchen doch gewöhnlich nicht so klein sind, dass sie längere Zeit in der Luft suspendirt bleiben könnten. Weit mehr geeignet für die Infection ist dagegen das eingetrocknete Sputum, welches bei der nachlässigen Weise, mit der das Sputum der Phthisiker behandelt wird, offenbar in erheblicher Menge in die Luft gelangt. Nicht allein wird das

Sputum direct auf den Boden gespieen, um daselbst einge-
trocknet zertreten und in Staubform aufgewirbelt zu werden,
sondern es gelangt auch vielfach an Bettwäsche, Kleidungsstücken und namentlich Taschentüchern, welche selbst von den
reinlichsten Kranken durch das Abwischen des Mundes nach
dem Ausspeien mit dem gefährlichen Infectionsstoff verunreinigt
werden, zum Eintrocknen und Verstäuben. Die Erfahrungen,
welche bei der Untersuchung der Luft auf entwicklungsfähige
Bakterien gewonnen sind, haben gelehrt, dass die Bakterien
nicht in isolirtem Zustande in der Luft suspendirt sind, sondern dass sie mit den Flüssigkeiten, in welchen sie gewachsen
sind, an der Oberfläche von Gegenständen eintrocknen und nur
dann in die Luft gelangen, wenn die eingetrocknete Masse in
kleinen Splittern abspringt oder wenn die Träger der eingetrockneten Bakterienflüssigkeit selbst so leicht sind, dass sie
vom geringsten Luftzug fortgeführt werden können. Als solche
leicht bewegliche Träger functioniren nun aber am besten die
Staubtheilchen, welche aus Bruchtheilen von Pflanzenfasern,
Thierhaaren, Epidermisschüppchen und ähnlichen Stoffen bestehen. Deswegen sind auch die Verunreinigungen von Geweben
aus Pflanzenstoffen und Thierhaaren, also von Bettwäsche,
Bettdecken, Kleidern, Taschentüchern, wenn sie durch phthisi-
sches Sputum geschehen, am meisten zu fürchten. Von Spei-
gefässen, vom Fussboden kann sich eingetrocknetes Sputum
nur in gröberen Brocken, welche nicht leicht in die Luft empor-
gehoben werden, ablösen; dagegen kann man sich kaum eine
für die Verstäubung von Sputum günstigere Vorrichtung denken,
als die schnell vor sich gehende Eintrocknung an Zeugstoffen,
von denen sich bei jeder Bewegung Fäserchen ablösen, welche
den Infectionsstoff in die Luft führen, verhältnissmässig lange

suspendirt bleiben, und, wenn sie auch schliesslich zu Boden sinken, durch den leichtesten Luftzug wieder aufgewirbelt werden."

„Wie bereits früher erwähnt wurde, kann sich die Virulenz des getrockneten Sputum Monate lang, unter Umständen vielleicht auch noch länger erhalten. Es hängt die Haltbarkeit der Virulenz höchst wahrscheinlich davon ab, ob die Tuberkel-Bacillen gut entwickelte, keimfähige Sporen enthalten oder nicht. Auf jeden Fall ist aber, wenn das getrocknete Sputum auch nur einige Wochen die Virulenz behält, ein Phthisiker unter den Verhältnissen, in welchen man jetzt gewöhnlich diese Kranken findet, ganz dazu angethan, seine nächste Umgebung mit reichlichen Mengen von Infectionsstoff, und zwar in der für das Zustandekommen einer Infection geeignetsten Form zu versehen."

„Wenn die Tuberkel-Bacillen in Staubformen inhalirt werden, dann können sie ebenso, wie es mit anderen inhalirten Staubtheilchen der Fall ist, entweder schon in den oberen Luftwegen hängen bleiben oder bis in die Alveolen dringen. Die Tiefe, bis zu welcher sie in den Respirationstractus eindringen, wird wesentlich von der Art und Weise der Athmung abhängen. Wenn tief und bei geöffnetem Munde geathmet wird, dringen sie am weitesten ein. Die Athmung durch die Nase wird dagegen schon einen gewissen Schutz gegen das Eindringen der Träger des Infectionsstoffes gewähren, da von der Nasenschleimhaut eine beträchtliche Menge Staub aus der Respirationsluft zurückgehalten wird. Ob die Tuberkel-Bacillen nun aber, wenn sie in die Bronchien und Alveolen gelangen, dazu kommen, festen Fuss zu fassen und sich einzunisten, das wird von mancherlei Umständen abhängen. Ganz besonders

wird hierauf das langsame Wachsthum der Tuberkel-Bacillen
von Einfluss sein. Andere pathogene Bakterien, z. B. die
Milzbrandbakterien, scheinen, wie die Wollsortirerkrankheit und
besonders die unter der Form des Kehlkopf-Milzbrandes ver-
laufende Affection lehrt, in Folge ihres rapiden Wachsthums
sehr bald zu einem derartigen Umfang heranzuwachsen und auch
so schnell eine unmittelbar schädliche Einwirkung auf die in
ihrer Nähe befindlichen Zellen auszuüben, dass das Flimmerepithel der Respirationsschleimhaut sie nicht mehr zu bewäl-
tigen und fortzuschaffen vermag; sie können deswegen schon
in den oberen Abschnitten der Respirationswege sich ansiedeln
und die ihnen eignen, pathologischen Processe hervorrufen.
Ganz anders liegen die Verhältnisse für die Tuberkel-Bacillen.
Diese brauchen eben so viel Tage, wie die Milzbrand-Bacillen
Stunden, um eine nennenswerthe Entwicklung zu erreichen, und
werden, ehe sie dazu kommen, unter gewöhnlichen Verhältnissen
durch die Flimmerbewegung des Epithels längst wieder aus
den Respirationswegen hinaus befördert sein. Es müssen daher
noch besonders begünstigende Momente hinzukommen, um ihnen
ihre Ansiedelung zu ermöglichen. Dieselben werden gewiss
durch mancherlei Zustände herbeigeführt. Doch scheinen die
wichtigsten und häufigsten Hilfsursachen für das Zustandekommen der Infection durch solche Krankheiten geliefert zu
werden, wie z. B. die Masern, welche die Respirationsschleimhaut ihres schützenden Epithels zeitweilig berauben, oder welche
stagnirende Secrete liefern, in denen die Tuberkel-Bacillen sich
ansiedeln können. Auch hat man, und das zumeist mit Recht,
darauf aufmerksam gemacht, dass durch Adhäsionen der Lungen
und fehlerhafte Form des Brustkastens, welche eine ausgiebige
Bewegung der Lungen hindern und ganz besonders geeignet

sind, umschriebene Ansammlungen von Bronchialsecret zu veranlassen, das Entstehen der Tuberculose, d. h. das Einnisten der Tuberkel-Bacillen begünstigt werde."

„Wenn man sich nun die Nothwendigkeit solcher Hilfsmomente für das Eindringen von Tuberkel-Bacillen klar macht, dann kann es nicht mehr so auffällig erscheinen, dass viele Menschen trotz vielfachen Verkehrs mit Phthisikern nicht inficirt werden, während Andere offenbar schon bei der ersten Gelegenheit angesteckt werden, und noch Andere, nachdem sie lange Zeit sich ungestraft der Infection aussetzten. schliesslich derselben doch noch einmal zum Opfer fallen. Bei den Ersterwähnten kam den Tuberkel-Bacillen, welche unzweifelhaft oft genug inhalirt wurden, nichts zu Hilfe, und sie wurden deswegen wieder aus den Respirationswegen entfernt; die Zweiten hatten von vornherein irgend eine defecte Stelle ihrer Respirationsorgane, an der die Bacillen zu haften vermochten, und es kam nur darauf an, dass die Infectionskeime auch gerade an diese Stelle gelangten; die Letzterwähnten erwarben erst in späterer Zeit einen solchen Defect und verloren damit gewissermaassen ihre Immunität gegen Tuberculose. Die Schwierigkeiten, welche sich der Ansiedelung der Tuberkel-Bacillen entgegenstellten, sind in den oberen Luftwegen noch erheblicher, und erklärt sich wohl hieraus diese seltene primäre Erkrankung derselben."

Diese Ausführungen Koch's sind nur Deductionen; es kann daher nicht Wunder nehmen, dass in der Folgezeit die Experimente, welche gemacht worden sind, um diesen Deductionen die thatsächliche Unterlage zu gewähren, um sie zur Gewissheit zu erheben, oft ganz unerwartete Resultate gegeben haben. Einmal war nachzuweisen, dass in Folge der zerriebenen eingetrockneten Sputa der Phthisiker Tuberkel-Bacillen der Luft mitgetheilt werden, dann aber, dass sie inhalirt die bedeutendste Quelle der Lungentuberculose oder Phthise werden. —

So grossen Fleiss und Sorgfalt die tüchtigsten Forscher wie Cilli und Guarnieri, Bollinger, Santi Sirena, Ternice und Mendelsohn darauf verwendet haben, Tuberkel-Bacillen in der Luft nachzuweisen, so gaben doch all ihre Experimente stets ein negatives Resultat.

Erst Cornet*) ist es gelungen, den positiven Nachweis zu führen. Er sammelte mittelst sterilisirtem Schwamm den Staub, der sich an der Wand oder an der Bettleiste am Kopfende des Lungenkranken angesammelt hatte, ohne dass die betreffende Stelle direct inficirt sein konnte, vertheilte ihn in keimfreier Bouillon und injicirte ihn dann Meerschweinchen. „Eine Verimpfung auf Thiere war absolut nothwendig, da die Tubekel-Bacillen selbst in inficirten Räumen kaum in so grosser Anzahl zu erwarten waren, dass sie bei der mikroskopischen Untersuchung, der wir ja nur einen fast unberechenbar kleinen Theil des vorhandenen Staubes unterwerfen können, der Beobachtung nicht entgehen würden."

Das Resultat aus diesen Untersuchungen war zunächst, dass die beliebig angenommene Ubiquität des Tuberkel-Bacillus wohl nicht existirt, ferner dass der Lungenkranke an sich keine Gefahr für seine Umgebung ist; dass er durch seine Athemluft nie Jemand inficiren kann; dass vielmehr nur der unreinliche Phthisiker, der für seinen Auswurf nicht den Spucknapf, sondern den Fussboden oder auch das Taschentuch benutzt hat, eine Gefahr sein kann.

----

*) Zeitschrift für Hygiene Bd. V, pag. 192 seq.

Cornet hebt ausdrücklich hervor*), „dass stets da, wo der Tuberkel-Bacillus zu finden war, die Patienten sich niemals auf die Entleerung des Auswurfs in den Spucknapf beschränkten, sondern entweder auf den Boden oder ins Taschentuch spuckten, während es ihm in keinem einzigen Falle, wo wirklich das Bodenspucken und das Taschentuchspucken in bestimmter und vor Allem glaubhafter Weise in Abrede gestellt wurde, gelungen wäre, auch nur einmal ein Thier durch Verimpfung des Staubes tuberculös zu machen.“

Sind also notorisch im Staube, der sich an der Wand oder am Kopfende des Bettes allmälig angesammelt hatte, Tuberkel-Bacillen oder deren Sporen enthalten gewesen und zwar nur in den Zimmern der Phthisiker, die ihr Sputum ins Taschentuch oder auf den Boden ausgeworfen haben, wo es austrocknete und allmälig sich pulverisirte, so muss der Bacillus resp. die Sporen vorher die Luft passirt haben, also einmal in der Luft gewesen sein. Allerdings bemerkt Baumgarten gegen die zwingende Richtigkeit des Schlusses Folgendes**): „Vor Allem aber ist eine Möglichkeit der directen (nicht durch die Luft vermittelten) Verunreinigung der Wände mit Tuberkel-Bacillen nicht berücksichtigt worden, welche nach den bezüglichen Beobachtungen von Spillmann und Hausbuetner, sowie neuestens von Hoffmann offenbar eine bedeutsame Rolle spielt: Die Verunreinigung der Wände mit dem Kothe von Fliegen, welche von dem Inhalt der Spuckgefässe phthisischer Personen genascht haben. Den sicheren Beweis, dass die von Cornet an den Wänden vorgefundenen Tuberkel-Bacillen

---

dahin wirklich, wie der Autor annimmt, aus der Luft abgelagert worden waren, erbringen daher die Beobachtungen Cornet's nicht."

Ich glaube doch, dass sie den sicheren Beweis dafür bringen. Denn so sicher die Tuberkel-Bacillen durch die Fliegen verschleppt werden, so hat Cornet doch keine Bacillen gefunden, sobald der Kranke sich nur des Spuckgefässes bediente, an dem die Fliegen auch naschen konnten; er fand sie vielmehr nur da, wo der Kranke sich des Spucknapfes nicht ausschliesslich bedient hatte, sondern auch des Taschentuches und des Fussbodens.

Der Einwand Baumgarten's scheint also hinfällig, und der Beweis, dass die Bacillen aus der Luft abgelagert, in der Luft also vorher enthalten waren, geliefert.

Tuberkel-Bacillen in der Luft nachzuweisen ist Cornet jedoch nur gelungen in geschlossenen Räumen; im Freien, selbst in den belebtesten Strassen Berlins, obschon doch Hunderte von Phthisikern den Boden verunreinigt haben mussten, ist es ihm nie gelungen, im Staube an den Aussenwänden der Häuser Bacillen oder deren Sporen nachzuweisen. —

Steht es nun fest, dass, unter bestimmten, jetzt genau bekannten Verhältnissen, der Tuberkel-Bacillus in der Luft vorkommt, so erübrigte es doch noch, den Nachweis zu liefern, dass der inficirte Staub, eingeathmet, auch eine tuberculöse Erkrankung der Lunge, d. h. die Lungenschwindsucht bedingt, so dass also diese eigentlich eine Inhalations-Tuberculose ist.

So wahrscheinlich es nun auch an sich ist, dass, wie Eisen-, Kohlenstaub etc. in die Lunge unzweifelhaft eindringt, auch inficirter Staub eindringen kann: so ist es doch noch keinem Forscher gelungen, dadurch eine Lungentuberculose hervorzurufen. Mochte man nun trocknen inficirten Staub einathmen lassen oder solchen Staub direct in die Trachea injiciren: in allen Fällen wurden die Thiere nicht tuberculös.

Der Beweis also, dass der pulverisirte Staub des Auswurfes der Lungenschwindsüchtigen, wenn er eingeathmet wird, wieder Lungenschwindsucht erzeugt, — ist nicht gebracht. Das Verständniss von der spontanen Entstehung der Lungenschwindsucht ist also noch aussenstehend, so wahrscheinlich es auch ist, dass sie eine Inhalations-Krankheit ist.

Ob an diesem fehlenden Beweise auch die Unvollkommenheit unserer bisherigen Methoden schuld ist oder nicht, müssen die weiteren Arbeiten lehren. —

2. Die Prophylaxis der Lungenschwindsucht.

Jede Prophylaxe der Lungenschwindsucht muss damit beginnen, den Krankheitserreger unschädlich zu machen. Dies zu erreichen hat man genau hundert Jahre vor Entdeckung des Tuberkel-Bacillus in Neapel durch Isolirung der Phthisiker probirt und desshalb folgendes Decret*) erlassen:

1) Jeder behandelnde Arzt hat unverzüglich Anzeige zu erstatten, sobald er bei einem seiner Patienten Lungenschwindsucht — l'ulcera pulmonale — constatirt hat. Versäumt er die Anzeige, so trifft ihn eine Strafe von 300 Ducaten und im Wiederholungsfalle unwiderruflich Verbannung auf 10 Jahre.

Regierungs-
Decret gegen die
Phthisiker.

2) Arme Patienten sind nach Feststellung des Lungenleidens ohne Weiteres einem Spitale zuzuführen.

3) Die Directoren der Spitäler sollen Kleider und Leinewand, welche zum Gebrauche für Phthisiker bestimmt sind, separat aufbewahren.

4) Es soll seitens der Obrigkeit ein Inventar über alle Kleidungsstücke des als tuberculös erkannten Patienten aufgenommen und nach dem Tode desselben nachgesehen werden, ob alle notirten Kleidungsstücke noch vorhanden sind. Jede Widersetzlichkeit gegen dieses Vorgehen der Behörde wird mit Gefängniss- und selbst Galeerenstrafe bedroht.

----

*) Berliner klinische Wochenschrift. 1883, Nr. 24.

5) Alle der Infection nicht verdächtigen Mobilien sind alsbald zu reinigen, die derselben verdächtigen unverzüglich zu verbrennen oder auf angemessene Weise unschädlich zu machen.

6) Die Obrigkeit hat die Verpflichtung, das Zimmer des betr. Patienten weissen, den Fussboden, Decken und Wandbekleidung erneuern, die Fenster und Thüren verbrennen, sowie durch neue ersetzen zu lassen.

7) Neubauten dürfen nicht vor Ablauf eines Jahres nach Fertigstellung bezogen werden.

8) Schwere Strafen werden allen denen angedroht, welche Kleidungsstücke und Effecten phthisischer Individuen kaufen oder verkaufen.

„Diese ungemein rigorose Verordnung, welche die Schwindsucht fast auf gleiche Stufe mit der Pest stellt, griff — wie Uffelmann weiter berichtet — in alle Verhältnisse aufs Schwerste ein. Wohnungen waren für den betr. Patienten, zu welchem Preise auch nur, nicht mehr aufzutreiben, seine Angehörigen wurden gemieden und geriethen in Noth und Verzweiflung; Häuser, in denen ein Phthisiker starb, kamen in Verruf und viele Besitzer auf solche Weise an den Bettelstab."

„In Portugal wurde ein gleiches Gesetz erlassen. Die Regierung in Neapel brachte das Decret mit einer Consequenz und Strenge zur Ausführung, wie sie damals dort bezüglich anderer Verordnungen kaum zur Anwendung gelangte. Noch im Jahre 1848 gelangte es zur Ausführung, und zwar ganz mit der früheren Strenge."

Und welche Erfolge hat diese Verordnung gehabt? Dr. de Renzi sagt: „Unbeschreiblich ist der Schaden, welchen diese übel angebrachte Verordnung in Neapel angerichtet hat und noch anrichtet."

Und die Tuberculose? Schon der Umstand allein, dass durch 56 Jahre dies Decret in seiner Rigorosität durchgeführt werden konnte, beweist, dass es auf die Schwindsucht durch zwei Generationen hindurch **ohne Einfluss** geblieben ist. Von einer Verminderung der Lungenschwindsucht in Neapel oder Portugal wissen die medicinischen Schriftsteller während der Zeit nichts zu melden.

Abgesehen davon, dass manche Kranke, obschon deren Phthise unzweifelhaft war, sich dem Edicte werden entzogen haben: so konnte es auch den gewünschten Erfolg n i c h t haben. Denn wie viele Menschen sind lungenkrank und wissen es nicht; die meisten hustenden Kranken suchen doch erst den Arzt auf, wenn der Husten sie incommodirt und wie mancher Arzt negirt dann die Phthise und spricht nur von einem Spitzencatarrh. All diese Menschen expectoriren aber Tuberkel-Bacillen, die grade so infectiös sind wie die aus einem späteren Stadium der Schwindsucht.

Die Isolirung der Patienten ist also nicht möglich; nach den Untersuchungen C o r n e t's ist sie aber nicht einmal nothwendig, der Lungenschwindsüchtige an sich ist ja keine Gefahr für die Umgebung. Nothwendig ist vielmehr nur dafür zu sorgen, dass die Kranken ihren Auswurf nur in Speigefässe expectoriren, dass sie niemals auf den Boden oder ins Taschentuch auswerfen oder ihre Kleider, Betten etc. damit verunreinigen. Diese erziehliche Vorschrift darf sich aber nicht nur auf die notorisch Schwindsüchtigen beschränken, sondern sie muss auf alle Hustenden ausgedehnt werden, weil auch unter diesen scheinbar gesunden Menschen Phthisiker sein können, in deren Auswurf ebenfalls der Tuberkel-Bacillus gefunden werden würde.

Ursache, warum das Decret ohne Erfolg bleiben musste.

Dass endlich der Auswurf aus den Spuckgefässen thunlichst schnell entfernt werden muss, versteht sich von selbst.

Dies sowie das Kochen des verdächtigen Fleisches und der Milch sind vom Standpunkte der reinen Infectionisten die einzigen Mittel, welche die Prophylaxis empfehlen kann. Sie machen ja den Krankheits-Erreger für die Umgebung des Kranken unschädlich.

Baumgarten ist von seinem Standpunkte aus freilich der Ansicht*), „dass man hierdurch doch nicht die Tuberculose von dem Erdkreis wird verschwinden machen können, wenn es nicht gelingt, zugleich·auch der erblichen Fortpflanzung der Krankheit zu steuern.“

Wie das geschehen soll, giebt er nicht an. Unmöglich dürfte es aber sein, alle Menschen bei deren Eltern, Grosseltern oder noch weiter aufwärts oder seitwärts Bacillen zu vermuthen gewesen sind, an der Fortpflanzung zu hindern. Denn Reste von Tuberculose sollen ja in jeder vierten oder gar dritten Leiche gefunden werden.

Die meisten Kliniker gehören jedoch den reinen Infectionisten nicht an, deshalb halte ich es für nothwendig, anzuführen, wie sich die bedeutenderen dazu stellen.

Prophylaxe nach Strümpell und Eichhorst. Strümpell verlangt bei möglichster Isolirung der erkrankten Eltern von den Kindern genügende Isolirung und Desinfection der Sputa (am besten mit starker Carbolsäurelösung). Eichhorst wünscht**), dass vom ersten Lebenstage an namentlich solche Kinder besonders sorgfältig überwacht

---

*) Baumgarten, l. c. pag. 641.
**) Eichhorst, Handbuch der speciellen Pathologie und Therapie 1885, Band 10, pag. 482.

werden, welche aus phthisischen Familien stammen oder deren
Eltern durch hohes Alter oder erschöpfende Krankheiten den
Kindern erfahrungsgemäss oft eine phthisische Constitution als
Erbtheil mitgeben. Man sorge für gute Ernährung, hüte die
Kinder vor Ueberbürdung mit Schulstunden und Schularbeiten,
härte sie durch kalte Abreibungen in vernünftiger Weise ab,
lasse sie solche turnerische Freiübungen machen, welche geeignet sind, die Brustmuskeln zu erstarken und die Ausdehnung des Thorax und der Lungen zu befördern und lenke die
Wahl auf einen solchen Lebensberuf hin, welcher gesunde Bewegung in frischer Luft verlangt."

Ob damit der erwünschte Zweck erreicht werden wird,
wage ich zu bezweifeln. Denn Förster und Bauern, die sogar
selbst mitarbeiten, also gesunde Bewegung in frischer Luft
stets hatten, erkrankten nichtsdestoweniger an Schwindsucht,
wie die Statistik meiner Heilanstalt ergiebt.

Eichhorst will auch das Zusammensein Schwindsüchtiger
vermeiden, empfiehlt die Desinfection der Sputa mit $5\,^0/_0$
Carbolsäure.

Sée, dessen Buch über die bacilläre Phthise fast unge-
theilten Beifall unter den Medicinern gefunden hat, sagt über
die Prophylaxis *):

Prophylaxis
nach Sée.

Prophylaxe in Betreff der Luft.

Die Ansteckung vermittelst der Luft, d. h. das Eindringen
des tuberculösen Virus in die Respirationsorgane, ist von zahlreichen Bedingungen abhängig, ohne die eine Uebertragung un-
zulässig ist. Vor allen Dingen muss die Luft durch einen

---

*) Sée, Bacillaire Lungenphthise, übersetzt von Dr. Salomon,
pag. 333 seq.

Phthisiker verunreinigt sein, d. h. durch seine Exspirations-
luft und besonders durch seine Exspirationsproducte. . . . .
Man hat den Vorschlag gemacht, diese virulenten Substanzen
der Einwirkung des Feuers auszusetzen: aber wenn man so
der Theorie nach auch für eine Zerstörung des Bacillus Sorge
tragen kann, so ist sie doch den Keimen, d. h. den Sporen,
die einer Temperatur von 110° wiederstehen, gegenüber ohnmächtig. (Als ob man durch Feuer nicht bedeutend höhere
Temperaturen als 110° erzielen könnte. Dr. B.)

See fügt dem noch hinzu: „Ein einziger Tuberculöser,
selbst im latenten oder Initial-Stadium genügt zur Inficirung
der Luft durch Sputa."

„Man sieht hieraus, wie beschränkt, wie fruchtlos leider
die sanitären Maassnahmen sind; die Zerstreuung der Individuen und ihre Isolirung haben keinen practischen Werth mehr."

Individuelle Prophylaxe.

„Die am sichersten bewiesene und häufigste Ansteckungs-
weise ist die, welche durch die Ehe zu Stande kommt. Zu
allen Zeiten, in allen Ländern hat man zahlreiche Beispiele
von Uebertragung der Krankheit vom Manne auf die Frau
und vielleicht noch häufiger umgekehrt, beigebracht. Die
Enqueten, die in Betreff der Contagion begonnen sind, zeigen
übereinstimmend die Gefahren der Ehe."*)

H. Weber hatte zuerst auf diese „bedeutende Gefahr in
der Ehe" hingewiesen. Jetzt sagt er aber:**) „Seitdem ich

---

*) Ueber den Irrthum der Uebertragung der Phthise durch den
gewöhnlichen Verkehr der Menschen lese man event. noch Brehmer,
Aetiologie pag. 487—517.

**) Weber: Vorträge etc., übersetzt von Dr. Dippe 1886, pag. 25.

vor nun mehr als zehn Jahren in der Clinical Society den Vortrag „über die Uebertragbarkeit der Phthise zwischen Mann und Frau" hielt, habe ich in meiner eigenen Praxis nie mehr so schlagende *) Fälle beobachtet, wie ich sie damals mittheilte, so dass ich gerne annehme, sie seien seltner als ich damals glaubte."

Prophylaxis in der Familie.

Die Erblichkeit beruht nach Sée — mit Baumgarten — auf der Uebertragbarkeit des Bacillus Seitens der Eltern auf den Foetus, und besonders Seitens der Mutter. Das Kind besitzt mehr Widerstandsfähigkeit, die Tuberculosis bleibt also latent. „Ist man nun im Stande diesen Zustand der Widerstandsfähigkeit gegen die Einwirkung des Bacillus zu verlängern, letztere zu begrenzen, sie so zu sagen, wie Baumgarten sich ausdrückt, in dem zuerst befallenen Organ einzukapseln?"

Zu diesen prophylactischen Mitteln gehörten nach Sée folgende:

1. „Die gymnastischen Uebungen entwickeln die respiratorische Kraft und Capacität."

2. „Die Hydrotherapie, die Seebäder (?! Dr. B.) wirken in derselben Weise auf die Athemorgane."

3. „Die Ernährungsweise muss in der Weise geregelt werden, dass das Fett vorherrscht und keine übergrosse Zufuhr von Kalisalzen stattfindet." —

---

*) Dass diese aber auch irrige sind, habe ich in meiner Aetiologie nachgewiesen. Dr. B.

Die Wirkung der Fette beruht neben der Function als Sparmittel darauf: *) „Die Bacillen suchen und schöpfen den Sauerstoff in unsern Parenchymen, aber sie finden nicht mehr die gewohnte Existenz und Vervielfältigungsbedingungen. In der That wird der athmosphärische Sauerstoff zum grossen Theile durch die Fette aufgebraucht; der Sauerstoff des Blutes ist für den übrigens verlangsamten Stoffwechsel und die Erhaltung unserer Gewebe, für die Oxydation und Reduction reservirt, die überall vermindert sind, folglich auch diejenigen, welche die Lebensbedürfnisse der Mikroben erfordern.“ (!! Dr. B.)

Prophylaxe der Prädisponirten.

Prädisposition ist nach Sée nichts als ein Wort, „um unsere Unkenntniss in Betreff der Heredität im Allgemeinen und der Verbreitung der Phthise innerhalb der Familie in's besondere zu verdecken.**) Kann man denn wirklich diese Prädisposition, d. h. dies weder näher definirte, noch an irgend welchen Merkmalen kenntliche physiologische Wesen behandeln und mit welchen Mitteln.?“ (Also auch hier die Nichtbeachtung der Forschungen vor dem Tuberkel-Bacillus. Dr. B.)

„Wollte man all die Rathschläge, welche die Theorie an die Hand giebt, befolgen, so würde man schliesslich die verschiedenen Mitglieder einer der Phthise verdächtigen oder von ihr befallenen Familie in eine Cornaro-Dynastie umwandeln, und das Alles, um eine Prädisposition zu heilen, die gar keine bestimmten Kennzeichen bietet.“

---

*) Sée, l. c. pag. 417.

**) Letzteren Punkt deckt meine Aetiologie wohl hinreichend auf. Dr. B.

Endlich bespricht Sée doch noch den paralytischen Thorax*) mit bedeutender Eingezogenheit der oberen Partie, mit schwacher und zu einer ergiebigen Erweiterung der Brusthöhle unfähigen Musculatur. Hier finden sich günstige Verhältnisse, wenn auch nicht für die Aufnahme des Virus, so doch wenigstens für die Vervielfältigung der Parasiten. Und in der That findet der Bacillus, sobald er einmal in solche Körper eingedrungen ist, in den Lungen seinen wahren Culturboden, eine Art ungezäuntes Feld, unzugänglich für die belebende Luft und Sitz von unbeweglichen Schleimabsonderungen. Nun weiss man aber, dass der Sauerstoff, der diese Mikrophyten-Colonien leicht angreift, sie vernichtet oder sie am Wuchern hindert; man weiss auch, dass sie sich, umgekehrt, in stagnirenden Flüssigkeiten, auch albuminösen, vermehren. Folglich muss man die Absorption von Sauerstoff begünstigen, das Stagniren von Schleimsecretionen dagegen verhindern; diese Aufgabe löst die Athemgymnastik."

Mir unklar, warum dafür nicht noch einfacher Inhalationen von reinem Sauerstoffgas empfohlen werden. Freilich haben sich diese in der Praxis als nutzlos erwiesen. Auch soll nach Sée durch die Athem-Gymnastik den Bacillen Sauerstoff zugeführt werden, damit der sie am Wachsthum hindert, und pag. 417 setzt Sée auseinander, dass die Phthisis mit Fetten behandelt werden muss, „denn der atmosphärische Sauerstoff wird durch die Fette zum grossen Theil aufgebraucht. Die Mikrophyten suchen und schöpfen aber den Sauerstoff in unsern Parenchymen und finden dann nicht mehr die gewohnten Existens- und Vervielfältigungsbedingungen." Welcher Wider-

---

*) Sée, l. c. pag. 340.

spruch in einem Buche, **dem** auch die deutsche Medicin zuge-
jauchzt hat!

Die in Deutschland gehegte Ueberzeugung, dass Bronchialcatarrh, Bronchitis wohl zu beachten sind, damit die durch
sie bedingten Defecte im Epithel nicht das Ansiedeln des
Tuberkel-Bacillus erleichtern und so die Tuberculose begünstigen,
übergiesst Sée mit Spott, obschon er in dem eben citirten
Satze das stagnirende Schleimsecret als günstig für die Entwickelung des Bacillus genannt hat. Er sagt*): „Da nun
auf der Oberfläche der Erde nicht ein einziges Individuum
existirt, das nicht wenigstens an einem Schnupfen gelitten
hätte, so müssen Alle, das gemeine Volk, wie die Grossen der
Erde, zu Hause bleiben, um sich nicht auf's Neue zu erkälten
und um durch ihre Isolirung die Berührung mit den Bacillen
der Atmosphäre zu vermeiden."

„Das sind die Zwangsmaassregeln, wie die neue Lehre
vorschreibt. Lännec würde über sie lachen, wie über die
Anhänger der alten Entzündungslehre. Er sagte in der That:
Man wird nicht tuberculös in Folge einer vernachlässigten Erkältung, man ist es schon. Die vernachlässigte Erkältung ist
eben die Folge, nicht die Ursache der Krankheit. — Findet
man in einer vernachlässigten Erkältung den Bacillus nicht,
so liegt der Umstand darin, dass es sich um einen ganz gewöhnlichen Catarrh handelt, den man mit einem Brustsäftchen
und mit Geduld behandeln muss."

Soweit Sée, der allerdings nichts von den sogar tödtlich
verlaufenden Phthisen gelesen haben muss, in deren Sputum
nie ein Bacillus gefunden worden ist, wohl aber in der Lunge
bei der Section!

---

*) See, l. c. p. 341.

Endlich will ich noch die Ansichten berichten, die Prophylaxis nach Weber. H. Weber über die Prophylaxis entwickelt hat. Er sagt *): „Die vorbeugende Behandlung ist in der That in manchen Fällen das Einzige, was uns einen Erfolg verspricht: denn bei gewissen Constitutionen nimmt die einmal ausgebildete Krankheit einen schnell tödtlichen Verlauf oder macht die Patienten besten Falls für ihr ganzes Leben elend." „Einige Fragen beziehentlich der Verhinderung der Phthise sollten der öffentlichen Hygiene und Staatsarzneikunde angehören, z. B. ob Kühe, welche an Tuberculose erkrankt sind, getödtet werden müssen; ob die Milch und das Fleisch solcher Thiere zum Consum zugelassen werden darf; ferner die hygienischen Einrichtungen in Pensionsschulen, die mit denselben verbundenen Spielplätze, die Aufsicht über die Spiele, die Zahl der Schulstunden, die Zustände und die Arbeit in den Fabriken, die Bauten zu Wohnungen für Arbeiter und deren Familien, die Kasernen u. a."

Für Isolirung der Kranken tritt auch Weber ein, um die Verbreitung der Phthise zu erschweren. „Schwindsüchtige Personen, besonders solche mit subacuten Formen, sollte man nicht zu Aemtern zulassen, **) bei denen ihr Athem, Speichel oder Auswurf mit gesunden oder noch weniger mit sehr jungen, schwächlichen oder kranken Menschen oder mit erblich oder erworben disponirten Leuten in nahe Berührung kommen kann. Nicht ohne Grund haben die Aerzte (?? Dr. B.) das Küssen zwischen schwindsüchtigen Patienten und Gesunden verboten."

---

*) Dr. Weber, Vorträge etc. pag. 21.

**) Consequenter Weise also auch bei Erkrankung aus den Aemtern entfernen. Brehmer.

Wer sich von all den hierdurch geforderten Zuständen im Staate ein Bild machen will, der denke dabei immer daran, dass der siebente, oft auch der fünfte gestorbene Mensch an Schwindsucht gestorben ist!

Selbstverständlich widerräth Weber das Heirathen der Phthisiker, aber „trotzdem wird unser Rath oft unbeachtet bleiben und Jeder, der die Bedeutung des wunderbaren Wortes „Liebe" und seiner Synonima in andern Sprachen kennt, wird dies verstehen."

„Für das hereditär belastete Kind sollte die Temperatur im Schlafzimmer 17—18° Cels. betragen. Die Haut sollte stets mit Wolle eingehüllt, die Kleidung warm und locker sein. Tägliches Baden mit leichten Abreibungen ist dringend wünschenswerth, dabei muss die Temperatur des benutzten Wassers allmälig immer niedriger genommen werden; 16° Cels. sind nach dem zweiten Jahre genügend. (? Dr. B.) Das Kind muss täglich mehrere Stunden in frische Luft gebracht werden und später sogar den grösseren Theil des Tages im Freien zubringen. Das Wohnhaus soll, wenn irgend möglich, auf dem Lande liegen, an einem trocknen Abgange nach der Sonnenseite. Schon in früher Zeit müssen active Körperbewegungen angeregt und allmälig ihrer Dauer und Energie nach gesteigert werden: Spiele, gymnastische Uebungen, Rudern, Reiten, Klettern und alle Arten von Bewegungen, bei welchen die Muskeln und die Circulations- und Respirations-Organe ins Spiel kommen und die zur Verbesserung der Körperconstitution beitragen. — Landwirthschaft, Seefahren und andere Beschäftigungen in freier Luft müssen als Lebensberuf gewählt werden. Besonderer Aufmerksamkeit bedürfen die Zeit der Pubertät und das erste ihr folgende Jahr."

Die wenigen Fälle, die Weber als Probe dafür anführt, wie ein solches Leben selbst bei sogen. belasteten Individuen vor Phthise schützen kann, beweisen nichts. Es ist einmal aus der angeblich beweisenden Krankengeschichte nicht zu ersehen, ob die von Phthisis verschont gebliebenen Familienmitglieder nicht zu denjenigen gehören, von denen ich in meiner „Aetiologie der chronischen Lungenschwindsucht vom klinischen Standpunkte aus“ nachgewiesen habe, dass sie Aussicht haben, von der Schwindsucht eher verschont zu bleiben als die übrigen.

Für die Erfolge seiner Anordnungen des Seefahrens erzählt aber Weber: L. C. M., hereditär schwindsüchtig belastet von Seiten der Mutter, ist als Seefahrer bis zum Alter von 52 Jahren vollkommen gesund geblieben. Dann zog er sich wegen einer chronischen tödtlichen Krankheit seiner Frau vom Dienste zurück und war in Folge der Pflege viele Monate ans Haus gefesselt. Es entwickelte sich eine Dyspepsie und Phthise und im Alter von 56 Jahren trat der Tod ein.

Diesem Falle wie den übrigen steht sehr das Post hoc, ergo propter hoc an der Stirn. Ich kann ihm aber auch einen Fall für's Gegentheil entgegensetzen: J. K. stammt aus einer Seemannsfamilie, sein Grossvater und Vater sind Schiffskapitäne gewesen, beide sind an Schwindsucht gestorben. Er selbst ist auf dem Schiffe geboren und hat den grössten Theil seines Lebens, auch seine Jugend, auf dem Schiffe zugebracht. Er erfreute sich einer scheinbar guten Gesundheit, im Alter von 42 Jahren bekam er beim Kap Horn auf der Kommandobrücke die erste Haemoptoë, blieb Seefahrer noch durch zwei Jahre und suchte sechs Wochen vor dem Tode direct von der See aus meine Heilanstalt auf.

„Die vorbeugende Behandlung bei erworbener phthisischer Anlage ist im Princip der bei ererbter gleich, sie braucht sich jedoch im Allgemeinen nicht über das ganze Leben, sondern nur auf einen kürzeren oder längeren Zeitraum zu erstrecken. Die vorbeugende Behandlung muss hier je nach der Constitution, den äusseren Umständen, der Individualität, den die Prädisposition verursachenden Verhältnissen (? Dr. B.) und dem vorzugsweise geschwächten Körpertheile oder Organ modificirt werden." *)

„Eine Hauptquelle der Phthise bildet die Neigung zu Catarrhen der Respirationsschleimhaut! — Dagegen empfiehlt sich Abhärtung, d. h. Gewöhnung der betr. schwächlichen Personen an beständigen Aufenthalt im Freien bei wollener, aber nicht überladener Kleidung, Gehen, Reiten und Fahren im offenen Wagen, bei fast jedem Wetter, ausgiebige aber natürliche verständige Ventilation der Zimmer, regelmässige Waschungen der Haut, anfänglich lau, vielleicht mit etwas Essig, später kalt mit tüchtigem Frottiren, und Kräftigung des ganzen Körpers durch nahrhafte Kost oder durch häufigen und längeren Aufenthalt an der See oder im Gebirge, je nach der Art der Constitution. Diese so oft wiederkehrenden catarrhalischen Affectionen können in verschiedener Weise prädisponirende Ursachen bilden, besonders dadurch, dass sie zu Schleimhautverletzungen führen **) und so das Eindringen der Bacillen gestatten, oder dadurch, dass sie die Epithelzellen der Schleim-

---

*) Weber, l. c. pag. 35.

**) Sée sagt l. c. pag. 341: Man muss also, nach dem modernen Raisonnement, um jeden Preis zu verhindern suchen, dass die Schleimhäute ulcerös werden, was allerdings um so leichter ist, als diese Erosionen ganz unbekannt sind.

haut in ihrer Flimmerthätigkeit schwächen, ferner dadurch, dass sie durch unwillkürliches Hemmen tiefer, Husten hervorrufender Inspirationen andauernd eine unvollkommene Athmung veranlassen, oder endlich dadurch, dass sie die Ernährung und Widerstandsfähigkeit des gesammten Körpers angreifen.“

„Eine ähnliche Behandlung, wie die eben den zu Catarrhen Disponirten vorgeschriebene, erfordern auch solche Personen, die jene als „paralytische Form“ oft beschriebene unvollkommene Thoraxentwickelung und jenes als „phthisischer Habitus“ allgemein bekannte Aussehen zeigen, gleichviel ob dasselbe erblich oder erworben ist. Die unvollkommene Thoraxentwickelung insbesondere verlangt Lungengymnastik, tiefe Inspiration mit vollkommenen Exspirationen, Athmen mit erhobenen Armen, um die Luft frei in die Lungenspitzen treten zu lassen, methodisches Hügel- und Bergsteigen.“

Es ist jedenfalls auffällig, dass diese prophylactische Therapie sich nur damit beschäftigt, welche Verordnungen nothwendig sind, um den paralytischen Thorax, — der übrigens zu Unrecht eine unvollkommene Thoraxentwickelung, richtiger jedenfalls eine abnorme, genannt würde — nachdem er sich entwickelt hat, möglicher Weise zu corrigiren. Wichtiger und rationeller wäre es jedenfalls, zu zeigen, wodurch die Entwickelung des paralytischen Thorax und des phthisischen Habitus überhaupt unmöglich gemacht wird. Darüber schweigt man aber in der Prophylaxis. Wir werden in der II. Abtheilung dieses Buches darüber ausführlicher handeln, nachdem wir die Aetiologie vom klinischen Standpunkte besprochen haben werden.

Weber*) fährt dann fort: „Unsere Pflicht besteht nicht

____
*) Weber, l. c. pag. 38.

nur darin, die erworbene Disposition zu bekämpfen, sondern auch darin, die Erwerbung derselben durch physische, allgemein hygienische Erziehung und durch sorgfältige Behandlung acuter Krankheiten, namentlich solcher der Respirationsorgane, wie Masern, Keuchhusten, Diphtherie, Bronchitis, Pneumonie, zu verhindern."

Ich beklage sehr, dass Weber den Satz geschrieben. Denn danach könnte und würde sich event. bei den Laien die Ueberzeugung festsetzen, dass, wenn nach Masern, nach Keuchhusten, nach Lungenentzündung sich Phthise entwickelt, daran der Arzt mit seiner nicht sorgfältigen Behandlung die Schuld trägt. Und doch wäre kein Vorwurf ungerechtfertigter als dieser. Trotz der grössten ärztlichen Sorgfalt tritt nach den genannten Krankheiten oft genug Phthise auf.

Ueberblicken wir jetzt die prophylactische Therapie der Phthise, wie sie von vier bedeutenderen Vertretern der Medicin gelehrt wird, so kann man wohl nicht umhin einzugestehen, dass nirgends auch nur wahrscheinlich gemacht ist, dass durch die empfohlenen Anordnungen die Invasion des Tuberkel-Bacillus unwahrscheinlicher oder der Mensch dadurch dem Bacillus gegenüber widerstandsfähiger geworden wäre. Alle Anordnungen beschränken sich eigentlich auf Empfehlung allgemein hygienischer Verhältnisse, die gegen alle chronische Krankheiten empfohlen werden können, da durch sie nach unserem jetzigen Wissen das Leben sich nur normaler entwickeln kann. Nur eine Anordnung macht davon eine Ausnahme: die Forderung der Isolirung des wirklich bereits Erkrankten.

Dass jedoch die Ausführung dieser Forderung keinen Nutzen gewähren würde, ist oben gezeigt worden.

Die Prophylaxis der Lungenschwindsucht hat, nach meiner
Ansicht wenigstens, durch die klinischen Vertreter der Medicin
keine Förderung gehabt, eine nicht unbedeutende Förderung
hat sie einzig und allein durch die bakteriologische Forschung
erfahren. Diese hat den Wahn der Ubiquität des Bacillus
hoffentlich für immer zerstört und auch gleichzeitig gezeigt,
dass der Lungenkranke an sich keine Gefahr für seine Umgebung ist, sondern nur der Phthisiker, welcher das Taschentuch, den Boden oder die Wäsche etc. mit seinem Auswurf
verunreinigt. Der Arzt hat es also in der Hand, die Gefahr
der Infection möglichst einzuschränken, ja sogar aufzuheben!

3. Die Therapie der chronischen Lungenschwindsucht.

Trotz Virchow wird die Tuberculose der Lunge zu den
Infectionskrankheiten gerechnet. Für die Behandlung aller
infectiös Erkrankten, in deren Ausscheidungen der Krankheits-
Erreger vorkommt, ist es oberster Grundsatz jeder Therapie:
Isolirung des Kranken und thunlichste Behandlung in ab-
geschlossenen Anstalten.

Es wäre also zu erwarten, dass unter den Aerzten wenigstens
darüber Uebereinstimmung herrscht, dass die Behandlung der
Lungenschwindsüchtigen ebenfalls thunlichst in geschlossenen
Anstalten geschehen müsse.

Widerspruch
einiger Aerzte
gegen die An-
stalts-Behand-
lung wegen
Ansteckung
Anderer. Nichtsdestoweniger hat sich auch unter den Aerzten gegen
die Behandlung der Phthisiker in geschlossenen Anstalten eine
gewisse Abneigung entwickelt. So unlogisch diese Abneigung
auch ist, und namentlich vom Standpunkte der Infectionslehre aus, so besteht sie doch. Selbst Eichhorst sagt:*)
„Mit der Entdeckung des Koch'schen Tuberkel-Bacillus hat
sich vielfach eine gewisse Abneigung gegen geschlossene Anstalten kund gegeben, jedenfalls sollen dieselben immer nur
von sicher tuberculösen Kranken, nicht von Verdächtigen aufgesucht werden, da für Letztere Ansteckungsgefahren bestehen,

------

*) Eichhorst, Handbuch der speciellen Pathologie und Therapie,
Bd. 10, pag. 484.

auch müssen Anstalten luftig gehalten und sorgfältig desinficirt werden. Unter den nicht geschlossenen Anstalten können wir nach eigener Erfahrung zum Aufenthalt im Sommer Kreuth im bayrischen Gebirge ganz besonders empfehlen, während wir die Orte im Harz, z. B. Andreasberg, in zweite Linie stellen würden."

Mir scheinen hierin arge Widersprüche zu liegen. Denn entweder ist der Tuberculöse an sich eine Gefahr oder nicht. In anderem Falle also ebenso in einer Heilanstalt wie in einem Kurorte, Kreuth und Andreasberg. Nun wissen wir aber, dass der Lungenkranke an sich keine Gefahr für die Umgebung setzt, sondern nur der unreinliche, der Wäsche, den Fussboden oder Taschentücher mit seinem Auswurf beschmutzt.

Vergegenwärtigen wir uns dieses Factum, so liegt doch auf der Hand, dass der Gesunde und der Verdächtige in einer Heilanstalt für Lungenkranke am sichersten vor jeder Gefährdung ihrer Gesundheit sind, sicherer jedenfalls als in irgend einem Kurorte. Denn in einer Heilanstalt wird die Verwaltung und der Arzt darauf halten, dass die Luft der Zimmer und sonstigen Räumlichkeiten frei von Bacillen gehalten wird. Der Hotelwirth und dessen Personal wird dieses nicht thun, oder möglicher Weise erst in einigen Decennien, wenn das ärztliche Wissen der Gegenwart darüber ins Volk gedrungen sein wird.

Dieses kann nicht scharf genug betont werden; denn auch Liebermeister sagt in seinem neuesten Aufsatz über Tuberculose*): „Noch mehr als für Andere ist die Vermeidung der Gemeinschaft mit Schwindsüchtigen geboten für Individuen, welchen man aus irgend einem Grunde eine Disposition zur Erkrankung zuschreiben kann."

---

*) Deutsche med. Wochenschrift 1888, pag. 1023.

Und wer will die Garantie übernehmen, dass der angeblich nur Disponirte nicht bereits tuberculös ist? Ich wenigstens kann es aus meiner Erfahrung bestätigen; selbst Aerzte hielten sich noch für gesund, während die mikroskopische Untersuchung im Auswurf Bacillen und elastische Fasern erkennen liess.

Thatsächlich ist aber auch noch durch mich bewiesen, dass der Verkehr von Gesunden mit Tuberculösen durchaus nicht so gefährlich ist, wie man gewöhnlich annimmt.

„Bevor Koch seine epochemachenden Untersuchungen über die Tuberkel-Bacillen veröffentlichte, suchte ich die Frage, ob die Phthisis durch Heteroinfection, d. h. von Menschen zu Menschen übertragbar ist, dadurch zu lösen, dass ich feststellte, wie viel Menschen in Görbersdorf von 1780 bis zur Errichtung meiner Heilanstalt für Lungenkranke (1854) überhaupt und wieviel davon an Phthisis gestorben, und wieviel nachher daran gestorben sind. Diese Daten mussten die Wirkung der Infection auf Gesunde veranschaulichen.“

„Seit 1854 sind in Görbersdorf mehr als zehntausend Schwindsüchtige gewesen. Wie grosse Massen von Sputis haben diese nicht ausgeworfen, theils in die Taschentücher, die doch gewaschen werden mussten, theils auf den Fussboden und die öffentlichen Wege, theils wurden damit Wäsche, Kleider etc. beschmutzt. Wie grosse Mengen solcher Sputa, solcher infectiösen Massen, sind daher hier nicht in die Athmungsluft der Einwohner mit fortgerissen worden! Bringen sie wirklich für die Umgebung das Verderben, das man behauptet, so muss am hiesigen Orte die Sterblichkeit der Bewohner an Phthisis seit 1854 grösser geworden sein, als sie vorher gewesen ist, wo das tuberculöse Gift noch nicht in der Luft herumwirbelte und sie verpestete."

„Was sagt nun diese hundertjährige Statistik? In den Jahren von 1780 bis 1854 starben überhaupt 735 Personen oder pro anno 10,07, und zwar an Lungenschwindsucht und Lungenkrankheit 30 Menschen oder jährlich 0,41."

„Seit 1854 bis 1880 sind gestorben zusammen 276 oder 10,2 pro anno, und zwar an Lungenschwindsucht und Lungenkrankheit 5,0 oder jährlich 0,18."

„Es starben also in Görbersdorf weniger Personen an Schwindsucht, seitdem dessen Luft durch die eingetrockneten und zu Staub zerriebenen Sputa als tuberculöses Gift in der Luft herumwirbelte. *)

Der Grund dafür ist durch die Arbeit Cornet's jetzt klar: weil die Ubiquität des Tuberkel-Bacillus in der Luft nicht existirt; in der Luft in nicht geschlossenen Räumen, also im Freien, überhaupt nicht nachgewiesen werden konnte, mögen noch so viel Phthisiker mit ihrem Auswurf den Boden verunreinigt haben.

Thatsachen sind aber doch wohl immer entscheidender als Deductionen und namentlich in der Medicin.

Grade vom Standpunkte der Infection müssten die Aerzte den Aufenthalt in geschlossenen Anstalten für Tuberculöse aller Stadien, incl. der s. g. Verdächtigen verlangen, so wie es Rühle auf dem II. Congresse für innere Medicin bereits gethan hatte. Denn nur die Anstalten geben die Garantie, dass in ihnen Alles beseitigt wird, was auch nur möglicher Weise die Verbreitung der Tuberculose fördern oder die Genesung hindern

Vom Standpunkte der Infection sind Anstalten besonders geboten.

---

*) Verhandlungen des XI. Schlesischen Bädertages.

könnte! Wer sich je um die hygienischen Einrichtungen der
Curorte gekümmert hat, der weiss darüber ein trauriges Lied
zu singen, der weiss, wie selbst die Behörden, die im Interesse
der Hygiene gegebenen Vorschriften ignoriren und nur schwer
zu einem Einschreiten zu bringen sind! Und da soll der Hôtel-
wirth im Curort den Vorzug vor einer geschlossenen Heilanstalt
verdienen!

Aber nicht blos vom Standpunkte der Infection, sondern
überhaupt sollte jeder Phthisiker nur eine geschlossene
Heilanstalt und niemals einen offenen Curort aufsuchen. Denn
das zuverlässigste Characteristicum der Lungenschwindsucht ist ihre Unzuverlässigkeit, ihr unberechen-
barer Verlauf. Lungenkranke können momentan sich sehr
wohl fühlen und bald darauf dem Tode nahe sein. Es kann
jeden Augenblick z. B. eine mehr oder minder starke Haemoptoë auftreten, die schnelle ärztliche Hilfe nöthig macht,
mindestens schon als psychische Beruhigung! Diese schnelle
ärztliche Hilfe kann aber nur die Anstalt gewähren und nie
der offene Curort. Dieses Moment allein müsste
den Ausschlag für die Anstaltsbehandlung der
Phthisiker geben!

Die Heilanstal-
ten sind einzig
berechtigt.

Mir ist es überhaupt ein Räthsel, wie klinische Lehrer gegen
die Anstalts-Behandlung irgend einer Krankheit und gar der
Schwindsucht sein können. Sie behandeln doch alle Krankheiten, auch die ansteckendsten, wie z. B. die Syphilis, in
geschlossenen Anstalten, Kliniken genannt, und würden sehr
opponiren, wenn irgend Jemand es wagen sollte, zu behaupten,
dass die Gefahr der Verbreitung der Syphilis durch ihre Kliniken grösser ist, als wenn die Syphilitischen frei behandelt
würden. Und gerade die Schwindsucht soll wieder allein eine

Ausnahme unter den Infections-Krankheiten machen! Wodurch
hat, fragen wir ferner, die Therapie im Allgemeinen Fortschritte gemacht? Etwa durch die Behandlung der klinischen
Lehrer in den Privat-Wohnungen ihrer Patienten oder durch
die Behandlung in der Klinik? Kein vernünftiger Mensch wird
widersprechen, wenn ich sage, dass die Fortschritte in der
Therapie nur auf Grund der klinischen Beobachtungen in
der Klinik gemacht sind und nur gemacht werden können.
Und grade in der Therapie der Phthise, dieser verbreitetsten
aller Krankheiten, soll dieser Weg nicht betreten, ja sogar
davor gewarnt werden?! Soll denn die Therapie der
Phthise überhaupt gar keine Fortschritte mehr
machen?! — Welches Meer von Widersprüchen?! Ich sollte
meinen, jeder Arzt, der unbefangen, frei von theoretischen Anschauungen, der Frage über die Therapie der Phthise gegen-
übersteht, muss dem Raisonnement beistimmen: „Jede Krankheit, also auch die Phthise, wird am besten unter
stetiger Aufsicht eines beobachtenden Arztes geheilt werden können; diese stete Controle kann
aber einzig und allein nur ein Krankenhaus gewähren.“

Ist es also für jeden Kranken am besten, die Genesung
in einem gut eingerichteten Krankenhause zu suchen, um wie
viel mehr gilt dies für die an der Lungenschwindsucht Leidenden, da diese Krankheit in ihrem Verlaufe so unberechenbar ist, und zwar nicht allein wegen der steten ärztlichen
Controle, sondern auch wegen der für die Genesung nothwendigen Einrichtungen. Nur von einem Krankenhause resp.
von einer Heilanstalt kann man erwarten, nicht blos dass das
Zweckmässige geboten wird, sondern auch dass Alles entfernt

ist, wodurch die Krankheit an sich gefördert oder die Genesung erschwert werden könnte.

Allerdings will ich schon hier hervorheben, dass nicht jedes Krankenhaus, nicht jede Heilanstalt passend ist für Lungenkranke. Ich werde weiter unten ausführlicher darüber handeln, wie eine Heilanstalt für Lungenkranke eingerichtet sein muss, ich will nur kurz erwähnen, dass nach meiner Ueberzeugung Lungenkranke nur solche Heilanstalten aufsuchen dürfen, die ausschliesslich für Lungenkranke bestimmt sind, so dass andere Kranke in ihnen nicht aufgenommen werden. Diese Forderung stelle ich nicht etwa nur wegen der behaupteten Ansteckungsfähigkeit der Phthise, sondern weil die Freiheit eines jeden Kranken in nicht höherem Grade beschränkt werden soll, als es unbedingt nothwendig ist, um die Genesung zu fördern. Grade aber der Phthisiker muss in seiner Freiheit mehr beschränkt werden, als irgend ein andrer Kranker. Ihm schaden sogenannte Lebensgenüsse, denen andre Leidende sich unbedenklich hingeben können. Ich erinnere nur z. B. an's Kartenspiel. Meine leider nicht zum Abschluss gekommenen Stoffwechsel-Untersuchungen haben zur Evidenz ergeben, dass jedes Kartenspiel die Consumtion des Körpers ungemein befördert. Ich habe mich s. Z. nach dem Abendessen gewogen und nach $2^1/_2$ Stunden, die ich lesend oder plaudernd verbrachte, wieder gewogen, und so den Körperverlust bei normalem Verhalten durch 8 Tage festgestellt. Dann habe ich ebenfalls durch 8 Tage nach dem Abendessen die qu. $2^1/_2$ Stunden mit Kartenspielen zugebracht. Ich spielte Sechsundsechzig und zwar, einerseits da Niemand um des Spielens willen spielen wollte, andererseits aber um jeglichen Einfluss des Geldverlustes zu eliminiren, um 3 Pfennige von der Sieben ab, und — die Waage ergab, dass an den Spielabenden mehr als das Doppelte meines Körpers verbraucht wurde als ohne das Spiel. Wer wollte nun die ohnehin an Consumtion leidenden Phthisiker noch ferner der consumirenden Wirkung des Kartenspiels aussetzen? Andererseits könnte man Fettleibigen sehr gut ihr Sechsundsechzig oder ihren Skat sogar verordnen, grade damit sie abmagern. Aehnlich ist es mit dem Billardspielen. Wer will negiren, dass die oft forcirten Stösse bei manchen Phthisikern Haemoptoën bedingt haben?!

Was soll nun die Heilanstalt, die neben den Lungenkranken noch andre Kranke aufnimmt, machen? Soll sie die Freiheit der Letzteren soweit beschränken, wie sie dem Phthisiker beschränkt werden muss? Ein solches Verfahren wäre barbarisch und würde auch von den andern Kranken als Härte nicht ertragen werden. Oder soll sie diesen Alles gestatten, was ihnen frommt, den Lungenkranken aber dasselbe verbieten, weil es ihnen nicht frommt; so ist dies gegen die Phthisiker inhuman und auch inopportun. Inhuman deshalb, weil jeder Mensch den Verlust seiner Freiheit tiefer empfindet, wenn er sieht, was ihm entzogen bleiben muss, inopportun, weil kein Dirigent im Stande ist, Verbots-Uebertretungen dann zu verhindern. Das leichtlebige Volk der Phthisiker wird binnen Kurzem den ihm verbotenen, aber in seiner nächsten Nähe Andern dargebotenen sogenannten Lebensgenüssen sich ebenfalls hingeben. Freilich wird der Nachtheil nicht ausbleiben, aber wer ist Schuld? Nicht der leichtfertige Phthisiker, sondern der nach meiner Ansicht nicht richtig handelnde Dirigent, der neben den Schwindsüchtigen noch Kranke andrer Art aufnimmt.

Selbst die Verwandten, die den Lungenkranken in die Anstalt begleiten, um ihm sein Loos, und namentlich das Loos der Fremde erträglicher zu machen, können in vielen Fällen die Genesung eher hindern als fördern. Ich will dafür nur ein Beispiel anführen. Einer von den jetzigen Gewaltigen des Russischen Reiches brachte seine Braut in meine Heilanstalt. Die Patientin war begleitet von ihrer Tante, einer Hofdame der russischen Kaiserin, und diese wieder begleitet von mehreren Damen, darunter eine tscherkessische Prinzessin. Die Patientin gebrauchte die Cur, die Begleitung, die Tante an der Spitze, langweilte sich dabei gar sehr. Nichts natürlicher, als dass die Gesunden Amusements und Partieen in die schöne Umgegend von Görbersdorf verabredeten. Ich war nun jedesmal vor die Alternative gestellt, entweder die Partieen zu genehmigen oder von der Tante zu hören, sie habe ja auch nur das Wohlsein ihrer Nichte im Auge, sei deshalb von Petersburg hergekommen, könne es aber nicht begreifen, dass ihre Nichte so krank sei, dass sie das Fahren nicht mehr aushalten könne etc. etc. Die Patientin machte in Folge dieser Conflicte wenig Fortschritte. Der Bräutigam wurde von mir darüber unterrichtet, er kam an, erklärte, dass auch er der Tante gegenüber nichts ausrichten könne, deshalb werde er mit der ganzen Gesellschaft abreisen, seine Braut heirathen und sofort seine Frau wieder zurückbringen. Dann habe Niemand mehr ein Recht, dreinzureden. Gesagt, gethan. Die Frau kam wieder, allein, nur von einer Bedienung begleitet, gebrauchte sehr gewissenhaft die Cur und genas vollständig. Jetzt sind seitdem 20 Jahre vergangen, die Patientin hat vier Kinder geboren und lebt noch am Russischen Hofe. — „Die Gesunden und die Kranken haben eben andre Gedanken."

Wie wäre dies ausserhalb einer Anstalt gewesen? Der Arzt hätte wahrscheinlich nie erfahren, dass und wann Partieen unternommen werden sollten. Denn sehr richtig hebt Rossbach*) hervor: „Bei einer offenen, nur auf einige Wochen oder Monate sich erstreckenden Badecur ist der Arzt nur „berathend" nicht „behandelnd". Der Kranke kann den Arzt aufsuchen oder vermeiden; er kann ihm gehorchen oder nicht, ganz nach seinem Belieben. Bei den eigentlich behandelnden Aerzten wirkt ausser dem gesprochenen Wort auch die persönliche, oft auch eine freundschaftliche Rücksicht, und manchmal übt sogar die Furcht vor dem Gestrengen auf das Thun und Lassen einen sehr energischen Einfluss aus. Der für kurze Zeit nur berathende Arzt wirkt einzig ein durch die überzeugende Kraft seines Wortes; ebenso gut kann man sich den Erfolg denken, wenn ein Kranker der Lehren seiner Hausärzte eingedenk bleibt und an dem empfohlenen Curorte gar nicht mehr einen neuen Arzt consultirt (?! Dr. B.). Die Besserung und Heilung liegt eben im letztern Falle immer mehr, wenn ich mich so ausdrücken darf, im Belieben der Kranken. Bei ruhigem Urtheile und bei längerer Erfahrung muss man daher mit Nothwendigkeit dazu kommen, seine Kranken, wenn man sie doch einmal fortschicken muss, lieber in eine geschlossene Heilanstalt zu einem bekannt tüchtigen Arzte zu schicken. Ein schlechter Arzt ist natürlich in geschlossener, wie in offener Cur vom Uebel. Man wird leichtfertige, unüberlegte Kranke überhaupt nur unter der Bedingung fortschicken können, dass sie überwacht werden." — „Wenn eine Krankheit in einer offenen Cur sich bessert oder heilt,

---

*) Rossbach, Lehrbuch der physicalischen Heilmethoden. 1881, pag. 77.

dann ist nicht die ärztliche Behandlung die Hauptursache der Besserung, sondern einzig die Einwirkung des Klimas und die Natur der Krankheit und des Kranken."

An diesen Ausführungen wird auch dadurch nichts geändert, das v. Ziemssen sagt*): „Andererseits kann nicht bestritten werden, dass die Anstaltsbehandlung für Viele, besonders für sensible Naturen, etwas Abschreckendes hat und dass sie sich in freien Curorten wohler fühlen. Sicher ist, dass Kranke, welche sich von ihren Aerzten in der beregten Richtung leiten lassen und consequent sind, auch in freien Curorten grosse Erfolge erzielen."

Denn nicht darum handelt es sich, dass man auch in freien Curorten grosse Erfolge erzielen kann, sondern darum, wo ein gutes Resultat in der Schwindsucht am **sichersten** erzielt werden kann. Und da sagt ebenfalls v. Ziemssen: „Es ist keine Frage, dass eine strenge Anstaltsbehandlung im Allgemeinen grössere Erfolge aufzuweisen hat, da alle die Schädlichkeiten, welchen der ungebundene Curgast aus Unkenntniss oder Leichtsinn oder Mangel an Selbstbeherrschung sehr leicht unterliegt (Vergnügungspartieen, Erkältungen, Magenverderbniss) in den Anstalten unter dem strengen Regiment des dirigirenden Arztes vermieden werden, auch der methodische Luftgenuss mit allen Cautelen gegen Erkältung u. s. w. dort weit mehr garantirt ist als hier."

Aus allen diesen Momenten folgt doch wohl das Eine, dass für die Phthisiker nur eine Anstaltsbehandlung angezeigt ist, dass nur diese Behandlung dem Kranken die höchste Wahrscheinlichkeit giebt, von seinem

---

*) v. Ziemssen, klinische Vortäge X, pag. 21.

schweren Leiden befreit zu werden. Die Anstaltsbehandlung ist selbst dann nöthig, wenn die Patienten, in Zeit
oder Geld beschränkt, nicht die Möglichkeit haben, sich der
Cur bis zur Genesung zu unterziehen, sondern sich mit einer
Besserung begnügen müssen. Sie werden aus den oben entwickelten Gründen in der Anstalt auch bei kurzer Curdauer
immer noch mehr erreichen als ausserhalb der Anstalt. Auch
haben sie in der Anstalt gelernt, wie sie ihr Leben einrichten
müssen, was sie vermeiden müssen etc. Im Curorte lebt der
Kranke als Gesunder oder jedenfalls wie er will, in der Anstalt
lebt er als Kranker und lernt, was er vermeiden muss. Er
kann in der Anstalt auch nicht so leicht den Arzt täuschen
wie im Curort. Denn der tüchtige Dirigent einer Anstalt wird
immer genau wissen, wie die Patienten leben und worin sie
ohne Bewusstsein und Absicht fehlen.

Ist also für die möglichst sicherste Genesung der Phthisiker
die Anstaltsbehandlung und zwar die Behandlung in einer Anstalt für Lungenkranke von jedem Standpunkte aus fast eine
unbedingte Nothwendigkeit, so müssen selbstverständlich viele
solcher Anstalten entstehen. Denn e i n e Heilanstalt genügt für
die Menge der Phthisiker nicht. Um so mehr zu bedauern ist
es daher, dass, so vielfach meine Heilmethode, — die fälschlich
auch die Görbersdorfer genannt wird, — bis jetzt auch ausgebeutet
worden ist, doch nur m e i n e Heilanstalt als eine „**Heilanstalt
für Lungenkranke**" besteht. Alle übrigen Etablissements
reflectiren zwar mit Vorliebe a u c h auf Lungenkranke, aber
dabei auch noch auf blutleere, anämische, chlorotische und
nervöse Patienten, sowie Reconvalescenten, eines sogar auf Gesunde, welche die Schönheiten des Gebirges geniessen wollen.
Wundern kann man sich freilich darüber nicht. Denn diese

Etablissements sind ja nicht das Product einer Idee, der Idee, die für unheilbar gehaltene Schwindsucht zu heilen, sondern sie sind entstanden, nachdem ich meine schweren Kämpfe gegen das wissenschaftliche Vorurtheil durchgekämpft hatte und ein Gewinn in Aussicht stand, sie sind also entstanden aus pecuniärem Interesse. Deshalb haben sie den Kreis der Kranken, von denen sie Gewinn haben wollen, immer mehr und mehr erweitert, um dadurch mehr und mehr an Gewinn einheimsen zu können. Vom Standpunkte der Speculation ist das sehr gut zu begreifen.

Der Menschenfreund kann aber nur wünschen, dass dergleichen Etablissements aus obigen Gründen verschwinden und an deren Stelle mehr und mehr gut eingerichtete Heilanstalten für Lungenkranke entstehen möchten. Dies wird aber sofort geschehen, wenn in's Fleisch und Blut der Mediciner und auch der Laien die Ueberzeugung übergegangen sein wird, dass der Phthisiker die grösste Wahrscheinlichkeit hat, nur in einer Heilanstalt und zwar in einer **ausschliesslich für Lungenkranke eingerichteten Heilanstalt** geheilt zu werden.*)

---

*) Hier muss ich leider eines Vorwurfes erwähnen, resp. diesen zurückweisen, den mir Dettweiler's Assistent Herr Meissen in seiner Besprechung meiner Therapie in der deutschen Medizinal-Zeitung 1887, pag. 380 macht. Derselbe sagt: „Als integrirenden Theil seiner Heilmethode betrachtet Brehmer die geschlossene Heilanstalt, das Krankenhaus, das nur tuberculöse Kranke aufnimmt. Gleich hier durfte B. das Verdienst Dettweiler's nicht unerwähnt lassen. Denn wer war es, der den Kampf für die Berechtigung der Anstalten siegreich durchführte?“

Die Idee, dass eigentlich der Phthisiker in einer Anstalt und zwar nur in einer Heilanstalt behandelt werden sollte, rührt von mir her, ich habe auf dem Continent die erste Heilanstalt für Lungenkranke gegründet, Dettweiler ist Patient dieser Anstalt gewesen und später Assistent in ihr. Dass er später an einer bereits gegründeten Anstalt

„Die Nachtheile und Schattenseiten, die nach Rossbach*) mit einer geschlossenen Heilanstalt verbunden sind: die nothwendige Luftverschlechterung in den Speise-, Lese- und Conversationssälen bei gleichzeitiger Benutzung durch Hunderte von Lungenkranken", auch diese können beseitigt werden und werden sicherer dort beseitigt, als in Hotels, in deren Speise-, Lese- und Conversationssälen ebenfalls eine Luftverschlechterung bei gleichzeitiger Benutzung durch Hunderte von Menschen eintritt. Der Lungenkranke verschlechtert dort die Luft nicht mehr als ein anderer Mensch. Und wie viel Lungenkranke sind unter Hunderten von Menschen ohne dass man es weiss.

Und in einer Heilanstalt bestehen jedenfalls eher Vorrichtungen zur Beseitigung der schlechten Luft als im Hotel.

---

*) l. c. pag. 77.

Dirigent geworden ist, das ist doch kein Verdienst, das hervorzuheben ist. Von einem siegreichen Kampfe für die Berechtigung der Anstalten ist schon deshalb keine Rede, weil die Berechtigung der Anstalten von Niemandem bekämpft worden ist, dass aber die Forderung, dass nur in Heilanstalten die Phthisiker behandelt werden sollten, bisher nicht siegreich gewesen, beweisen die oben citirten Worte v. Ziemssen's über die Berechtigung der offenen Curorte.

Wenn aber Meissen am Anfange seiner Besprechung sagt: „Die im litterarischen Verkehr unseres Erachtens noch unzulässige Weise, dem Gegner Unterstellungen zu machen und Anschauungen zuzuschreiben, wie es besonders Dettweiler gegenüber geschieht, kann nicht scharf genug zurückgewiesen werden": so stimme ich dem aus vollem Herzen bei. Damit man mir aber diesen Vorwurf mit Recht nie machen kann, habe ich, was s. Z. Professor Penzold mir gegenüber tadelte — nicht den Inhalt, sondern wortgetreu die Auslassungen citirt, welche ich dann besprechen wollte. Ich bedaure sehr, dass Meissen auch nicht einmal den Versuch gemacht, seine Behauptung zu beweisen, indem er die Stellen citirte, worin ich Dettweiler Unterstellungen gemacht habe. Wohl aber begeht Meissen selbst mir gegenüber diesen groben Fehler. Er sagt: „Es kommt noch ein Umstand hinzu, den B.

Durch die in meiner Heilanstalt eingeführte Kosmos-Ventilation habe ich wenigstens erreicht, dass sich die Luft der Speisesäle in einer Stunde fünfmal erneuert, und durch die mit der Kosmos-Ventilation verbundenen Kühlapparate, dass, während Hunderte von Menschen speisen, die Temperatur der Säle nie über 10° R. steigt, selbst wenn die Aussentemperatur 24° R. beträgt.

Nachdem wir also die Frage: wo kann die Lungenschwindsucht mit grösstem Nutzen allein behandelt werden? dahin beantwortet haben, dass dies nur in einer ausschliesslich für Lungenkranke gut eingerichteten Heilanstalt geschehen kann, fragt es sich nun: worin besteht die Behandlung jetzt überhaupt?

---

freilich verschweigt, vermuthlich weil Dettweiler es ist, der zuerst nachdrücklich auf seine Bedeutung hingewiesen hat. Nur in der Zucht der Anstalt, wo der Arzt nicht nur beräth, sondern wirklich behandelt, ist eine Gewähr gefunden, dass der durchweg sanguinisch-leichtsinniger angelegte Lungenkranke die hygienischen Grundsätze, nach denen er seine Gesundheit wieder gewonnen hat, durch die Erfahrung an sich und anderen, wie durch die Belehrung und Unterweisung seitens des Arztes so in sich aufnimmt, dass sie ihm zur natürlichen Gewohnheit werden, dass er sie also auch im späteren Leben festhält und dadurch gesund bleibt."

An sich ist es unwahr, dass ich diesen Umstand verschwiegen habe. Ich habe pag. 92 der I. Auflage ausdrücklich gesagt: „Auch haben sie in der Anstalt gelernt, wie sie ihr Leben einrichten müssen, was sie vermeiden müssen etc. Ich sollte meinen, dass dies dasselbe ist, wenn auch das Schlagwort „Zucht der Anstalt" vermieden ist.

Welch grosses Gewicht gerade ich auf diese Ueberwachung der Patienten lege und stets gelegt habe, weiss Dettweiler selbst sehr gut. Er hat es als Patient erfahren und später als Assistent unter meiner Leitung ausüben gelernt. Er weiss auch, dass diese Bewachung mir nie streng genug sein konnte. Es ist mir daher unbegreiflich, wie Meissen behaupten kann, dass Dettweiler zuerst auf diese Bedeutung hingewiesen hat.

Durch die Thatsache, dass der Tuberkel-Bacillus der Medicamentöse Behandlung der Phthise.
Krankheitserreger der Phthise ist, schien die Indication für
die Therapie der Phthise vorgezeichnet zu sein. Die Indicatio
causalis erforderte Vernichtung des Tuberkel-Bacillus und
zwar in der Lunge. Die Schwierigkeiten sind sehr gross, denn
der Parasit ist, wie Sée*) sagt: „tief in die Gewebe, in die
Bronchialschleimhaut, in die Lunge, in alle histologischen Elemente eingedrungen, wo man ihn nicht mit Inhalationen, selbst
nicht mit, übrigens gefährlichen, intra-pulmonalen Injectionen
antivirulenter Substanzen erreichen kann. Der Feind befindet
sich in der Festung selbst und nicht am Eingangsthore; man
muss ihn von hinten fassen und zu dem Ende das kranke Organ
mit dem Medicament imprägniren, ohne den Gesammtorganismus Gefahren auszusetzen. Kann das Medicament den Bacillus
nicht direct erreichen, so muss es ihn indirect in seinen Lebens-
bedingungen, in seinen Existenzmitteln treffen. Das ist das
Geheimniss und die Erklärung gewisser nützlicher medicamen-
töser Wirkungen, das die Quelle für die Heilanzeigen."

Wie heissen nun diese gewissen nützlichen medicamentösen Inhalationen.
Stoffe? Zunächst hat man mit desinficirenden Inhalationen versucht. Man hatte freilich nicht bedacht, dass die medicamentösen Stoffe nicht in die kranke, sondern vielmehr in die
gesunde Lunge gelangen, weil die Aspiration der gesunden
Seite grösser ist als die der kranken.

Nichts desto weniger wurden neuerdings namentlich von
Gager erfreuliche Resultate nach dem Gebrauch von Fluor-
wasserstoffsäure-Inhalationen berichtet. Es sollte danach Heilung eingetreten sein. Die Versuche, die ich in meiner Heil-

*) l. c. pag. 360.

anstalt damit auf Grund der Gager'schen Berichte gemacht habe, bestätigten die günstigen Resultate in keiner Hinsicht. Von den fünf Patienten, die hier inhalirten, hat nur einer keinen Nachtheil gehabt, die übrigen vier sind entschieden in ihrer Besserung geschädigt worden.

Man hat ferner fast alle Mittel probirt die eine desinficirende Wirkung haben. Das Resultat ist immer ein solches gewesen, dass man Liebermeister nur beistimmen kann, wenn er sagt*): „Die Leichtfertigkeit mit welcher solche Mittel, oft noch bevor sie ernsthaft versucht worden waren, als unfehlbare Specifica angepriesen wurden, wird nur übertroffen durch die Leichtgläubigkeit, mit welcher die Kranken und auch einzelne Aerzte immer wieder dergleichen Anpreisungen aufnehmen."

Von all den vielen Mitteln hat sich nur erhalten das Jodoform, das Creosot und der Arsenik.

Jodoform.

Das Jodoform ist in allen den Fällen mit unbestreitbar gutem Erfolge angewendet worden, in denen es örtlich mit der tuberculösen Erkrankung direct in Verbindung gebracht werden konnte, wird jedoch auch da von der Milchsäure noch übertroffen.

Creosot.

Das Creosot ist in Deutschland namentlich von Fräntzel und Sommerbrodt dringend empfohlen worden und namentlich letzterer hat durch seine Empfehlungen wesentlich dazu beigetragen, dass fast jeder Arzt seinen Lungenkranken Creosot verordnet.

Einer allseitigen Anerkennung hat das Mittel sich nicht zu erfreuen. Die günstigen Berichte stammen fast alle aus

---

*) Deutsche med. Wochenschrift 1888, pag. 1024.

der poliklinischen Behandlung. Aus Krankenhäusern liegt meines Wissens nur ein etwas günstiger Bericht von Paul Guttmann vor.*) Derselbe glaubt günstige Wirkungen an vielen Lungenschwindsüchtigen gesehen zu haben, indem es die rasche Vermehrung der Tuberkelbacillen etwas verhindert. Andere Kliniker, wie Strümpell**), „konnten sich von einer eigentlichen Einwirkung des Mittels auf den Krankheitsprozess bisher durchaus nicht überzeugen."

Ich selbst habe von dem Creosot wiederholt Gebrauch gemacht, habe aber nicht den geringsten Nutzen gesehen, wohl aber raubte es in vielen Fällen den Appetit. Allerdings habe ich das Unglück, in meiner Heilanstalt von keinem der Medicamente einen Nutzen gesehen zu haben, von denen andere Schriftsteller Hunderte von Besserungen — — in ihren Büchern berichten.

Der Arsenik sollte, namentlich nach Buchner, nicht blos den Parasiten vernichten, sondern auch hauptsächlich eine gewisse „Immunität" gegen denselben hervorrufen, indem er eine heilsame entzündliche Reaction verursacht und so ein schlechtes Kulturmedium für die Bacillen zustande bringt.***)

Es ist also bei Ordination des Arseniks weniger auf Vernichtung der Bacillen als auf Vernichtung des günstigen Nährbodens und auf Stärkung der Zellen abgesehen, so dass in dem Kampfe der Gewebszellen einerseits und der Bacillen anderseits jene den Sieg davontragen.

Die Beobachtungen an Phthisikern durch Buchner stützten seine Deductionen, — die durch Kempner schränkten den

*) Zeitschrift für klinische Medizin, Bd. XIII pag. 499.
**) Allgemeine med. Centralzeitung 1888, pag. 511.
***) Fortschritte der Medicin 1882, pag. 687.

sehr günstigen Einfluss des Arseniks etwas ein, und die auf der Ziemssen'schen Klinik gemachten negirten ihn vollständig.

An sich war es sehr unwahrscheinlich, dass der Arsenik einen antiparasitären oder überhaupt einen Einfluss bei Phthisis haben könne. Denn die Beobachtungen, die man in Sachsen in der Umgegend von Freiburg über die Einwirkung des Arseniks auf die Lunge des Rindviehs gemacht hat, sprechen nicht dafür, dass im Arsenik ein Heilmittel für die Lungentuberculose gefunden oder zu erhoffen sei.

Die gedachten Hütten um Freiburg verarbeiten jährlich circa 700 000 Centner Erze; der beim Rösten dieser Erze entstehende „Hüttenrauch" enthält erhebliche Mengen von schwefeliger und arseniger Säure, sowie metallische Dämpfe. Um die Schädlichkeit dieses Hüttenrauches, der circa 10 Procent der verarbeiteten Erzmenge beträgt, thunlichst zu beseitigen, hat die sächsische Regierung zweckentsprechende Anlagen herstellen lassen. Mittels dieser Anlagen wurden im Jahre 1881 allein 15219 Centner Arsenmehl gewonnen. Die Zurückhaltung des Arseniks ist jedoch vollständig noch nicht gelungen. Es wurden z. B. im Abschlämmrückstande von 500 Gr. frisch befallenen Klee's 0,09 Gr. Arsenik gefunden.

Dieser arsenikhaltige Flugstaub belästigt die Gegend immer noch sehr und wird als die Ursache der s. g. Hüttenrauchtuberculose angesehen, welche bis 86 Procent des dortigen Rindviehs befällt, so dass eine Aufzucht desselben gar nicht mehr stattfindet. Die Thiere erkranken an käsiger Pneumonie, in welcher jedoch sehr deutlich Tuberkel-Bacillen sich nachweisen lassen. „Diese finden sich auf jeder Stufe der Entwicklung, von dem Beginn der entzündlichen Infiltration an bis zur vollendeten Verkäsung und Bronchiectasienbildung.

„Besonders interessant war es, dass solche schon zu einer Zeit aufgefunden wurden, wo ausser einer ödematösen Infiltration der Alveolen und einer Quellung und Desquamation ihrer Epithelien weitere Veränderungen noch nicht wahrgenommen werden konnten. Sie lagen theils frei in der durch Käse coagulirten Oedemflüssigkeit, theils in den desquamirten und gequollenen Epithelien, theils in den vereinzelt sichtbaren lymphoiden Zellen. Vorwaltend · wurden die Bacillen in den Riesenzellen gefunden. Selbst in solchen, welche noch ziemlich isolirt in den Alveolen liegen, zu einer Zeit, wo von Verkäsung noch keine Rede sein kann, trifft man sie in denselben theils einzeln, theils zahlreich (bis 18) an."

Johne schliesst seinen Aufsatz über die käsige Hüttenrauch-Pneumonie mit den Worten*): „Dass jedenfalls das so massenhafte Auftreten der Tuberculose in Ställen, wo die Thiere fortwährend kleine Quantitäten Arsenik zu sich nehmen, nicht gerade besonders zu Gunsten der Buchner'schen Lehre von der Immunität der Tuberculose durch Arsenik und dessen günstigem Einfluss auf Verlauf und Heilung derselben spricht: mag beiläufig nur angedeutet werden."

Ich glaube, man kann sich dem nur anschliessen. Und wenn in den Kliniken doch ab und zu nach dem Gebrauch von Arsenik einzelne Beobachter Besserung bei Phthisis gesehen haben, so spielt dann wieder das unglückselige Post hoc ergo propter hoc seine traurige Rolle. Die in ihrem Verlaufe so unberechenbare Phthise bessert sich eben zeitweise auch ohne jedes Hinzuthun, warum also nicht auch einmal während der Ordination des Arseniks?

---

*) l. c. pag. 690.

Jedenfalls ist aber die Indication anzuerkennen, dass man mit dem Arsenik überhaupt die Bacillen nicht tödten, sondern ihnen nur einen ungünstigen Nährboden verschaffen wollte, womit man den allein richtigen Weg in der Therapie betreten hat. Denn Wernich hat schon vor Entdeckung des Tuberkel-Bacillus behauptet, — und die meisten Mediciner sind seiner Ansicht beigetreten — dass es überhaupt unmöglich sei, die pathogenen Bacillen im Menschen zu vernichten. Wirkt also in einem Falle von Phthisis der Arsenik, so hat er als Stomachicum gewirkt und dadurch das Allgemeinbefinden gehoben und so das' Befinden des Phthisikers gebessert.

Ein ähnlicher Ideengang, die Phthisis nicht durch Bakterien tödtende Medicamente, sondern durch Kräftigung des Organismus zu bekämpfen, liegt der von Debove ausgegangenen „Ueberernährung" zu Grunde. Debove stellte sich die Aufgabe, die grossen Verluste, die der Körper durch das Fieber, Schweisse etc. erleidet, durch Nahrungszufuhr zu ersetzen trotz des mangelnden Appetits, trotz des Ekels vor jedem Essen. Zu dem Zwecke bediente sich Debove der Milch, der er 8—10 Stück Eier und ein aus sehr fein verkleinertem Rindfleisch hergestelltes Pulver hinzusetzte und diese Mischung event. mit der Schlundsonde dem Patienten einführte. Trotz der vollständigen Appetitlosigkeit verdauten die Patienten diese Nahrung sehr gut. Durch Ausspülungen des Magens überzeugte sich Debove, dass bereits nach einigen Stunden die eingeführten Nahrungsmengen verdaut waren.

Die mit der Ueberernährung erzielten Resultate waren vorzüglich; auch die in Deutschland von Peiper gemachten Controlversuche stimmten mit den Beobachtungen Debove's überein. Er sagt*): „Rückgang bei schon im vorgeschrittenen Stadium der Phthise stehenden Patienten erfolgte nicht, wie es auch kaum zu erwarten war."

„Trotzdem können wir die Ueberernährung nach Debove als einen beachtenswerthen Fortschritt in der sonst so undankbaren und trostlosen Phthisiotherapie betrachten. Wir vermögen zwar nicht ausgedehnte phthisische Herde zu heilen, wohl aber sind wir im Stande, die Leiden und Beschwerden unserer armen Kranken nach jeder Beziehung hin zu mildern und zu erleichtern. Wir dürfen aber auch hoffen, in Fällen beginnender Phthise durch Kräftigung des gesammten Organismus und Erhöhung seiner Widerstandsfähigkeit dem Process Einhalt zu thun und die Elimination des Tuberkel-Giftes zu bewirken."

Aber auch diese Methode der Ueberernährung ist nur in einer Anstalt, im Hospital durchzuführen, denn trotz der erzielten Besserung besteht bei den Patienten ein Widerwille dagegen. Auch Peiper hebt hervor: „Immer und immer wieder wurden die Patienten, sobald die Appetitlosigkeit die Fortsetzung der Cur in Frage zu stellen schien, auf die Wichtigkeit des Gelingens der Cur, auf die Besserung, die bei ihren Nachbarn und bei ihnen selbst schon in kurzer Zeit erreicht war, aufmerksam gemacht."

Ich selbst habe z. Z. noch keine Erfahrung darüber gesammelt, denn die meisten meiner Patienten bekommen hier einen solchen Appetit, dass dadurch von selbst eine Ueberernährung eintritt. Und die wenigen Fälle, bei denen es nicht geschehen ist, haben sich entschieden geweigert, sich in der

---

*) Deutsches Archiv für klinische Medicin. Band 37, pag. 404.

Weise ernähren zu lassen. Sée hat die gleiche Erfahrung gemacht, er fand bei seinen Versuchen nur Widerspenstige sowohl im Hospital als sonst.

Scheiden wir die Ueberernährung aus, weil sie wohl nur im Hospital angewendet werden kann, so bleiben gegen die Phthise dem Arzt nur übrig: das Creosot, das Jodoform und der Arsenik, abgesehen von der jetzt empfohlenen Inhalation heisser Luft.*)

Diese Mittel und namentlich das Creosot und Arsenik werden auch reichlich verschrieben, verschrieben nicht blos für die Armen, in denen man aus Humanität den Wahn erhalten muss, dass gegen ihre Phthise etwas geschieht, sondern auch für Mitglieder der besser situirten Stände. Man lehrt zwar**): „Wichtiger als die bisher genannten Mittel ist gegenwärtig jedenfalls noch die diätetische und die symptomatische Therapie der Phthise" oder***): „Bei der Behandlung der manifesten Lungenschwindsucht lege man auf eine medicamentöse Behandlung sehr viel geringeres Gewicht als auf einen Aufenthalt an zweckmässig ausgewählten klimatischen Curorten." Aber in der Praxis ist es ganz anders. Weiss ich doch genau, dass ein in der Wissenschaft geachteter Forscher einem gut situirten Patienten Creosot-Pillen verschrieben hat, von denen er 1000 Stück nehmen müsse, um geheilt zu sein. Alle Bedenken des immer schwächer werdenden, zu Hause gebliebenen Patienten wurden damit widerlegt, dass ja 1000 Pillen noch nicht ge-

---

*) Die in meiner Heilanstalt damit vorgenommenen Versuche sind noch zu gering an Zahl, als dass ich ein definitives Urtheil aussprechen könnte. Sie scheinen mir aber schon jetzt geeignet auszusprechen, dass dabei das Fieber nicht vermindert, sondern erhöht wird. **Dr. B.**

**) Strümpell, l. c. I, pag. 339.

***) Eichhorst, tom. IV, pag. 484.

nommen sind. Der Patient hat getreu ausgehalten, er nahm die 1000ste Pille, reiste dann ab und starb acht Tage darauf in meiner Heilanstalt an Schwindsucht!

Worin besteht nun die klimatische Therapie der Phthise, welcher, wie Eichhorst mit Recht hervorhebt, die Kranken möglichst frühzeitig unterworfen werden sollen, und zwar nicht erst bei manifester Phthise, sondern schon, wenn es sich um Verdacht auf Schwindsucht handelt, denn es sei besser einigemal zu früh, vielleicht gar unnöthig, als einmal zu spät den Patienten fortzuschicken."

Strümpell sagt*): „Ausser der zweckmässigen Ernährung ist auf die Regelung der Lebensweise der Kranken Bedacht zu nehmen. Hierbei hat man einerseits für die Fernhaltung aller etwaigen Berufsschädlichkeiten zu sorgen, und andererseits den Kranken solche Vorschriften zu geben, (!) durch welche auf den ganzen Körper und speciell auf die Respirationsorgane günstig eingewirkt werden kann und der Genuss guter staubfreier (!! Dr. B.) Luft, kalte Abreibungen der Brust, Bäder und dergleichen. Da aber allen diesen Anforderungen unter den gewöhnlichen häuslichen Verhältnissen der Kranken oft nicht genügt werden kann, so ist es seit längerer Zeit gebräuchlich geworden (!! Dr. B.), die Brustkranken an gewisse besondere Curorte hinzuschicken, wo die Bedingungen für eine angemessene Lebensweise in höherem Maasse erfüllt sind als zu Hause. Hierauf beruht die s. g. klimatische Therapie der Lungenphthise. Manche Aerzte nehmen zwar an, dass gewissen klimatischen Factoren (Temperatur, Feuchtigkeit, atmosphärischer Druck) ein specifisch (? Dr. B.) therapeutischer

_____

*) Strümpell, l. c. Bd. I, pag. 339.

Einfluss zukommt. Bewiesen ist diese Ansicht aber bis jetzt noch nicht."

Diese Auseinandersetzung Strümpell's lehrt eigentlich: Die gut situirten Patienten bleiben, da sie ihre häuslichen Verhältnisse allen ärztlichen Anforderungen genügend umschaffen können, zu Hause, und nur diejenigen, die das nicht können, also die minder Bemittelten, werden fortgeschickt. Andere Autoren bedauern umgekehrt, dass leider nur die Reichen die Wohlthat der klimatischen Therapie geniessen können. Wenn daher Strümpell hervorhebt, dass es noch nicht „bewiesen" ist, dass gewissen klimatischen Factoren ein specifisch therapeutischer Einfluss zukommt, so hätte er auch hinzufügen müssen, dass seine Ansicht, unter welchen Voraussetzungen die klimatische Therapie verordnet werden muss, auch nicht bewiesen ist. Die Todesfälle, die gerade in der letzten Zeit in den allerhöchsten Kreisen, wie z. B. Kaiserin von Russland, Erbgrossherzog von Dessau etc., in Folge von Lungenschwindsucht vorgekommen sind, beweisen doch hinlänglich, wie schwierig und zweifelhaft die Therapie dieser Krankheit ist, und jedenfalls auch, dass die besten, ganz nach ärztlichen Vorschriften eingerichteten, häuslichen Verhältnisse die Entstehung der Phthise nicht hindern und die Genesung nicht fördern.

Aber wenn man einmal von solchen Grundsätzen ausgeht, so kann man sich nicht wundern, dass Strümpell fortfährt: „Was zunächst die Wahl eines passenden Ortes für den Sommer anbetrifft, so wird man sich in vielen Fällen begnügen müssen, den Kranken überhaupt einen Landaufenthalt zu empfehlen. in möglichst gesunder, geschützter, trockner und waldreicher Gegend und unter gleichzeitiger Berücksichtigung der vorhandenen Beköstigungs- und Wohnungsverhältnisse. Ein guter Landaufenthalt kann manchen theuren Kurort vollständig ersetzen."

„Von noch grösserer Bedeutung ist unter Umständen die Wahl eines Wintercurortes, da gerade die kühlere Jahreszeit bei uns mannigfache Gefahren für die Kranken mit sich bringt. Hier sind zunächst die Höhencurorte mit meist klarem, sonnigen Wetter zu nennen, unter welchen Davos den grössten Ruf geniesst. Letzteres passt vorzugsweise für noch relativ kräftige Patienten, welche fieberfrei (?! Dr. B.) sind und nicht an Larynxerscheinungen leiden. (?! Dr. B.) Von den Wintercurorten Deutschlands ist vor allem Görbersdorf zu nennen, ausserdem St. Blasien. Für zarte (erethische) Constitutionen, ferner für Kranke mit Kehlkopfaffectionen passen mehr die südlichen Klimate. Eine ziemlich sichere Garantie für constant mildes Wetter bieten freilich nur die schon sehr entfernt liegenden Curorten wie Algier, Egypten, Malta und das vielfach gerühmte Madeira. Auch die sicilianischen Curorte Catania, Palermo, ferner Ajaccio und Pau bieten günstige klimatische Verhältnisse, während die Curorte der Riviera, Meran, Arco, Lugano, Montreux u. a. in dieser Beziehung schon viel unsicherer sind und daher namentlich als Uebergangsstationen während der Frühjahrs- und Herbstmonate benutzt werden·"

Wie in der Stadt Pau und den anderen Städten des Südens „staubfreie" Luft sein kann, die Strümpell doch allgemein in erster Linie fordert, ist freilich räthselhaft und wird von Strümpell auch nicht erläutert. Aber solche Widersprüche kommen in der Therapie immer vor, wenn man nur ein Agens berücksichtigt, und vergisst, dass auf den Menschen stets eine

Unsumme von Agentien einwirken, deren Gesammtwirkung eigentlich berücksichtigt werden müsste.

„Für schwerere Kranke, welche man von Hause fortschicken will — fährt Strümpell fort — sind nur die wirklichen Curanstalten passend, wo sich die Patienten wenigstens unter beständiger, ärztlicher Aufsicht und Pflege befinden. Besondere Anstalten für Lungenkranke sind Falkenstein im Taunus, Görbersdorf, Inselbad bei Paderborn, Reiboldsgrün u. a.“

Strümpell macht also auch keinen Unterschied zwischen Curanstalten und Heilanstalten für Lungenkranke. Denn thatsächlich ist unter diesen genannten nur meine Heilanstalt in Görbersdorf eine Anstalt für Lungenkranke, all die anderen Anstalten nehmen neben den Lungenkranken auch andere Kranken oder zu anderen Kranken auch Lungenkranke auf. Wie gross aber in Rücksicht der Therapie der Unterschied zwischen Heilanstalt für Lungenkranke und Heilanstalten für andere Kranken und Lungenkranke ist, habe ich oben versucht darzulegen.

Auch wünscht Strümpell nur für schwerere Lungenkranke ärztliche Aufsicht, für leichtere Fälle, also für alle Fälle im Beginn des Leidens empfiehlt er bei Auswahl eines Landaufenthalts nur die Berücksichtigung von Beköstigung und Wohnungsverhältnisse. Ich denke, ein verhängnissvollerer Fehler ist wohl kaum denkbar. Bei einem so schweren Leiden, wie die Lungenschwindsucht auch im Anfange ist, ist doch gerade am Anfange des Leidens ständige ärztliche Controle und Behandlung nöthig, wenn man nämlich das Leiden der ärztlichen Kunst für zugänglich hält. Nur wenn man überzeugt ist, dass der Arzt dabei nichts thun kann, dann ist er auch im Anfange des Leidens überflüssig, dann spreche man es aber ruhig aus, entweder, dass der Ort allein heilt oder die Lungenschwindsucht unheilbar und die ärztliche Kunst machtlos ist, und bekenne sich nicht noch länger in der Theorie zu der Lehre, dass man die Phthise heilen kann, in der Praxis aber nicht.

Endlich erwähnt Strümpell noch, dass „in incipienten Fällen der Aufenthalt an der See oder längere Seereise zuweilen von grossem Nutzen sein kann. Wir selbst kennen z. B. mehrere jüngere Aerzte, welche wegen beginnender Lungentuberculose Schiffsärzte wurden und auffallend gekräftigt, ja zum Theil anscheinend ganz geheilt von ihren Reisen zurückkehrten.“

Soweit Strümpell in seinem Lehrbuch der speciellen Pathologie und Therapie.

Viel ernster und schon darum richtiger stellt sich Eichhorst zur Therapie der Lungenschwindsucht. Er sagt in seinem Handbuche der speciellen Pathologie und Theraphie, Band IV, pag. 484: „Der Gebrauch von Badecuren ist sicherlich in vielen Fällen Modesache, das gilt aber nicht für die Lungenschwindsucht, wie jeder Artzt bestätigen wird, der viel mit Schwindsüchtigen wohlhabender Stände zu thun hat. Was aber den Gebrauch der klimatischen Curorte sehr erschwert, sind die unvermeidlichen Unkosten, so dass sie leider nur bemittelten Leuten zugänglich sind.“

„Sollen klimatische Curorte Nutzen bringen, so muss man die Kranken so früh als möglich hinschicken, denn bei ausgedehnter Cavernenbildung oder bei weit vorgeschrittener Infiltration kann man selbstverständlich auch von ihnen keinen (? Dr. B.) Erfolg erwarten. Es geschieht nicht selten, dass

Schwindsüchtige, die mit einem Fusse schon im Grabe stehen und nur mit grosser Lebensgefahr die Reise wagen dürfen, von Aerzten fortgeschickt werden. In Rücksicht auf frühe Stadien wird man bei Leuten, welche sich keine Beschränkung auferlegen dürfen, gut thun, bereits dann einen Aufenthalt in klimatischen Curorten anzurathen, wenn es sich um den Verdacht auf Schwindsucht handelt, lieber einige Male zu früh, vielleicht gar unnöthig, als ein Mal zu spät fortgeschickt."

Der Unterschied zwischen den Lehren Eichhorst und Strümpell spricht sich hierin gewaltig aus. Eichhorst will sofort fortschicken, Strümpell dagegen nur, wenn den gewünschten Anforderungen unter den gewöhnlichen häuslichen Verhältnissen nicht genügt werden kann!!

„Die Zahl der klimatischen Curorte ist eine sehr grosse und namentlich tauchen in letzter Zeit immer neue Curanstalten — oft zum Schaden der Sache — auf. Es liegt demnach nicht in der Absicht — fügt Eichhorst hinzu — derartige Orte möglichst vollständig anzuführen. Principiell hat man zwischen geschlossenen Anstalten — z. B. Görbersdorf etc. — und nicht geschlossenen Curorten zu unterscheiden. Mit der Entdeckung des Koch'schen Tuberkel-Bacillus hat sich vielfach eine gewisse Abneigung· gegen geschlossene Anstalten kund gegeben, jedenfalls sollen dieselben immer nur von höher tuberculösen Kranken, nicht von Verdächtigen aufgesucht werden, da für Letztere Ansteckungsgefahren (??! siehe Seite 76. Dr. B.) bestehen, auch müssen Anstalten luftig gehalten und sorgfältig desinficirt sein. Unter den nicht geschlossenen Anstalten können wir nach eigener Erfahrung zum Aufenthalte im Sommer Kreuth im bayrischen Gebirge ganz besonders empfehlen, während wir die Orte im Harz, z. B. Andreasberg, in zweite Linie stellen würden. Für die Herbst- und Frühjahrsmonate sind Orte Tirols (Meran, Gries, Görz), Oberitaliens (Arco, Cadenabbia, Lugano, Pallanza), oder am Genfer See (Montreux, Clarens) auszuwählen. Für den Winter fragt es sich, ob ein Höhenort mit kalter aber gleichmässiger Temperatur, oder ein südlicher Ort mit mildem Klima den Vorzug verdient. Für Kranke aus den nördlichen Theilen Europas ziehen wir Höhenorte vor, und namentlich bietet das trefflich eingerichtete Davos ausserordentlich guten Nutzen. Nicht wenige meiner Kranken, welche südliche Orte benutzt und sich dort mehrmals während des ganzen Winters aufgehalten hatten, klagten, dass sie nach der mit aller Vorsicht unternommenen Rückkehr den Temperaturunterschied in der Heimath sehr unangenehm empfanden, so dass das erlangte Wohlbefinden bald wieder schwand. Dagegen bekam ihnen der Aufenthalt in Davos ausserordentlich gut und der Erfolg blieb in der Heimath nachhaltig. Leute, die zu Bluthusten sehr geneigt und an Kehlkopferkrankung leiden, gehören freilich meist nach Davos nicht hin (?! Dr. B.), und hier muss man die südlichen klimatischen Curorte in Anwendung ziehen (trotzdem, dass bei den Patienten aus den südlichen Curorten das erlangte Wohlbefinden bald wieder schwindet?! Dr. B.). Unter allen Umständen sollen die Patienten so lange als möglich in den Curorten bleiben und nicht eher in die Heimath zurückkehren, bevor hier nicht dauernd warme Witterung herrscht."

„Unter den klimatischen Curorten des Südens sind zu nennen: San Remo, Mentone, Monaco (! Dr. B.), Nervi, La Specia, Cannes, Hyères, Pau; ferner Pisa, Florenz, Venedig, Rom, Palermo, Catánia, Ajaccio, Malaga, Kairo, Madaira und

Malta. Es sind uns mehrere sehr ernste Fälle bekannt, in denen namentlich Madeira sehr überraschende Erfolge brachte, doch stellten sich die krankhaften Erscheinungen sehr schnell wieder ein, sobald die Kranken in die Heimath zurückkehrten, und es war erforderlich, dass dauernder Aufenthalt in Madeira genommen wurde."

„Im Sommer kann schon Aufenthalt auf dem Lande an geschützten Orten, bei guter Kost und viel Bewegung in freier Luft, grossen Nutzen bringen. Thüringen, Bayern, Baden, namentlich aber die Schweiz sind sehr reich an s. g. Sommerfrischen."

„Neuerdings wird wieder mehr Aufenthalt an der Seeküste empfohlen, und unter Anderen hat Wiedusch hervorgehoben, dass auf Norderney Schwindsucht selten vorkommt. Auch längere Seereisen hat man mit Erfolg benutzt; Maclaren beispielsweise räth sie sehr dringend an, doch ist ihm von Jones widersprochen worden. Von dem Gebrauch von Trauben- und Molkencuren kommt man mehr und mehr ab."

Aus dieser Auseinandersetzung ist klar, dass nach Eichhorst der Lungenkranke möglichst früh fortgeschickt werden muss, dass für die Kranken des nördlichen Europas im Winter Höhencurorte den Vorzug verdienen, dass die südlichen Curorte dagegen indicirt sind für diejenigen, die Neigung zu Lungenblutungen haben oder im Kehlkopf erkrankt sind, obschon die im Süden erzielten Resultate sehr bald wieder verloren gehen; ebenso dass im Sommer vom Landaufenthalt an jeder Curort genügt. Es ist aber nicht klar, warum die Bewohner des südlichen Europas auch im Winter für die Höhencurorte nicht geeignet sind, nicht klar, warum diese Höhenorte nur für den

Winter und nicht auch für den Sommer passend sind. Die Temperatur kann nicht maassgebend sein, da niedrige Temperaturen ja gerade für den Winter indicirt sein sollen. Auch bei Eichhorst fehlt also eine principielle Auffassung für die Therapie der chronischen Lungenschwindsucht.

Anders bei Sée. Dieser erklärt ganz kategorisch*): „Das Klima äussert einen günstigen Einfluss nur durch die Reinheit der Luft, d. h. durch Fehlen der Microphyten." Sée fügt den bekannten klimatischen Factoren noch die vitale Zusammensetzung hinzu. Er sagt**): „Ist sie rein, d. h. frei von Microphyten im Allgemeinen? Ist sie dem Leben, der Vermehrung der Bacillen, die schon den uns anvertrauten Organismus befallen haben, feindlich? Das sind die Fragen, die zum Ressort der Therapie gehören, die man klimatisch nennen kann."

Nach **Sée.**

Sée theilt von diesem Gesichtspunkte aus die Klimate in drei Kategorien und zwar:

1) die warmen See-Klimate;

2) die Höhenklimate, die nothwendigerweise kalt sind;

3) die niedrig gelegenen und warmen, nicht maritimen Gegenden.

„Das Seeklima zeichnet sich — nach Sée***) — in Hinsicht der Microphyten durch eine vollkommene Reinheit der Luft aus, wenn der Seewind weht. Die Luft an diesen Seestationen ist in der That aseptisch, nur die Landwinde sind zu fürchten, besonders diejenigen, welche durch oder über grosse Städte gestrichen sind." — „Das Licht ist hell, manchmal durch Dünste in der Luft getrübt. Nun, das Licht ist ja ein

---

*) Sée, l. c. pag. 72.

**) Sée, l. c. pag. 343.

***) Sée, pag. 351.

so grosser Feind der Bakterien und Sporen, dass es ihre Entwickelung verhindert."

„Unter dem Einflusse des Sonnenlichtes, der Verdunstung und der Luftbewegung bildet sich stets Ozon in sehr ausgesprochener Menge, woraus sich vielleicht der belebende Eindruck der Seeluft auf das Allgemeinbefinden erklären lässt."

„Die Höhenklimate hatte man — sagt Sée*) — in wissenschaftlicher Hinsicht vernachlässigt und verkannt, bis Brehmer die Hochthäler pries. — Es handelt sich jetzt nur noch darum, diese nützlichen Angaben durch die moderne Lehre der Microbiose zu erklären."

„Stellt man sich auf diesen, einzig wahren, Standpunkt, so sieht man die tiefgehenden Verschiedenheiten verschwinden, die in letzter Zeit zwischen den traditionellen Anhängern der wärmeren Länder und den Verfechtern der Höhen aufgetreten waren. Ebenso wenig braucht man sich mehr um die phantastischen Lehren zu kümmern, die noch jetzt über die mehr weniger torpide oder mehr weniger erethische Natur der verschiedenen Phthisen vorgetragen werden und welche die unglücklichen Phthisiker fortschleppen, die torpiden nach den Polen, die lebhaften zum Aequator. Diese byzantinischen Discussionen müssen ein Ende nehmen, wenn uns der Beweis gelingt, dass es nur eine Phthise giebt, dass sie parasitär ist, und dass die Klimatherapie den Endzweck haben müsse, entweder den Bacillus zu vernichten, oder auch den Parasiten zu verhindern, sich zu entwickeln und in die Respirationswege einzudringen, oder endlich, wenn er schon dort ist, in den Bronchien zu wuchern und sich vermittelst des Blutes in den

---

*) Sée, l. c. pag. 344.

Organen zu verbreiten. Man verwandelt so ohne Zweifel in den Fällen von Besserung und Heilung die Phthise in eine locale, umschriebene und sozusagen geschlossene Tuberculose."

„Das microphytäre Leben hört in der Regel bei einer Höhe von 800 Metern auf. Schon Pasteur hat diese Thatsache nachgewiesen durch vergleichendes Studium mit Luft im Thale von Chamounix, bei 600 Meter Höhe; mit Luft, die auf dem Gletscher gesammelt war, der als Mer de glace vom Mont-Blanc ins Thal hinabsteigt; hier waren keine Microben mehr vorhanden."

„Doch der formellste Beweis für die Unvereinbarkeit solcher Höhen mit dem Leben des Microben wurde von Miquel und Freudenstein geliefert, bei 1800 Metern keine Spur mehr von Parasiten. Wie und warum die Microben verschwinden, ist Nebensache; es ist ein Factum und dieser Unverderblichkeit der Luft verdanken die Höhenklimate ihre antibacilläre oder prophylactische Eigenschaft." (?! Dr. B.)

„Die allgemeinen Eigenschaften der Gebirgsklimate können in folgenden Sätzen zusammengefasst werden: 1) Die Gebirgsluft hat einen geringeren Luftdruck; sie ist frischer, obwohl die Sonne heissere Strahlen sendet, als in den Ebenen; sie ist trockener ungeachtet der reichlichen Ausdünstung, und ist in den hochgelegenen und geschützten Schneethälern während des Sommers mehr von Winden bewegt als im Winter. 2) Die Luft ist ausserordentlich rein von allen Miasmen und allen anorganischen und organischen Producten. 3) Endlich ist Ozon in recht beträchtlicher Menge vorhanden."

„Diese Reinheit der Luft beherrscht in solchem Grade die ganze Höhenfrage, dass diese Gegenden bei hereditären oder erworbenen Prädispositionen für Tuberculose, d. h. als Vor-

beugungsmittel gegen die bacilläre Infection angewandt worden
sind, und zwar weit mehr hiergegen als gegen ausgesprochene
Phthisen.“

Trotz dieses Lobliedes auf die Höhentherapie bei vorhandener Prädisposition, spricht sich S é e doch dagegen aus, solche
Individuen überhaupt fortzuschicken.*)

„Welches sind die Kennzeichen der Prädisposition? Wie
unter den Mitgliedern einer mit dem tuberculösen Fehler gekennzeichneten Familie den herausfinden, der den verhängnissvollen Tribut zahlen wird? Also allein auf Hypothesen, auf
Verdacht hin würden wir den Patienten verurtheilen, die Welt
zu durchstreifen von den Polen bis zum Aequator.“

Solche Widersprüche sind leider bei S é e an der Tagesordnung. Selbst Fälle von ausgesprochener Phthise, sobald
diese sich noch im Anfangsstadium befindet, will S é e nicht
fortschicken. Denn er sagt darüber: „Die Phthise hat wirklich
begonnen und sich durch eine Haemoptoë oder durch trockenen
Husten oder durch einen Bronchialcatarrh kund gegeben, ohne
irgend ein physicalisches Zeichen, das eine gewisse Sicherheit
bietet. In diesen Fällen bleibt die Diagnose, wenn die microscopische Untersuchung der Sputa vernachlässigt wurde, zweifelhaft und kann nicht den Arzt zur Verordnung einer
Gesundheitsreise ermächtigen. Ist dagegen das Vorhandensein von Bacillen gehörig nachgewiesen, so ist nicht
mehr zu zögern, dann verordne man die Ortsveränderung, ausgenommen jedoch bei Haemoptysis. Das Blutspeien
hört von selbst auf, der dasselbe erzeugende Tuberkel wandelt
sich oft fibrös um, und die Krankheit ist oft für lange Jahre

---

*) S é e, l c. pag. 355 seq.

oder selbst für immer gebannt. Eine Ortsveränderung könnte nur schädlich sein, wenn man das den Phthisikern nützlichste Klima, nämlich die Höhen, anräth; die Seeluft ist aber auch nicht ohne Nachtheil in dieser haemoptoïschen Form der Phthise. — Es bleibt somit der trockene Catarrh von ganz gehörig nachgewiesener bacillärer Natur. Hier feiert die Auswanderung ihren Triumph. Es handelt sich also um die erste Periode der Tuberculose. Erinnern wir uns der Weber'schen Statistik; von 75 Kranken 18 geheilt, wovon 17 dieser Periode angehören."

Wer nun aber glauben sollte, dass Sée immer diese Meinung über die Weber'sche Statistik hat, der irrt sehr. Denn zur Erhärtung seiner Ansicht, dass in den Höhen die Heilerfolge in der That selten und unsicher sind, citirt er pag. 347 die Weber'sche Statistik und sagt: „Dies Resultat ist nicht eben ermuthigend; denn von den 18 sogenannten geheilten Kranken wies nur ein einziger zuvor die Zeichen der vorgeschrittenen Phthise auf."

„Es giebt auf der Welt Millionen von Individuen, die nach zahlreichen Haemoptoën in der Jugend sich eines rüstigen Alters erfreuen. Der Bacillus ist vielleicht ausgestossen, der Tuberkel ist fibrös geworden." *)

---

*) Dieser Ausspruch characterisirt so recht klar die Leichtfertigkeit Sée's und seiner Kritiker. Wie kann ein Kliniker von Millionen von Fällen mit unschädlicher Haemoptoë sprechen? Er hat sie nie gesehen, sondern lässt, weil es ihm passt, seiner Phantasie freien Lauf. Dergleichen ist dem Dichter, nicht aber dem Kliniker erlaubt. Und wie verhängnissvoll sind solche Phantasien eines Klinikers. Hier ein Beispiel, das vielleicht schon eine Folge des Buches von Sée ist. Der Sohn eines Bauern, dessen Vater und sämmtliche Geschwister an der Schwindsucht gestorben sind, wird zum Militär eingezogen. Ein Jahr lang bekommt demselben der Dienst sehr gut. Nach einem starken Marsch muss die

Wie stellt sich nun S é e zu den vorgeschrittenen Fällen, räth er wenigstens diese fortzuschicken in die Höhenorte mit ihren antibacillären Wirkungen? S é e sagt darüber: „Befindet sich die Phthise schon im Stadium der Erweichung der k l e i n e n und grossen Cavernen, so gehört dann eine Heilung fast zu den Unmöglichkeiten, selbst Besserungen sind rasch vorübergehend und selten kommt es zur sclerösen Umwandlung der Excavationen, d. h. zum Uebergange zu einem mit dem Leben erträglichen Zustande. — Soll man in diesen Fällen die Patienten verpflanzen? Solche, die eine Luftveränderung bewerkstelligen können oder wollen (die Patienten ordiniren also sich selbst!! Dr. B.), werden einigen Nutzen davon ziehen unter der Bedingung, dass das Fieber den Organismus noch nicht verbraucht hat. — Patienten, denen die Vornahme einer Ortsveränderung aus pecuniären Gründen schwer fällt, oder die eine Abneigung dagegen empfinden, werde ich diese Hygiene (welche? Dr. B.) zu Hause oder in der Nähe verordnen, die nicht in ihre Existenz (aber in ihr Leben! Dr. B.) störend eingreift und ihnen doch thatsächliche Dienste leisten kann.“

Der Umstand, dass S é e auf Seite 356 erklärt hat, dass auch bei kleinen Cavernen eine Heilung fast zu den U n m ö g -

---

Schwimmschule besucht werden. Unmittelbar darauf bekommt der betr. Soldat Haemoptoë. Er meldet nichts, nach circa 5 Wochen bekommt er eine so bedeutende Haemoptoë, dass er die Besinnung verliert und in's Lazareth gebracht wird. Dort kann der Arzt nichts finden. Der Soldat muss daher das Manöver mitmachen, es geht gut, nur im Bivouac tritt wieder Haemoptoë auf, der Arzt findet wieder nichts. Das Sputum wird selbstverständlich nicht untersucht. Ein Civilarzt erklärt ihn für lungenkrank, der Soldat wird commandirt als Bursche beim Officier einzutreten. Es geschieht, da hört der Officier täglich den starken Husten und commandirt den Burschen in's Lazareth und den Arzt zur Untersuchung. Nach 4—5 Monate dauerndem Aufenthalte im Lazareth wird der Soldat

lichkeiten gehört und selbst Besserungen rasch vorübergehend sind, hindert ihn selbstverständlich nicht, Seite 357 zu
erklären: „Die gewöhnliche Phthise kann in allen Stadien, in
allen Phasen, in allen objectiven Erscheinungen zur Heilung
kommen" und „dass die ausgedehntesten, die tiefsten Lungen-
Cavernen definitiv stationär oder sclerös bleiben, wenn ihre
Wandungen fibrös werden. Die Sclerose der cavernösen Phthisen
bedeutet einen Stillstand der Krankheit, und wenn auch die
Auscultation noch das Vorhandensein von destructiven Läsionen
verräth, so kann doch die Heilung nach gewissen Zeichen als
sicher, oft selbst als definitiv angesehen werden."

Die beiden Sée'schen Klima-Gattungen, nämlich die
warmen Seeklimate und die Höhenklimate, haben nach See als
gemeinsame Punkte*) „die Reinheit der Luft, das mehr oder
weniger vollständige Fehlen von Staub (Nizza ohne Staub?!
Dr. B.) und folglich von Microben in der Atmosphäre, das
helle Licht und die sehr ausgesprochene Ozonisation."

„Die specielle Eigenthümlichkeit besteht für die Seeluft
in dem Vorhandensein von Brom und Jod, die als ächte Anti-
septica wirken, für die Höhen in der kühlen Temperatur, die
in besonderer Weise wirkt."

---

endlich vom Militär entlassen, aber noch nicht für total unbrauchbar
erklärt. Davon will man sich erst in einem Jahre überzeugen. Patient
hat in dem nie untersuchten Sputum massenhafte Tuberkel-Bacillen und
elastische Fasern, ist jetzt schwer krank. Woran geht event. dieser Mann
zu Grunde? An der Schwindsucht oder an der Sorglosigkeit des Arztes,
der wie Sée die Haemoptoë nicht als ein ernstes Zeichen betrachtet.

Ich sehe aber daraus, dass man ein tüchtiger Kliniker sein kann,
ohne etwas von der Lungenschwindsucht zu verstehen!
Und vom Kliniker sollen die angehenden Aerzte die Behandlung der
Phthise lernen!   Dr. B.

*) Sée, l. c. pag. 353.

„Eine grosse Schwierigkeit liegt nun darin, die Wohlthaten
der beiden Klimate mit den sie hinsichtlich des Barometer-
druckes trennenden Unterschieden zu vereinigen. Wie? Hier
ein verstärkter Druck, der am Gestade des Meeres die
Phthise günstig beeinflusst, dort eine Luftverdünnung mit
vermindertem Atmosphärendruck, der auf den Bergen nicht
weniger vortheilhaft ist, das ist doch ein augenscheinlicher
Widerspruch."

„Die dichtere Luft mit ihrem grösseren Gehalt an Sauerstoff ist offenbar den biologischen Eigenschaften der Microben
feindlich; andererseits begünstigt das Athmen in einer dünneren Luft mit merklich vermindertem Druck ungemein die
Ventilation der Lunge und verhindert folglich den Bacillus zu
verfaulen, d. h. sich zu vermehren. Mir scheint diese Er-
klärungsweise, die mit allen klinischen Angaben in Uebereinstimmung steht, nichts Hypothetisches zu haben; sie beruht
auf dem Studium der Gesetze der Microbiologie."

So schreibt Sée wörtlich. Unerfindlich ist es mir nur,
warum Sée dann nicht alle Phthisiker nach den Orten schickt,
wo die Luft den Microben feindlich ist oder den Bacillus verhindert zu wachsen. Noch mehr unerfindlich ist es mir, wie
man überhaupt solche Behauptungen als das Product des Stu-
diums der Gesetze der Microbiologie bezeichnen und wie die
deutsche Kritik dazu Beifall klatschen kann!

Neu wird allen Bakteriologen die Behauptung sein, dass
ein Barometerstand von 650 mm den Bacillus verhindert, im
Menschen zu wachsen. Wenn aber die dichtere Luft wirklich
offenbar den biologischen Eigenschaften der Microben feindlich
ist, wie Sée docirt, so ist es unbegreiflich, warum dann die
Microben so zahlreich in der Luft von Paris vorkommen, wie

Miquel nachgewiesen hat, bei demselben hohen Barometerstande wie am Meere! Die Dichtigkeit der Luft ist doch dieselbe in Paris wie an den Gestaden des Mittelmeers.

Die Resultate der exacten Forschung ergeben leider
das Gegentheil von alle dem, was Sée behauptet. Diese
spricht sich dahin aus:

„Von sonstigen Einflüssen scheinen Licht und Druck
kaum merklichen Effect auf die Entwickelung der niedern Pilze
auszuüben. Certes und Cochin fanden die Hefe noch bei
3—400 Atmosphären im Stande, Zucker zu zerlegen, ebenso
zeigten sich noch Fäulnisserscheinungen in Flüssigkeiten, die
bei 350—500 Atmosphären Druck gehalten wurden." *)

Zur dritten Categorie rechnet Sée die waldreichen Gegenden und Egypten. Er sagt darüber: „Kairo, Nubien und die
Ufer des Nils rufen nicht mehr den Enthusiasmus hervor, den
die während drei bis vier Monaten per Jahr ausgeführten Reisen
auf dem obern Nil anfangs geweckt hatten. Sie erschöpfen
schliesslich nur die Kräfte des Kranken durch eine mangelhafte
Ernährung, eine tiefe Traurigkeit und staubige Luft, welche
die Patienten zur Rückkehr nach Italien nöthigten, wo sie
einen frühzeitigen Tod fanden."

Soweit Sée, den ich nach der Uebersetzung wortgetreu
wiedergegeben habe.**)

---

*) Flügge: Die Microorganismen. 1886, pag. 527.
**) Ich habe Sée nur citirt, damit man allseitig erkenne, was man
in der Therapie der Lungenschwindsucht Alles behaupten kann, und doch
— lobende Kritiker findet. Dies erklärt aber dann auch, dass grade
die Therapie dieser Krankheit sonst keine Fortschritte macht. Denn die
Natur ist logisch, die Bearbeiter der Therapie der Phthise
und deren Kritiker sind es aber nicht immer. Dr. B.

Nach Liebermeister*) lassen sich die Indicationen bei Phthise in der Hauptsache unter drei Gesichtspunkte unterbringen.

1) Es muss der grösste Fleiss darauf verwendet werden, dass der Kranke vor Bronchialcatarrhen oder anderen Erkältungskrankheiten behütet werde und es muss jeder etwa vorhandene Catarrh mit peinlichster Sorgfalt behandelt werden.

2) Die Kranken sind möglichst viel an die frische Luft zu bringen. Dabei muss aber zugleich die Vorsicht beobachtet werden, dass keine Veranlassung zu Erkältung gegeben wird. Vor allem ist zuträglich die Luft, welche von der Sonne beschienen wird (? Dr. B.). Die Kälte an sich ist nicht nachtheilig für den Kranken, der hinreichend bekleidet ist und durch die Nase athmet; desshalb darf ein Kranker, der fieberfrei ist, auch bei Winterkälte, wenn nicht etwa scharfer Nord- oder Ostwind weht, in der Sonne spazieren gehen; aber er muss es vermeiden, aus der Sonne heraus etwa um die Ecke zu gehen, wo er in den Schatten kommt. . . . . . „Während des grösseren Theils des Jahres ist unser Klima wenig günstig für Kranke mit Phthisis oder mit Anlage zu solcher; im Herbst, Winter und Frühling, während der Kranke der Sonne bedürftig wäre, giebt es verhältnissmässig wenig Tage, an welchen die Sonne nicht durch Wolken oder Nebel verhüllt wäre, und daraus ergiebt sich die Indication, den Kranken womöglich in ein passenderes Klima zu schicken. Dazu kommt noch der nicht unwichtige Umstand, dass der Kranke durch Entfernung von Hause auch zugleich seiner Geschäfte und seiner mannigfaltigen geselligen Verpflichtung enthoben wird." Im Hochsommer ist

---

*) Deutsche med. Wochenschrift 1888, pag. 1024.

es rathsam, sich der Hitze zu entziehen durch Aufenthalt in waldreicher Gegend und in etwas höherer Lage: zu bevorzugen sind dabei Nadelholzwaldungen. Herbst und Frühjahr sind in unserm Klima gewöhnlich noch ungünstiger für den Kranken als der Winter; Kranke, denen die Verhältnisse es gestatten, sollten während dieser Jahreszeit die gegen Norden geschützten Orte an den schweizerischen Seen (Gersau, Montreux, Lugano) oder an den oberitalienischen Seen (Palanza, Cadenabbia) aufsuchen oder auch nach Arco, Meran oder endlich an einen der zahlreichen Curorte der Riviera gehen. Der Kranke wird an diesen Orten weit häufiger als bei uns in der freien Luft und in der Sonne sich aufhalten können, doch darf er nicht etwa erwarten, dort immer blauen Himmel zu finden." .... „Für die eigentlichen Wintermonate ist es zweckmässig, noch weiter nach Süden zu gehen. Von den bisher genannten Curorten sind etwa nur die an der Riviera zu empfehlen; ausserdem kommt in Betracht Ajaccio auf Corsika, in Sicilien Palermo, Catania, Acireale, endlich die schon im subtropischen Gebiet gelegenen Curorte Madeira, Algier, Kairo. Wer es einrichten kann, thut wohl, dann dauernd seinen Aufenthalt im Süden zu nehmen; denn wenn auch in jenen Gegenden die Tuberculose keineswegs fehlt, so lehrt doch die Erfahrung, dass eine im Norden entstandene Tuberculose in südlichen Gegenden eher zur Heilung kommt."

„Neben den südlichen Curorten sind in den letzten Dezennien vielfach in Gebrauch gekommen die Höhencurorte. Man war zunächst darauf aufmerksam geworden, dass in einer gewissen Höhe über der Meeresfläche die Lungentuberculose fast gar nicht mehr vorkommt. Die Höhe, mit welcher diese Immunität beginnt, ist freilich nach den Breitegraden verschieden.

Während in den Tropen dieselbe erst bei einer Höhe von 2000 Meter (? Dr. B.) beginnt, ist die Grenze in der Schweiz schon bei etwa 1000 Meter (? Dr. B.) Höhe erreicht, in Mitteldeutschland etwa bei 500 Meter und endlich im höhern Norden schon bei einer noch geringeren Erhebung über die Meeresfläche. Dass der Aufenthalt an einem Höhencurort auf den Verlauf der Krankheit im Allgemeinen einwirkt, ist eine durch tausendfache Erfahrung sicher gestellte Thatsache."

„Welche Kranke sollen nach dem Süden geschickt werden, und für welche ist das Höhenklima zweckmässiger? Es ist dies eine Frage, welche gegenwärtig noch nicht in so exacter Weise, wie es zu wünschen wäre, beantwortet werden kann. Zunächst ist zu beachten, dass diese beiderlei Arten von Curorten keineswegs Gegensätze bilden. Der eine und wichtigste Zweck, dem Kranken zu ermöglichen, mehr als es zu Hause geschehen könnte, sich in frischer Luft und in der Sonne aufzuhalten, wird an beiden erreicht; und aus diesem Grunde kann man bei vielen Patienten sowohl das eine wie das andere empfehlen und die Entscheidung von besonderen Umständen oder von der Neigung des Patienten abhängig machen. Doch giebt es Fälle, bei welchen die Wahl nicht freisteht. Im Allgemeinen wird man bei schwächlichen und zarten Kranken, die gegen Temperatur-Wechsel und namentlich gegen Kälte empfindlich sind, überhaupt bei s. g. erethischer Constitution, eher die südlichen Curorte, bei noch kräftigen und weniger empfindlichen Kranken, sowie bei torpider Constitution eher das Hochgebirge bevorzugen."

„Kranke, welche Fieber haben, sollte man überhaupt nicht fortschicken, sondern zu Hause im Bett halten, bis das Fieber längere Zeit vollständig aufgehört hat."

„Seereisen wurden schon im Alterthum vielfach für Kranke mit Phthisis empfohlen und sie bewähren sich auch heute noch.

3) Eine besondere wichtige Indication besteht in der Vermehrung der Widerstandsfähigkeit des Kranken, wie sie hauptsächlich erreicht wird durch Verbesserung des Ernährungszustandes. Es ist zwar die Abzehrung nur eine indirecte Folge der Lungenerkrankung, und die Beseitigung derselben würde, wenn dabei die Lungenaffection nicht besser würde, nur von zweifelhaftem Werthe sein; aber die Erfahrung lehrt, dass mit der Besserung der Gesammternährung des Körpers in der Regel auch die Lungenerkrankung einen günstigen Verlauf nimmt.“

H. Weber geht in seinen Vorträgen über die hygie- Nach H. Weber.
nische und klimatische Behandlung der chronischen Lungenphthise auch davon aus*), „dass wir trotz der Ungleichheit der Fälle, doch bei Allen unser Hauptaugenmerk darauf richten müssen, dass wir es stets mit wunden und ulcerirten Oberflächen in den Respirationswegen zu thun haben, die in den meisten Fällen sicher von einem specifischen Microben inficirt und sehr empfindlich sind gegen alle Unreinlichkeiten in der Atmosphäre, speciell gegen Microorganismen, die sich überall da, wo organische Zersetzungen, namentlich Fäulniss, stattfinden, und wo Menschen und Thiere in geschlossenen Localitäten angehäuft sind, in Unmengen finden.“

„Danach ist es klar, dass die Reinheit oder ein aseptischer Zustand der Luft die erste Bedingung ist, die wir an ein Klima, in welches wir phthisische Personen schicken wollen, zu stellen haben.“ — „Alle klimatische Factoren — Höhe,

---

*) Weber, l. c. pag. 72.

Temperatur etc. — sind für den phthisischen Patienten nicht so wesentlich wie die Reinheit der Atmosphäre." Auch Weber nimmt die Untersuchungen Miquels als Grundlage für die Reinheit der Luft.

Da aber, wie Weber hervorhebt,*) „eine gewisse Intelligenz seitens des Patienten und seiner Angehörigen die Behandlung wesentlich unterstützt, und ein Mangel an Urtheilsfähigkeit und Einsicht in die Natur der Krankheit und die mannigfachen Gefahren derselben, sowie die Mittel zu ihrer Heilung, die Prognose verschlechtert, so ist diese Gefahr zu vermeiden, wenn wir den Patienten unter die strengste Aufsicht eines verständigen Arztes oder noch besser in eine Heilanstalt unter die Controle des daselbst wohnenden Hausarztes resp. seiner Assistenten, oder in ein gut eingerichtetes Spezialhospital bringen können."

„Selbst um die Körperbewegungen in richtiger Weise zu üben, dazu bedarf es der führenden Hand eines Arztes. Es giebt wohl verständige Personen, die und deren Umgebung man durch volle Aufklärung über ihren ganzen Zustand befähigen kann, das richtige Maass einzuhalten, aber derartige Personen sind unter den schwindsüchtigen Kranken recht selten, bei den Meisten hat die Ernährung des Gehirns ebenso gelitten wie die des Magens, der Lungen und der anderen Organe, und ihr Urtheil über den eignen Zustand und das, was ihnen zuträglich, ist getrübt."

Diesen Mangel an Heilanstalten hebt Weber bei Erwähnung der südlichen Curorte hervor. Er sagt:**) „Viele der in diesen Klimaten gelegenen Orte besitzen für die Behand-

---

*) Weber, l. c. pag. 41 seq.
**) Weber, l. c. pag. 105.

lung der Phthise, namentlich für diejenigen Zustände und Constitutionen, die entweder zeitweilig oder für immer von den Wohlthaten des Höhenklimas ausgeschlossen sind, sehr gute Bedingungen, aber es thut mir leid, sagen zu müssen, dass bisher die Einrichtungen nirgends vollkommen befriedigend sind, auch an den beliebtesten Plätzen nicht, die mit allem modernen Comfort ausgestattet sind, wie Cannes, Mentone und San Remo. Die Mehrzahl der Kranken ist dort gewohnt, höchst unabhängig von ihren ärztlichen Berathern zu leben und Manche, die bei strenger Aufsicht hätten gerettet werden können, gehen zu Grunde. Der persönliche Character und die ärztliche Tüchtigkeit eines Dr. Frank, Bright, Charles, Scordet oder eines andern der dort practicirenden Aerzte mag in manchen, sogar in vielen Fällen einen so energischen Einfluss ausüben, dass ein williger Gehorsam erzielt wird, aber das ganze System dieser lockeren Verbindung zwischen Arzt und schwindsüchtigen Patienten ist beklagenswerth und die erzielten Resultate stehen weit unter dem, was in einer verständig eingerichteten Curanstalt unter genauer ärztlicher Leitung in jedem Punkte allgemeiner und persönlicher Hygiene erreicht werden könnte. Letzteres wird jedoch von vielen Kranken noch immer nicht als ein Hauptgebiet der ärztlichen Thätigkeit angesehen, sondern als mehr oder weniger Jedermanns eigne Sache, für die kein Arzt erforderlich und die jeder für sich herausfinden kann. Daher die traurigste Vernachlässigung der wichtigsten Einrichtungen für das tägliche Leben der Kranken, Einrichtungen, die beständiger Aenderungen, je nach dem wechselnden Befinden des Patienten und der äusseren Umständen bedürfen und die deshalb unter der Aufsicht eines Arztes stehen müssen, der mit dem schwankenden Zustande des Kranken und mit den klimatischen Eigenthümlichkeiten des betreffenden Ortes vertraut ist."

Trotz dieser Lobrede auf die Heilanstalten empfiehlt H. Weber die offenen Höhen-Curorte der Schweiz, obschon dort ebenso wie im Süden dasselbe System der lockeren Verbindung zwischen Arzt und schwindsüchtigen Patienten herrscht. Es scheint eben, dass die Therapie der chronischen Lungenschwindsucht ohne Widersprüche zwischen Theorie und Praxis nicht bestehen kann.

„Die reine Luft findet sich — nach Weber*) — erstens in hohen Regionen, zweitens in der Wüste, drittens auf der See." —

„Die hauptsächlichsten und für uns wichtigsten Eigenthümlichkeiten der Gebirgsluft sind: 1. die Reinheit und aseptische Beschaffenheit der Luft, das relative Fehlen suspendirter Massen; 2. die Trockenheit der Luft, sowie des Bodens und das fast gänzliche Fehlen von Nebel; 3. die Kälte oder Kühle der Luft und die vermehrte Wärme der Sonnenstrahlen; 4. die Luftverdünnung und der niedrige Druck; 5. die Intensität des Lichtes; 6. die Ruhe der Luft im Winter; 7. der grosse Ozongehalt." **)

Die Frage, die, vielleicht ausser Liebermeister, keiner der bisher genannten Autoren gestellt, also auch noch weniger beantwortet hat, welche aber doch von eminenter Wichtigkeit ist, nämlich „welche Höhe nothwendig ist, um einem Orte den Character eines Gebirgsklimas zu geben", beantwortet Weber Seite 89 dahin: „Das ist sehr verschieden, je nach dem geographischen Breitegrad, der Entfernung von der See und anderen

---

*) Weber, l. c. pag. 77.
**) Weber, l. c. pag. 87.

Umständen, auf die ich hier nicht eingehen kann. Ein gutes Kennzeichen bildet bis zu einem gewissen Grade der Character der Vegetation. In den flachen Gegenden Norddeutschlands genügt eine Erhebung von 1500 Fuss (? Dr. B,), um eine Vegetation hervorzubringen, welche ungefähr der der Schweizer Alpen bei einer Höhe von fast 5000 Fuss und der der peruvianischen Anden von 10,000 bis 11,000 Fuss gleichkommt. Die isothermalen Linien geben gleichfalls einen Anhalt in dieser Frage; wir können vielleicht, aber nur ganz im Allgemeinen, sagen, dass in Europa nördlich von 50° schon eine Höhe von über 1600 Fuss einige characteristische Zeichen des Gebirgsklimas hat, zwischen 50° und 48° erst eine Höhe über 1700 Fuss und zwischen 47 und 46° eine Höhe von 3000 bis 5000 Fuss."

„Ich brauche gewiss nicht besonders zu betonen, dass ich nicht der Ansicht bin, alle klimatischen Eigenschaften eines deutchen und nordfranzösischen Gebirgsortes von 1600 bis 2000 Fuss Höhe seien die gleichen, wie die eines Schweizer Ortes von 5 bis 6000 Fuss. Die Durchschnittstemperatur mag eine ähnliche sein, auch die Zeit, während welcher der Boden mit Schnee bedeckt ist, aber die Verdünnung der Luft muss bei diesen niedrigeren Erhebungen eine geringere sein. Die Luft ist schwerer, Licht und Sonnenschein weniger intensiv und die Feuchtigkeit meistens grösser. In Betreff der Microben bin ich noch nicht gewiss, ihre Verbreitung ist wahrscheinlich eine ungleichmässige, aber wo nur spärliche menschliche Wohnungen und wenig Quellen des organischen Verfalls und der Fäulniss sind, wo der Boden trocken ist, namentlich wo er aus Granit und Gneis besteht, wo stagnirende Wasser fehlen, da werden die microbischen Elemente wahrscheinlich spärlich vertreten sein."

Nach meiner Anschauung kommt für die Behandlung der Lungenkranken es nicht darauf an, ob wir auf Grund der Vegetation für einen Ort das Gebirgsklima annehmen müssen, sondern einzig und allein darauf, ob die Bewohner eines Gebirgsortes von der Schwindsucht frei sind. Dies scheint mir maassgebend zu sein; dass dabei die Vegetation der verschiedenen Orte auch viel Uebereinstimmendes haben wird, z. B., dass an immunen Orten die Weissbuche (Carpinus Betula) nicht mehr fortkommt, kann als Fingerzeig benutzt werden, an sich ist es aber dabei gleichgültig. Die Immunität von Schwindsucht ist daher das erste Erforderniss, dem ein Ort im Gebirge genügen muss, der von Phthisikern besucht werden soll.

Wenn Weber den „microbischen Elementen" die bedeutendste Rolle zuertheilt, so scheint er mir in Widersprüche mit sich selbst zu gerathen. Denn Seite 101 sagt er: „Von keinem anderen Orte habe ich so günstige Resultate gesehen wie von Jauja." Jauja ist aber eine Stadt von circa 11,000 Einwohnern, die Luft daselbst wird also, da die hygienischen Einrichtungen sicher sehr primitiv sind, unbedingt mehr Microben enthalten als die eines Europäischen Gebirgsdorfes und — doch bessere Resultate nach Weber. Ich selbst kann sie freilich nicht bestätigen, nach meinen Nachrichten kommen dort sehr viele tödtliche Blutungen vor.

Weber hält das Höhenklima bei der Phthisis im Allgemeinen für indicirt. „Er hält jedoch folgende Fälle für contraindicirt*): 1) Schwindsüchtige Patienten, die das darbieten, was ich als crethische Constitution bezeichnet habe, gleichgültig, ob die Affection frisch oder vorgeschritten ist; 2) Phthise in sehr vorgerücktem Stadium; 3) mit ausgedehntem Emphysem

---

*) Weber, l. c. pag. 90.

complicirte Phthisen; 4) mit Albuminurie complicirte Phthisen; 5) mit Herzkrankheiten complicirte Phthisen; 6) Phthisen mit Larynx-Ulcerationen; 7) Phthisen mit sehr rapidem Verlauf und beständigem Fieber (? Dr. B.); 8) Phthisen mit starker Abmagerung; 9) Phthisen mit bedeutendem Empyem; 10) Phthisen bei Personen, die in bedeutenderen Höhen nicht schlafen und essen können und beständig frieren."

Es versteht sich von selbst, dass die letztere Categorie im Gebirge nicht bleiben kann. Alle anderen Contra-Indicationen Weber's bestreite ich aufs Bestimmteste, ja ich behaupte sogar, Weber hat kein Recht, seine Contra-Indication fürs Gebirge bei Phthise aufzustellen. Denn diese Contra-Indicationen bestehen alle bei Fällen von schwerer Erkrankung an Phthise. Schwere Fälle beanspruchen, um sie event. noch zu einem glücklicheren Ausgange zu führen, sämmtlich die genaueste Behandlung durch den Arzt, wie sie eben nur in einer Heilanstalt möglich sind, nicht aber unter dem System der lockeren Verbindung zwischen dem Arzt und dem schwindsüchtigen Patienten, das Weber für den Süden so sehr beklagenswerth findet und von dem Weber sagt, dass dadurch Manche zu Grunde gehen, die hätten gerettet werden können. Dasselbe System, im Gebirge angewendet, bewirkt natürlich dort ebenfalls dasselbe, wie im Süden. Auch im Gebirge gehen durch dasselbe Menschen zu Grunde, die sonst hätten gerettet werden können.

Ich vertrete wenigstens vollinhaltlich den Satz: ist das immune Gebirge für Phthise indicirt, so bleibt die Indication auch für die schwersten Fälle der Lungenschwindsucht bestehen. In der Einleitung zu diesem Buche habe ich bereits einige Fälle dafür mitgetheilt, dass auch dann noch Rettung und relative Genesung möglich ist, freilich wohl nur in einer Heilanstalt. Allerdings vermindert sich für den Kranken immer mehr und mehr die Aussicht auf den von ihm gewünschten Erfolg, je weiter das Leiden vorgeschritten ist. Die Indication des Gebirges für Phthise in allen Fällen und mit jeder Complication halte ich aber doch aufrecht. Denn nicht die Complication, sondern die Phthise bedroht am meisten das Leben des Patienten. Daraus folgt aber nicht, wie Strümpell will und wie leider die meisten Aerzte thun, dass in die Heilanstalten nur die schwereren Fällen geschickt werden; umgekehrt jeder Fall, auch der leichteste Fall, selbst nur der angeblich Disponirte von Schwindsucht soll nur in eine Heilanstalt für Lungenkranke dirigirt werden. Denn jeder Fall von Schwindsucht, auch wenn sie im Entstehen ist, ist ein schwerer Fall, er ist sehr ernst zu nehmen. Kein Arzt kennt seinen wahrscheinlichen Verlauf. Deshalb ist es so durch und durch verwerflich, wenn Aerzte dem Patienten erklären: „so krank sind Sie noch nicht, dass Sie z. B. nach Görbersdorf gehen müssen." Wie manches Menschenleben ist diesem verwerflichen Grundsatze schon zum Opfer gefallen!

Namentlich bezeichne ich es als ein Vorurtheil, dass Phthisen mit Albuminurie oder mit Larynxulceration eine Contra-Indication bilden. Beide Complicationen sind freilich wohl nur in der Heilanstalt zu behandeln, weil für ersteren Fall die nöthige Controle der Diät nur in und durch eine Anstalt geübt werden kann. Im offenen Curorte halte ich deshalb die Beseitigung der Albuminurie für unmöglich; gelingt sie doch auch in der Anstalt nicht in allen Fällen, da es zu sehr auf die Festigkeit des Willens der Patienten ankommt.

Während also bei Albuminurie Besserung und Heilung nur in einzelnen Fällen erreicht wird, so findet bei Larynxulcerationen fast das Gegentheil statt. Seit Einführung der Milchsäure in die Heilmethode für Kehlkopfgeschwüre ist die Heilung fast das Gewöhnliche und nur einzelne Fälle bleiben ungeheilt.

Die Wüste, die hohe See und die s. g. südlichen Curorte bespricht Weber nur aus Zeitmangel nicht, fügt aber sein Bedauern bei, dass in diesen Curorten das beklagenswerthe System der lockern Verbindung zwischen Arzt und schwindsüchtigem Patienten besteht, das Manchem das Leben gekostet hat, der sonst zu retten gewesen wäre.

Angesichts dieses traurigen Eingeständnisses ist es jedenfalls interessant, auf die Frage, „warum giebt es an der Riviera keine geschlossenen Heilanstalten“, die Antwort eines Arztes zu erhalten. Dr. Ramdohr antwortet darauf:*) „Man kann es in der That bedauern, dass an der Riviera keine geschlossene Heilanstalt besteht. Denn für eine gewisse Klasse von Kranken wären den gesundheitschädlichen Ausschreitungen gegenüber, zu denen diese geneigt ist und auch an der Riviera hinreichend Gelegenheit findet, wohl disciplinirte geschlossene Heilanstalten sehr am Platze. Andererseits ist ihr Fehlen auch wieder sehr erklärlich. Derartige Unternehmungen würden wahrscheinlich sehr unrentabel sein, ja ohne Zuschüsse gar nicht bestehen können. Die finanziellen Erfolge der deutschen Anstalten sind mir im Allgemeinen nicht bekannt. Sollten sie aber genügend oder gar glänzend sein, so würden deren Verhältnisse doch kaum als übertragbar auf die Riviera gedacht werden dürfen. Es ist sehr lehrreich, die dortigen grossen Hotels zum Ver-

---

*) Dr. Ramdohr: Arco und die Riviera pag. 41.

gleich heranzuziehen. Viele derselben sind nicht im Stande, ein paar magere Jahre auszuhalten, wie sie so leicht durch Handelskrisen, Seuchen, Kriege u. s. w. eintreten können. Und doch sind sie namentlich in guten Geschäftsjahren bedeutend besser daran, als es Anstalten sein würden, denn ihre Gäste — meist Familien — gehören ganz vorwiegend den vermögenden oder wenigstens viel Geld ausgebenden Klassen an, die zwar an Ausstattung und Verpflegung hohe Anforderungen stellen, aber auch hohe Preise zahlen. Diese Art Leute, welche den Wirthen ihr Hauptverdienst eintragen, wird man geschlossenen Anstalten nur selten zuführen können. Letztere würden in der Hauptsache nur von einzeln kommenden Kranken oder weniger bemittelten Familien, die aus Geldrücksichten weder einen eigenen Haushalt führen, noch die grossen Hotels bewohnen können, aufgesucht werden. Es würden ebenfalls und mit Recht grosse Ansprüche gemacht, aber nicht entsprechende Preise gezahlt werden. Auch dürfen die Thatsachen nicht übersehen werden, dass erfahrungsgemäss zahlreiche Kranke, arme wie reiche, einen directen Widerwillen gegen geschlossene Anstalten haben, und dass an der Riviera die Saison nicht 12, sondern im Durchschnitte kaum 6 Monate dauert."

All diese finanziellen Bedenken würden sofort nicht mehr existiren, sobald es unter den Aerzten selbst als feststehend anerkannt würde, dass Lungenschwindsüchtige nur in Heilanstalten untergebracht werden dürfen. Denn der Patient geht dorthin, wohin ihn der Arzt schickt, wo er nach den Ansichten des Arztes die meisten Chancen der Heilung hat. In Wahrheit sind also allein die Aerzte daran schuld, wenn an der Riviera geschlossene Heilanstalten nicht existiren. Der Widerwille gegen die Anstalten existirt nur so lange, als er von den Aerzten genährt wird. Dies geschieht aber, wie aus dem bisher Angeführten erhellt, in hinreichendem Maasse.

Selbst Nothnagel betont in keiner Weise die Nothwendigkeit der Heilanstalten für Lungenkranke. Er sagt*): „Für das Wohlbefinden der Phthisiker steht obenan Luft, reine, staubfreie, von schädlichen Beimengungen freie atmosphärische Luft, ob das in Davos, im Engadin, an der Küste der Meere, auf dem Schiffe ist, das ist alles eins, das Entscheidende dabei ist die gute, reine atmosphärische Luft. — Eine specifische Wirkung eines klimatischen Curortes giebt es nicht, nur der beständige Aufenthalt in frischer Luft ist von grösstem Nutzen. Der Werth des Curortes hängt von folgenden Umständen ab: 1) Wie lange die Patienten im Freien sein können, 2) ob der Ort staubfrei ist, 3) ob die Patienten dort gut zu essen bekommen können und ob die klimatischen Verhältnisse günstig sind, ob es daselbst windig, trocken oder feucht ist. Von den klimatischen Sommercurorten ist mir der Eine so viel werth als der Andere, wenn der Kranke sich nur in staubfreier Luft aufhalten kann. Nizza hat etwas mehr Staub, San Remo ist ausgezeichnet, weil es am wärmsten ist. Meran ist für December und Januar nicht angezeigt, Palermo und Catania sind vorzüglich. Auf Inseln ist die Temperatur nicht so wechselnd, wie auf dem Lande. Das Ideal eines Aufenthaltes ist Madeira, die mittlere Temperaturdifferenz zwischen Sommer und Winter ist 2^0. Die niedrigste Temperatur war im vergangenen Jahre $+ 7{,}0^0$. In der Regel schwankt dort die Temperatur zwischen 16^0 und 24^0. Ebenso zweck-

Nach
Nothnagel.

---

*) Allgemeine medic. Zeitung 1885, pag. 233.

mässig wäre Teneriffa, nur ist hier noch kein solcher Comfort geboten. „Ein zweites Moment ist Lungengymnastik, namentlich in den Anfangsstadien. Es sollen durch diese Uebungen namentlich die Lungenspitzen ausgedehnt werden; man lässt zu diesem Zwecke die Hände über den Kopf legen und tiefe Inspirationen machen. Brehmer in Görbersdorf lässt die Kranken Berge steigen, aber dabei ist wohl darauf zu achten, dass der Kranke nicht ausser Athem komme, er muss alle 50—100 Schritte stillstehen.*)

„Ein drittes Moment ist die Abhärtung. Wir wissen, dass ein vorhandener Catarrh im weichen Gaumen leichter disponirt zur Aufnahme niedriger Pilze; ebenso kann ein bestehender Bronchialcatarrh bei bestimmter Constitution leichter zu Tuberculose disponirt machen. Man lässt zur Abhärtung kalte Waschungen und kalte Bäder (?! Dr. B.) vornehmen. Dann kommt eine gute Ernährung. — Eine gute Ernährung ist von fundamentaler Wichtigkeit."

Bei der bedeutenden Stellung, die Nothnagel in der Medicin einnimmt, halte ich es für angezeigt, auf die Auslassungen desselben über klimatische Curorte näher einzugehen, zumal dieselben von tief einschneidenden Folgen begleitet sein müssten, wenn sie allgemeinen Eingang fänden.

Zunächst einige Fragen. Wenn reine staubfreie Luft die Hauptsache ist, wie kann Nothnagel Palermo und Catania als vorzüglich erwähnen? Palermo und Catania sind Städte, und Städte mit reiner staubfreier Luft existiren noch weniger als staubfreie Orte überhaupt.

---

*) Ich werde weiter unten zeigen, dass diese Angabe eine irrige ist. Dr. Brehmer.

Warum erwähnt er die Gleichmässigkeit der Temperatur? Diese verunreinigt doch die Luft nicht, auch erzeugt sie keinen Staub.

Wie kann Madeira dann das Ideal eines Aufenthaltes sein? Auch Madeira hat Staub.

Warum ist Meran für December und Januar nicht angezeigt? Entsteht in diesen Monaten mehr Staub in Meran als in den anderen Monaten?

Wenn von den klimatischen Sommercurorten Nothnagel der Eine so viel werth ist als der Andere, vorausgesetzt, dass der Kranke sich nur in staubfreier Luft aufhalten kann, und wenn er dabei noch hervorhebt, ob dies in Davos, im Engadin, an der Küste der Meere, auf dem Schiffe ist, das ist Alles eins: so ist unbegreiflich, warum dann nicht auch jeder Wintercurort so viel werth ist als der Andere, wenn er nur reine Luft und die Möglichkeit bietet, sich im Freien aufzuhalten?

Dass damit die Wahl des Curortes eigentlich in die Hand des Patienten oder seiner Angehörigen gelegt wird, ist klar. Denn es wird kein Arzt nachweisen können, dass die Luft in dem einen Curorte weniger rein und weniger staubfrei ist als in dem andern. Damit tritt gerade bei Wahl eines Curortes gegen die verheerendsten aller Krankheiten die Ordination der Laien an Stelle der Ordination des Arztes auf Grund der Autorität eines klinischen Professors!!

Die Lehre Nothnagel's, dass es für den Lungenkranken gleich ist, ob er reine staubfreie Luft in Davos oder an den Ufern der Meere oder auf dem Schiffe einathmet, ist sehr zu beklagen und zu bekämpfen. Denn sie entspringt der total falschen Voraussetzung, dass auf den Menschen immer nur das Agens einwirkt, über das man gerade spricht, dass dagegen alle anderen Agentien entweder nicht existiren, oder ohne Wirkung bleiben. Das Unrichtige liegt auf der Hand, aber diese Betrachtung ist in der Medicin der Phthise leider üblich. Und doch welche Verschiedenheit, ob ein Phthisiker auf dem Schiffe, oder im Engadin, oder am Ufer der Meere reine Luft athmet, wenn man daneben noch die anderen mächtigen Factoren betrachtet.

Ich will hier nur das Leben auf dem Schiffe betrachten.

Die statistischen Nachrichten der deutschen Marine ergeben unter den Matrosen, also unter ganz gesunden Menschen, eine schreckenerregende Zahl für die Morbidität und zwar nicht etwa als Folge der angestrengten Arbeit auf dem Schiffe. Diese Statistik beweist, dass die Erkrankungen schon allein durch den Aufenthalt auf dem Schiffe verursacht werden; also würden auch wohl die Lungenkranken dort erkranken und jedenfalls eher und schwerer als die gesunden Matrosen. Hat es nun einen Sinn, Schwindsüchtige der Gefahr von Erkrankungen auszusetzen, die oft genug bei Gesunden zum Tode führen, damit er auf dem Schiffe reine Luft einathme, während er anderswo ebenfalls reine Luft einathmen kann, ohne der Gefahr von Erankung ausgesetzt zu sein. Schon hieraus ergiebt sich, dass es keineswegs gleichgültig ist, wo der Schwindsüchtige reine Luft einathmet, wie Nothnagel die angehenden Aerzte lehrt. Vielmehr hat der Arzt grosse Sorgfalt darauf zu verwenden, zu erfahren, welche anderen Agentien auf den Kranken neben der s. g. reinen Luft an dem qu. Orte noch bestehen, und zu erforschen, wie sie wirken, ehe er ordinirt.

Auch in Rücksicht eines schwer wiegenden Symptomes in der Schwindsucht, ist es nicht gleichgültig, wo „die s. g. reine staubfreie Luft" eingeathmet wird, nämlich in Rücksicht der Ernährung, von der es ja bekannt ist, wie sehr sie bei Schwindsucht darniederliegt. Eine gute Ernährung ist von fundamentaler Wichtigkeit, sagt Nothnagel, aber die Appetitlosigkeit, directer Ekel vor dem Essen verhindert meist die Ernährung. Und von dieser Dyspepsie sagt Nothnagel: „sie weicht keinem Mittel, höchstens einem Klimawechsel." — Aber nicht jeder Klimawechsel beseitigt diese Dyspepsie, wohl aber steht das Gebirgsklima und der Aufenthalt an dem Meeresufer in dem Ruf, den Appetit mehr als andere Orte anzuregen. Hat da der Arzt nicht die Pflicht, in diesen Fällen diesen Klimawechsel anzurathen, jeden andern aber abzurathen? Denn mit der Schwindsucht ist nicht zu experimentiren und zu probiren, ob nicht auch ein anderer Ort den Appetit günstig beeinflussen könne. Es ist sicher ein grosser Irrthum, wenn Rossbach*) hierüber sagt: „Die gute Ernährung kann selbstverständlich auch von dem in der Stadt Bleibenden mindestens grade so gut durchgeführt werden, wie bei dem aus der Heimath Geschiedenen."

Allerdings leugnet Rossbach, dass der Appetit im höheren Gebirge sich mehr rege.**) Er überzeugte sich auf das Bestimmteste, dass sich sein Appetit und seine Ernährung auf den Höhen von 2000 Meter und darüber nur vermehrt zeigte, wenn er dieselben zu Fuss erstiegen hatte, aber nicht in einem höheren Maasse als nach einem starken Marsche in der Ebene; es war also der vermehrte Appetit nicht auf die Höhenluft, sondern nur auf die geleistete Körperarbeit zu be-

---

*) Rossbach, Lehrbuch der physikalischen Heilmethoden 1881, pag. 73.
**) Rossbach, l. c. pag. 63.

ziehen. Wenn er z. B. auf Rigikulm mit der Bahn hinauf-
gefahren war, bemerkte er stets eine bedeutende Abnahme
seines sonst sehr constanten Appetits.

Dergleichen Einzel-Beobachtungen beweisen natürlich
gar nichts. Ich selbst habe als Knabe nach körperlicher Anstrengung nie Appetit gehabt, konnte danach überhaupt nichts
essen. Daraus folgt aber nicht, dass körperliche Anstrengung
überhaupt den Appetit vermindert resp. aufhebt. Und so bleibt
auch trotz Rossbach der Satz bestehen, dass durch den
Aufenthalt im Gebirge oder an den Ufern des Meeres der
Appetit der Lungenkranken mehr angeregt wird als irgend wo.
Schon hieraus folgt aber, dass die Curorte für Lungenschwindsüchtige nicht blos danach zu würdigen sind, ob sie reine
staubfreie Luft haben, dass sie also bei gleicher reiner Luft
nicht gleichwerthig sind, sondern dass der Arzt unter Berücksichtigung aller an einem Orte vorkommenden Agentien den
Ort zu wählen hat.

Ich schliesse hiermit die Citate. Ich habe sie nur desshalb im Wortlaut mitgetheilt, um zu zeigen, wie abweichend
die Ansichten der Therapeuten über die Behandlung der Lungenschwindsucht sind. Strümpell will die Phthisiker nur aus-
nahmsweise fortschicken. Eichhorst stets und zwar so bald
wie möglich. Nach Liebermeister sollte man Kranke mit
Fieber überhaupt nicht fortschicken, sondern zu Hause im Bett
behalten. Nach Nothnagel ist eine klimatische Veränderung das einzige Remedium beim Fieber, da kein Arzneimittel dagegen hilft.

Trotz dieser Gegensätze zeigt sich in dem Gedankengange
aller eine gemeinsame Ordination, nämlich als das Wesent-
lichste jeder Cur, der Kranke soll möglichst viel in reiner,

staubfreier Luft oder, wie Liebermeister sagt, in frischer Luft und Sonne sein.

Die Idee, dass reine, staubfreie Luft für den Phthisiker die Hauptsache ist, beherrscht die Medicin der Gegenwart als Axiom, so dass es eigentlich nicht erlaubt ist, daran zu zweifeln, und zwar wird unter reiner Luft, frei von Micrococcen verstanden, wobei die schon oft citirte Arbeit Miquels als Grundlage angenommen wird, obgleich diese über pathogene Bakterien nichts enthält.

Grade desshalb aber halte ich es für nothwendig, die Sätze, „dass schlechte Luft eine der wichtigsten Ursache der Phthise sei"*) und den anderen, „dass reine staubfreie Luft das wichtigste Heilmittel bei Phthise" sei, an der Hand von Thatsachen genauer zu prüfen. Kritik der »reinen Luft.«

In Island herrschen bekanntermaassen die ungesundesten Verhältnisse; denn in den Stuben kommt auf einen Menschen kaum 99 Cubikfuss Luft, die Stuben werden nie gelüftet, so dass der kleine Raum mit übelriechenden Dünsten der vor der Thüre faulenden Fischabfälle und endlich noch mit dem Rauch des als Feuerungsmaterial benutzten getrockneten Mistes angefüllt ist. Die Luft muss daher exquisit unrein und mit Microben angefüllt sein und — die Schwindsucht kommt in Island so gut wie gar nicht vor. Ja die medicinischen Schriftsteller heben noch besonders hervor, dass dagegen die Isländer ausserordentlich häufig von der Schwindsucht befallen werden, wenn sie nach Dänemark übersiedeln, obschon hier doch sicher die Luft reiner ist und weniger Microben enthält als in Island. Andererseits fristen auf Island ankommende tuberculöse Dänen ihr Leben länger als zu Hause.

---

*) Weber, l. c. pag. 53.

Diese Beobachtung an einem Volksstamme zeigt einmal, dass schlechte Luft durchaus nicht immer eine Ursache der Phthise, dann aber auch, dass die Tuberculose der Lunge sich bessern kann in unreiner und microbenreicher Luft! —

Gleiches berichten die Reisenden über die Kirgisen. Die Luft in der Steppe ist häufig, namentlich im Winter, von Sand erfüllt, und aus den Zelten der Kirgisen dringt der Rauch des verbrannten Mistes nur aus einer Oeffnung an der Spitze derselben. Die Luft, welche die Kirgisen einathmen, ist also ebenfalls unrein und nicht staubfrei. Nichtsdestoweniger sind sie frei von Phthise.

Freilich sind diese Thatsachen vor Entdeckung des Tuberkel-Bacillus bekannt geworden und Viele stellen sich so an, wie Virchow bemerkt, als ob damit all die mühsamen Arbeiten der früheren Zeit überflüssig sind; aber ich denke: Thatsache bleibt Thatsache, mag die Erklärung derselben sich noch so oft ändern.

Die Thatsache, dass die Isländer an Phthise nicht erkranken, dass tuberculöse Dänen dort länger leben als zu Hause, trotz der exquisit unreinen und microbenreichen Luft Islands, diese Thatsache bleibt bestehen und spricht sehr gegen die Anschauung, dass nur die reine, staubfreie Luft das Haupt-Heilmittel der Phthise sei. Und alle Vertreter dieser Lehre sind verpflichtet, diese Thatsache zu erklären, um ihren Satz in dieser Allgemeinheit aufrecht zu erhalten. Bis jetzt haben sie aber diese Thatsache ignorirt.

Wonach beurtheilt nun der Arzt die Reinheit und Staubfreiheit der Luft? Im Grossen und Ganzen geschieht dies auf

Grundlage der oft citirten Untersuchungen von Miquel, wie auch Weber und Sée direct erklären.

Miquel fand in 10 Cubikmetern Luft, möglichst gleichzeitig im Juli 1883 aufgefangen, folgende Anzahl von Bakterien:

1. Bei einer Höhe von 2000—4000 Metern   0,0
2. Auf dem Thuner See   8,0
3. Beim Hotel Bellevue in Thun (560 Meter über dem Meer)   . . .   25,0
4. In einem Zimmer dieses Hotels . .   600,0
5. In dem Park von Montsouris bei Paris   7 600,0
6. In Paris selbst (Rue Rivoli) .   . . 55 000,0.

Gestattet nun dieser Nachweis von Bakterien in der Luft unter allen Umständen einen zuverlässigen Schluss auf die absolute Reinheit der Luft resp. eine Einsicht in den Grad der Reinheit? Die Aerzte behaupten es, und es scheint so, als ob dem so wäre; denn eine Luft, in der 55000 Bakterien nachgewiesen sind, muss doch weniger rein sein, als eine Luft, die nur 7600 Bakterien oder gar nur 25 Bakterien enthält. Und doch ist die Richtigkeit dieses Schlusses nicht unbedingt zuzugeben. Und gerade die Infectionisten, welche als das Haupt-Heilmittel bei Phthise „reine staubfreie Luft" bezeichnen, sollten diesen Schluss nicht machen. Denn wer aus dem Nachweis der Microben in der Luft einen Schluss auf die Reinheit derselben zieht, der müsste auch die Ubiquität des Tuberkel-Bacillus verneinen. **Denn dieser war ja nirgends in der Luft nachgewiesen** und ist nach den neusten Methoden in der freien Stadtluft auch von Cornet nicht nachgewiesen worden. Die Luft im Freien ist also in Bezug auf den Tuberkel-Bacillus überall gleichartig, sowohl in den Strassen der Stadt als auf dem Lande und im Gebirge.

Nun könnte man freilich sagen, dass ja vielleicht es auch der von Cornet angewendeten Methode nicht möglich ist, zu entscheiden, ob doch nicht noch Bacillen in der freien Luft vorhanden sind. Dies ist ja auch richtig, die Möglichkeit muss zugegeben werden, zugegeben also dass, wie Flügge*) schon früher gesagt hat, die Leistungsfähigkeit unserer Methode eine viel zu geringe ist, als dass wir den sichern Nachweis der Bacillen in einer Luft erwarten dürfen, durch deren Einathmung immerhin eine zur Infection vollauf genügende Menge derselben in den Körper gelangen kann."

Danach würde also die Reinheit der Luft von zwei untrennbaren Gesichtspunkten aus zu beurtheilen sein, einmal aus der Zahl der in ihr nachgewiesenen nicht pathogenen Bakterien, und dann aus der durch diese resultirenden Infection, welch' letztere einzig und allein erkennbar ist aus der Erkrankung der in ihr lebenden Bewohner eines Ortes an Tuberculose oder an irgend einer durch pathogenen Microorganismus erzeugten Krankheit.

Er liegt aber auf der Hand, dass sowohl im Allgemeinen als speciell für die Therapie beide Componenten der „reinen Luft" nicht gleichwerthig sind. Wir werden unbedingt eine Luft, deren Infectionsfähigkeit gleich Null oder fast gleich Null zu betrachten ist, für reiner und zweckmässiger erklären, auch wenn in ihr eine grössere Zahl von unschädlichen Bakterien nachgewiesen wäre als in einer andern, deren Infectionsfähigkeit aber angenommen werden muss, da die dort lebenden Menschen an Tuberculose oder s. g. Infectionskrankheiten erkranken.

---

*) Flügge, Die Microorganismen, 1886, pag. 218.

Da nun die Bewohner des Engadins frei von Schwindsucht
sind, während die Bewohner der Meeresufer davon nicht frei
sind, d. h. also vom Standpunkte der Infection, dass in der
Gebirgsluft der Tuberkel-Bacillus gar nicht oder mindestens in
bedeutend geringerer Zahl vorhanden sein muss, als in der
Luft an den Ufern der Meere: so folgt daraus, **wie irrig die
Ansicht von Nothnagel ist,** dass es für den Lungenkranken gleichgültig ist, ob er die „reine Luft"
im Gebirge oder an den Ufern der Meere einathmet,
noch irriger also, dass gar „Sommerfrischen", unter deren Bewohnern die Tuberculose gerade so grassirt, wie in der Heimath,
je genügen könnten. Gerade aus der Anführung von Flügge
folgt, dass die Lungenkranken ausschliesslich an
die Orte geschickt werden müssten, deren Luft die
Infectionsfähigkeit zu fehlen scheint, weil deren
Bewohner frei von Lungenschwindsucht sind. Dass
es aber solche Orte giebt, hat Liebermeister zugestanden
und werde ich in der II. Abtheilung beweisen.

Für diese Orte schien, freilich auf Grund oberflächlicher
theoretischer Anschauungen, zu resultiren, dass sie ihre Immunität verlieren, sobald Phthisiker sie besuchen, dort also
Tuberkel-Bacillen massenhaft produciren, und diese Bacillen
resp. deren Sporen der bis dahin davon freien, wirklich reinen
Luft mittheilen. H. Weber hegt diese Furcht für Davos,
indem er sagt:*) „Durch die Vermehrung der Hotels und
Pensionen in wahrhaft erschreckender Weise besteht thatsächlich (?? Dr. B.) die Gefahr, Davos könnte durch die ihm
eigenen Vorzüge selbst ruinirt werden, denn Reinheit und asep-

---

*) Weber, l. c. pag. 93.

tische Qualität der Luft ist mit dem Zusammendrängen einer grossen Menge von Kranken unvereinbar."

Aus den bisherigen Lehren von der Ubiquität des Tuberkel-Bacillus, der durch die Phthisiker der Luft mitgetheilt wird, folgte diese Befürchtung ohne Weiteres. Aber einmal ist über Davos die von Weber befürchtete Thatsache, die ja schon längst da sein müsste, nicht bekannt geworden, dann habe ich nachgewiesen, dass die Sterblichkeit der Bewohner von Görbersdorf an Lungenschwindsucht nicht grösser geworden ist, seitdem hier meine Heilanstalt für Lungenkranke existirt und die Schwindsüchtigen in engen Verkehr mit den Dorfbewohnern getreten sind; umgekehrt hat sich seitdem die an sich unbedeutende Sterblichkeit der Einwohner an Schwindsucht um 50 Procent vermindert. Und ebenso wird es in Davos sein. Die Gefahr besteht eben nicht.

Diese Thatsache verträgt sich meines Erachtens freilich nicht mit der Behauptung von der Mittheilung des Tuberkel-Bacillus an die freie Luft aus dem Auswurf der Kranken. Aber Thatsachen haben mehr Werth als Behauptungen, diese wechseln, jene bleiben bestehen. Desshalb zweifle ich auch nach wie vor an der Lehre der Ubiquität.

So schrieb ich in der ersten Auflage dieses Buches und die weitere Forschung hat mir recht gegeben. Denn Thatsachen sind eben mehr werth als Annahmen, die man macht, um schnell eine Erklärung abzugeben, unbekümmert darum, ob sie zu andern Thatsachen passen oder nicht.

Heute ist die Lehre von der Ubiquität der Tuberkel-Bacillen wohl für immer beseitigt.

Die Lehre, welche die Aerzte der Gegenwart beherrscht, dass „reine microbenfreie Luft" für die Phthisiker in erster

Linie nothwendig ist, hat es selbstverständlich nicht verhindert, dass auch durch Bakterien künstlich verunreinigte Luft zur Behandlung von Phthise empfohlen worden ist.

Cantani ging dabei davon aus *), „dass gewisse Bakterien die Culturen anderer und namentlich auch pathogener Schizomyceten zerstören, wenn sie auf irgend eine Art in dieselben gelangen"; Cantani wählte zu dem Zwecke das Bacterium termo, um den Bacillus Kochii zu bekämpfen, nachdem er sich von der Unschädlichkeit desselben für den Organismus überzeugt hatte. Er machte seinen Versuch mit einer Kranken, die zusehends schwächer wurde und über grossen Verfall der Kräfte klagte.

„Am 4. Mai begannen die Inhalationen einer Reincultur von Bacterium termo in verflüssigter, mit Fleischbrühe verdünnter Nährgelatine mittels eines Zerstäubungs-Apparates mit doppelter Kautschuckblase. Die Expectoration nahm rasch ab bis zum gänzlichen Aufhören des Experiments; die Tuberkel-Bacillen nahmen gleichfalls bald ab, während Bacterium termo darin nachweisbar wurde; am 1. Juni fehlten die Tuberkel-Bacillen vollständig im Auswurf und kamen nicht mehr darin vor, während Bacterium termo in immer grösserer Quantität darin vorhanden war. (Der Auswurf wurde täglich untersucht.) Das Fieber nahm ab, so dass in den letzten Tagen der Beobachtung die Abendtemperatur nicht mehr 38° C. erreichte und das Körpergewicht nahm um 600 Gr. zu; das Aussehen der Patientin war sehr gebessert, der Allgemeinzustand lobenswerth, das subjective Kraftgefühl bedeutend gehoben. Thiere, denen die nun micro-

---

*) Centralblatt für die med. Wissenschaften 1885, pag. 513.

scopisch an Tuberkel-Bacillen freien Sputa inoculirt wurden, gaben kein Zeichen tuberculöser Erkrankung."

Cantani hatte mit dieser Veröffentlichung die Aerzte, welche über ein reichlicheres Krankenmaterial verfügen, einladen wollen, weiter zu prüfen. Ich kam dieser Einladung nach und liess bei 8 Patienten Bacterium termo inhaliren, habe aber bei keinem einzigen Patienten irgend ein Resultat erzielt, wie Ballagi*) auf meinen Wunsch mitgetheilt, weil inżwischen Tuchel, Karassik und Lalama nur günstige Resultate gesehen haben wollten. — Aber Laaser veröffentlichte in derselben Zeitung bald darauf**), dass er unter 7 Patienten mit weit vorgeschrittener Tuberculose zwei Besserungen und eine Heilung mit dem Bacterium termo erzielt habe.

Ich liess nun von Neuem die Inhalationen von Bacterium termo in Gebrauch nehmen. In einem Falle wurde das Fieber geringer, auch verminderten sich die Tuberkel-Bacillen, so dass ein günstiger Erfolg zu verzeichnen gewesen wäre, wenn wir eilfertig mit Berichten oder die Patientin abgereist wäre. Ich machte aber schon damals meinen Assistenten darauf aufmerksam, dass dies nur eine Episode in dem so wechselvollen Bilde der Lungenschwindsucht sei, dass sich Fieber und Bacillen wieder nur zu bald einfinden würden. So geschah es auch. Binnen kurzer Zeit traten Bacillen in Mengen auf wie kaum zuvor.

Ich halte also unbedingt die Ansicht aufrecht, dass Einathmung von B. termo einen günstigen Einfluss auf die Lungenschwindsucht nicht ausübt.

---

*) Allgemeine med. Centralzeitung 1886, pag. 462.
**) l. c. pag. 514.

Was nun die Empfehlung der Seefahrten betrifft, weil die Luft überm Meere staubfrei sein soll, so hat den Beweis, dass die Luft, trotz Miquels Untersuchungen, überm Meere nicht immer staubfrei ist, Helmholtz geführt. Derselbe hat nämlich die Behauptungen von Coulier und Aitken durchaus bestätigt, dass zur Bildung des Nebels die „Nebelkügelchen", nämlich die Bläschen, aus welchen die ersteren zusammengesetzt sind, stets eines festen oder flüssigen Anhaltkernes bedürfen, welchen ihnen besonders der in der Luft schwebende Staub liefert. In einer durch Wattefilter oder durch ruhiges Stehenlassen in geeigneten Gefässen vollständig von Staub etc. gereinigten und in der mit Wasserdampf vermischten Luft findet daher auch unmöglich eine Nebelbildung statt.

Da aber das Meer auch seine Nebel hat, so folgt daraus unwiderleglich, dass auch die Luft über dem Meere staubfrei nicht ist, wie so vielfach von den Aerzten angenommen wird.

Die Lehre, dass die Therapie der Lungenschwindsucht wesentlich bedingt ist durch den möglichst ausgedehnten Genuss der reinen frischen Luft und der Sonne, so dass man sich daraus den jour medicale construirt hat, um danach beurtheilen zu können, welchem Curort der Vorzug zu geben ist, basirt ebenfalls nicht auf Thatsachen, sondern auf der Deduction, dass es zweckmässiger erscheint in frischer, von der Sonne beschienener Luft zu leben als nicht. Dies mag im Allgemeinen richtig sein, es könnte daher ebenso bei allen chronischen Erkrankungen empfohlen werden; es ist aber kein Heilmittel für die Lungenschwindsucht, sondern bei dieser höchstens ein Adjuvans. Die Thatsachen sprechen hier, wie so oft, eine andere Sprache als die Deduction.

Was zunächst die Sonne betrifft, so fürchte ich im Sommer nichts so sehr als eine Reihe von sonnigen Tagen. Haemoptoë ist dann zu fürchten. Auch im Winter ist die Sonne in den Höhencurorten nicht nöthig, um gute Erfolge zu erzielen. Auch von Davos ist dies durch die Davoser Blätter jüngst anerkannt worden. Ebenso wenig ist der Genuss von frischer Luft nothwendig. In jedem Jahre kann ich viele Beweise dafür beibringen, dass Patienten, die mit hohem Fieber herkommen, deshalb Monate hindurch im Bett liegen müssen, nicht an die frische Luft kommen. — Denn geöffnete Fenster machen die Stubenluft noch lange nicht zu frischer Luft — und doch während des Bettliegens das Fieber verlieren, an Körpergewicht zunehmen und in den Lungen bedeutende Besserung erzielen.

Grade die höchste Zunahme am Körpergewicht, die ich überhaupt bei einem Lungenschwindsüchtigen erzielt habe, ist bei einer Dame aus Belgien vorgekommen, welche mit allen Erscheinungen der Consumption hier angekommen ist: Fieber gegen 40°, bedeutende Nachtschweisse und Abmagerung, Appetitlosigkeit, massenhaft eitrigen Auswurf mit vielen elastischen Fasern und Tuberkelbacillen. Dieselbe blieb 15 Monate hier und hat fast den grössten Theil ihres Aufenthaltes im Bett und nicht in frischer Luft zugebracht und sie ist relativ geheilt abgereist. Die Zunahme am Körpergewicht betrug 41 Kilo! Der Auswurf war minimal, keine Spur von elastischen Fasern und nur ab und zu ganz vereinzelte Bacillen darin. Die Frau steht jetzt seit 3 Jahren ihrem Haushalt vor, ein Recidiv ist nicht eingetreten.

In den Höhencurorten, d. h. in solchen, die sich der Immunität erfreuen, kommt es eben nicht darauf an, dass sich der Kranke möglichst in frischer Luft und in der Sonne aufhält, sondern dass in Folge klimatischer Factoren (aber nicht der Sonne) die Bewohner derselben fast frei von Schwindsucht sind, d. h. dass diese klimatischen Factoren allmälig der dritten Indication Liebermeister's genügen, nämlich die Widerstandsfähigkeit der Bewohner und auch event. der Kranken zu vermehren und den Geweben eine grössere vitale Energie zu geben.

Auf dieses Princip gründet sich auch meine Heilmethode, die, auf klinischer Basis fussend, selbst nach dem Urtheile meiner Gegner einen Umschwung in der Therapie der Schwindsucht hervorgerufen hat, obschon sie, wie wir gesehen, von den oben citirten Autoren mit keiner Silbe erwähnt wurde. Nur Weber*) sagt: „Görbersdorf muss für Europa als die Wiege der Bergcurorte und der abhärtenden freien Luftbehandlung in verständnissvoller Verbindung mit der Hydropathie gelten. Dr. Herrmann Brehmer hat das Verdienst, diese Combination in systematischer Weise und in Verbindung mit einer strengen Ueberwachung der Kranken speciell in hygienischer und auch therapeutischer Beziehung eingeführt zu haben."

Auch Rossbach gesteht zu**): „Obwohl alle Stützen der Brehmer'schen Phthisiotherapie hinfällig geworden sind, practisch hat die combinirte Brehmer'sche Behandlung nicht nur die grösste Bedeutung behalten, sondern auch wirklich sehr hervorragende Heilungsergebnisse erzielt.

---

*) Weber, l. c. pag. 98.
**) Rossbach, l. c. pag. 66.

Ich werde aber zeigen, dass nicht Alles hinfällig ist, was man für hinfällig erklärt, und dass, wenn meine Heilmethode, die nur eine logische Consequenz der Aetiologie der Phthise vom Standpunkt der klinischen Erfahrung ist, wirklich, wie Rossbach selbst zugiebt, in der Praxis hervorragende Heilungsergebnisse erzielt hat, dann auch die Prämissen wahr sein müssen. Die Praxis ist ja das Experiment auf die Richtigkeit jeder Theorie.

Die

chronische Lungenschwindsucht,

ihre

Prophylaxis und Therapie

vom

Standpunkte der klinischen Erfahrung.

1. Die Aetiologie der chronischen Lungenschwindsucht.

Jede chronische Krankheit kann zielbewusst nur dann mit Aussicht auf Erfolg behandelt werden, wenn man das Wesen ihrer Entstehung kennt, sie gleichsam vor seinem geistigen Auge entstehen sieht. Nun wissen wir freilich, dass der Tuberkel-Bacillus der Krankheitserreger der Tuberculose der Lunge ist, wir können uns aber trotzdem kein Bild davon machen, wie die Lungenschwindsucht entsteht. Die Therapeuten können zu dem Zwecke der Disposition nicht entbehren. Aber leider können auch sie keine klare Definition geben, nicht sagen, worin die Disposition besteht. Selbst Ziemssen giebt darüber keinen Aufschluss. Er sagt: Die Erfahrung nöthigt uns entschieden aber zu der Annahme, dass der absolut gesunde menschliche Organismus sich sehr resistent gegen die dauernde Ansiedelung des Bacillus verhält und dass eine wirksame Aufnahme desselben in den Lungen, Därmen u. s. w. nur dann geschieht, wenn gewisse Bedingungen vorhanden sind, welche die Ansiedelung und Vermehrung der Pilze begünstigen. Dieses noch unbekannte pathologische Etwas nennen wir bekanntlich Anlage, Disposition zur Tuberculose und bezeichnen damit eine gewisse Constitution der Gewebe des Organismus, welche für die Ansiedelung einen günstigen Nährboden abgiebt. Ohne diese Anlage, welche eben so gut er-

10*

erbt als erworben sein kann, können wir vorderhand nicht auskommen. Sie besteht ja auch für andere Infectionskrankheiten, für Typhus, Cholera, Ruhr u. s. w.; warum soll denn nicht auch eine Disposition für die Ansiedelung des Tuberkel-Bacillus angenommen werden?"

„Worin besteht nun aber diese Disposition, welche nächst der Erblichkeit die grösste Rolle in der Lehre von der Aetiologie der Tuberculose spielt? Wir wissen es nicht. Wir wissen wohl ganz allgemein, wie ein solch hereditär belasteter Mensch aussieht, auch wissen wir, welche Causalmomente diese Disposition erzeugen können, aber worin das Wesen der Disposition besteht, welchen morphologischen, chemischen oder physiologischen Veränderungen sie ihre Entstehung verdankt, das ist noch ganz unbekannt."

„Auch mit dem äusseren Bilde der ererbten Disposition, dem sog. phthisischen Habitus, ist oft recht wenig zu machen. Der schlanke Körper, die flache Brust, die dünnen Glieder, der zarte Teint, die Vulnerabilität der Schleimhautgefässe, die Neigung zu Nasenbluten, zu catarrhalischen Entzündungen des Kehlkopfes, die Häufigkeit der Herzpalpitationen, Blutwallungen, der circumscripten Wangenröthe u. s. w. — das Alles ist ja in vielen Fällen sehr deutlich ausgesprochen, in manchen Fällen aber ist wenig oder gar nichts davon zu bemerken. Wie viele robuste junge Leute werden vermöge ihrer Familienanlage tuberculös trotz ihres gedrungenen Körperbaues, ihrer derben Muskulatur, ihrer natürlichen Hautfarbe u. s. w.*)"

Wenn selbst Ziemssen so spricht, so begreift man daher auch die widerspruchsvolle bisherige Therapie der chronischen

---

*) v. Ziemssen's klinische Vorträge, 8. Vortrag pag. 8.

Luugenschwindsucht, wie wir sie im vorigen Kapitel gesehen haben, die, von der medicamentösen Ordination abgesehen, andererseits doch nur allgemein gültige Lehren enthielt, auf welche Weise zweckmässig gelebt werden soll, Lehren die aber ebenso zweckmässig auch bei andern chronischen Krankheiten gegeben werden.

Eine zielbewusste Therapie ist eben unmöglich, so lange wir nicht wissen, worin die Disposition besteht, um gegen diese unsere Thätigkeit richten zu können.

Eine Vorstellung von der Disposition können wir aber nur gewinnen durch Erkennung des phthisischen Habitus. Dieser ist ja die Disposition in der höchsten Potenz, sodass jeder Arzt im Voraus sagen kann, dass dessen Träger mit allergrösster Wahrscheinlichkeit an Lungenschwindsucht erkranken resp. sterben wird.

Der phthisische
Habitus.

In dieser höchsten Potenz der Disposition müssen ja die Elemente der Disposition an sich zu finden sein; freilich werden diese in den Fällen der Phthise, die so vielfach auch ohne den phthisischen Habitus vorkommen, bedeutend weniger auffallend ausgeprägt sein, sodass man sie leicht übersehen könnte, wenn man durch den phthisischen Habitus nicht orientirt wäre. Welche Abweichung bietet nun dieser phthisische Habitus?

Rokitansky hat diesen Habitus vortrefflich geschildert und dabei hervorgehoben, dass derselbe sich besonders characterisirt durch ein zu voluminöses Lungenorgan neben einem zu kleinen Herzen.

Dieser Befund war von Niemandem angezweifelt worden, weil — diese Thatsachen unverstanden und desshalb unbeachtet blieben. Mir wurde jedoch, als ehemaligem Mathematiker, sofort klar, dass darin die Elemente der Disposition für die phthisische Erkrankung gegeben sind. Denn dadurch wird nicht blos klar, dass die Ernährung des gesammten Organismus darniederliegen, sondern dass auch am meisten die Lunge darunter leiden müsse, weil beim phthisischen Habitus die Lunge das einzige Organ ist, das abnorm gross ist, das Missverhältniss, das zwischen Herz und allen Körpertheilen besteht, am bedeutendsten ist zwischen Herz und Lunge, also auch zuerst in der Lunge zum Ausdruck kommen muss.

Diese Anschauung brachte ich 1853 in meiner Doctor-Dissertation zum Ausdruck. Von da ab regte sich der Widerspruch, und nicht etwa gegen Rokitansky, sondern gegen mich, obschon man nicht meine Schlussfolgerungen, sondern die qu. Thatsachen bestritt, obschon diese von Rokitansky stammten und von mir nur die logische Verbindung zwischen ihnen zum Verständniss von der Ursache resp. von der Disposition zur Phthise.

So viele Gegner aber auch entstanden, Alle bekehrten sich, sobald sie anfingen zu arbeiten, um die Thatsachen zu widerlegen, wie ich in meiner Aetiologie gezeigt habe. Beneke nimmt darunter den ersten Platz ein.

Auf diesen in meiner Dissertation mitgetheilten Thatsachen basirt meine Heilmethode, deren Erfolge selbst meine Gegner zugestehen. Ich hatte nämlich schon damals, 1853, den logischen Schluss gezogen, den ich als These aufstellte, dass die chronische Lungenschwindsucht im ersten Stadium immer heilbar ist. Denn mir war klar, dass es ein Mittel geben müsse, um das kleine schwache Herz zu kräftigen, zu stärken, zu einer besseren Entwickelung zu bringen und so das Missverhältniss zwischen Herz und Lunge zu vermindern, resp. zu beseitigen, d. h. also die Lungenschwindsucht zu mildern, resp. zu heilen. Diese Ansicht befestigte sich immer mehr, als ich unmittelbar darauf constatiren konnte, dass in der Umgegend von Görbersdorf die Schwindsucht seltener sei, in Görbersdorf selbst sogar fast gänzlich fehle, und dass die Bewohner ein kräftiges, zuweilen sogar etwas hypertrophisches Herz besitzen. Hypertrophie schliesst aber bekanntlich die Lungenschwindsucht fast aus.

Als ich nun später bei einer Vorarbeit über die Wirkung der Arzneimittel die Wirkung des Luftdruckes studirte und fand, dass eine Verminderung des Luftdruckes die Pulsfrequenz, also die Action des Herzens vermehrt: da glaubte ich in dem verminderten Luftdrucke nicht blos die Ursache für die Immunität von Görbersdorf für Schwindsucht, sondern auch ein mächtiges Heilmittel für diese Krankheit gefunden zu haben.

So entstand meine Heilmethode mit ihren jetzt unbezweifelten Erfolgen, die mir aber damals den Titel eines Charlatans einbrachten. Genauer werde ich weiter unten darüber handeln. Bevor ich jedoch weiter gehe, muss ich hier schon einen Einwand zurückweisen, der erhoben werden könnte. Cohnheim hat nämlich schon vor Entdeckung des Tuberkel-Bacillus bestritten, dass der phthisische Habitus als Prototyp der Disposition für die Lungenschwindsucht betrachtet werden kann; womit meine Anschauung selbstverständlich fallen müsste und damit auch die Lehre von bestimmten morphologischen Abweichungen bei der Disposition. Cohnheim behauptete nämlich, dass der phthisische Habitus nicht die Disposition für die Tuberculose, sondern das Product derselben sei, indem das im

Körper vorhandene tuberculöse Virus die Entwickelung des Körpers beeinflusse und so den phthisischen Habitus erzeuge. Es ist daher von der fundamentalen Wichtigkeit zu beweisen, dass Cohnheims Behauptung eine irrige ist.

In meiner Aetiologie der chronischen Lungenschwindsucht habe ich nun klinisch nachgewiesen, dass diese Behauptung irrig sein muss, da sich der qu. Bau auch bei Individuen entwickelt, die aus Familien stammen, in denen niemals die Lungenschwindsucht vorgekommen ist, er also nicht die Folge des tuberculösen Virus sein kann.

Die von Rokitansky angegebenen Missverhältnisse zwischen der Grösse des Herzes und der Lunge beim phthisischen Habitus können also nach wie vor als die exquisite Disposition für tuberculöse Erkrankung der Lunge betrachtet werden.

So wichtig es auch für die Erkenntniss der Disposition ist, diese aus den morphologischen Verschiedenheiten des phthisischen Habitus abzuleiten, so hat dieser Schluss doch nur dann einen Werth, wenn die Erfahrung am kranken Menschen, die klinische Erfahrung ihn bestätigt. Sie allein entscheidet und nicht die pathologische Anatomie, nicht die experimentelle Pathologie, über diese Frage. Auch ist zu erhoffen, dass dann die klinische Erfahrung gleichzeitig die Frage beantworten wird, wodurch entsteht die Disposition. Für die Therapie ist dies ja von grösster Wichtigkeit. Denn es ist selbstverständlich viel schwieriger, oft sogar unmöglich, das Entstandene zu beseitigen oder dessen Folgen zu paralysiren, als das Entstehen zu verhindern.

Zur Lösung dieser Frage ist aber selbstverständlich ein massenhaftes klinisches Material nothwendig. Denn nur in der

Masse verschwindet das Zufällige des einzelnen Falles und tritt das Gemeinsame frappirend zu Tage. Leider ist dies unbeachtet gelassen worden.

Es könnte nun auffällig erscheinen, dass gerade für die verbreitetste aller Krankheiten die Kliniken nicht genügendes anamnestisches Material geliefert haben sollen. Aber wenn man bedenkt, dass die öffentlichen Kliniken fast nur von ungebildeten Ständen aufgesucht werden, so ist es nicht mehr auffällig, dass diese Patienten genaue anamnestische Angaben über eine chronische Krankheit nicht machen können.

Diesen Mangel von klinischem Material haben die bedeutendsten Kliniker selbst zugestanden, indem sie sich an die Spitze der Sammelforschung über die Aetiologie der Phthise gestellt haben, die freilich auch ein Fiasko an Material ergeben hat.

Die klinische Forschung für die Aetiologie der Phthise war also nur auf die Heilanstalten angewiesen, die von Lungenkranken der gebildeten Stände besucht wurden.

Vom Beginn meiner Thätigkeit habe ich nun der Erforschung des Entstehens der Lungenschwindsucht grosse Sorgfalt gewidmet. Ich ging dabei von dem Grundsatze aus: Der Mensch ist in erster Linie das Product seiner Zeugung und in zweiter Linie das der auf ihn einwirkenden Verhältnisse.

Beide Punkte suchte ich durch's Kranken-Examen möglichst erschöpfend klarzustellen. Aber selbst bei gebildeten Menschen ist das meist sehr schwer. Denn, um den Einfluss der Zeugung festzustellen, musste ich bis zu den Grosseltern hinaufgehen und — es ist erstaunlich, wie wenig auch die gebildeten Menschen über die Eltern und Grosseltern orientirt sind, wenn diese bereits gestorben sind. Mit der nöthigen Ausdauer und Arbeit wurde aber auch diese Schwierigkeit überwunden und so verfügte ich seiner Zeit über ein Material von 12,000 Krankheitsfällen, durch die sich immer mehr und mehr bei mir die Ueberzeugung Bahn brach, dass der Tuberkel-Bacillus allein die Entstehung der chronischen Lungenschwindsucht nicht erklärt. Als nun Frerichs unter allgemeinem Beifall des Congresses für innere Medicin erklärte, dass die Beobachtung am kranken Menschen „die Grundlage unserer Forschung, der eigentliche Boden unserer Erkenntniss ist und für immer bleibt", da hielt ich mich für verpflichtet, meine Beobachtungen am kranken Menschen über die Entstehung der Lungenschwindsucht zu sichten und bearbeitet den Aerzten zu unterbreiten. Ich veröffentlichte das Resultat meiner ätiologischen Beobachtungen am kranken Menschen, die auf 12,000 Fälle fussen, 1885 unter dem Titel: „Die Aetiologie der chronischen Lungenschwindsucht vom Standpunkte der klinischen Erfahrung."

Ich verweise darauf, muss jedoch die Ergebnisse jener Arbeit hier mittheilen, um dadurch die Prophylaxe und die Therapie der chronischen Lungenschwindsucht verständlich zu machen, die Beweise für diese ätiologischen Momente sind in jenem Buche nachzusehen und zu prüfen.

In gesunden Familien entsteht die Lungenschwindsucht in Folge von Anpassung. Zunächst suchte ich die Frage zu beantworten*): „Welche äusseren Verhältnisse lassen den Arzt von Haus aus vermuthen, dass in einer bisher durchaus gesunden Familie, in der bisher nie ein Fall von Schwindsucht vorgekommen ist, ein bestimmtes Familien-Mitglied an Phthise erkranken wird, während die übrigen gesund bleiben?"

*) Brehmer, l. c. pag. 178.

Die Beantwortung dieser Frage muss von fundamentaler Wichtigkeit sein, sie allein lehrt die Entstehung der Disposition für Lungenschwindsucht und macht die spätere Erblichkeit verständlich.

Die Antwort lautet*): „Es ist wahrscheinlich, dass die letzten Sprösslinge einer zahlreichen Familie, deren Erzeuger an sich durchaus gesund und kräftig sind, **phthisisch** erkranken werden, **während die vorher geborenen** Kinder gesund bleiben. Es scheint, dass diese Wahrscheinlichkeit erst mit dem sechsten Kinde beginnt. Es ist aber durchaus nicht nothwendig, dass just schon das sechste erkrankt, es können auch erst die folgenden erkranken. Befördert wird die Erkrankung, wenn die Kinder nur ein Jahr auseinander sind.“

„Die Phthise kommt aber nicht blos bei den letzten Sprossen einer zahlreichen Familie vor, sie tritt auch auf in Familien, die zahlreiche Kinder nicht aufweisen, oder bei denen schon die älteren Kinder phthisisch werden, obschon in ihr in aufsteigender Linie nie ein Fall von Phthise vorkommt.“ **)

Die Erklärung dafür findet sich darin, dass „entweder beide Eltern oder doch wenigstens eines davon zu den Kindern durchaus gesunder Eltern gehört, von denen, als zu den letzten Sprösslingen einer zahlreichen Familie gehörend, der Arzt schon vermuthen konnte, dass sie selbst an Lungenschwind-

---

*) Brehmer, l. c. pag. 215.
**) Brehmer, l. c. pag. 219.

sucht erkranken werden resp. disponirt sind*), aus irgend einem Grunde jedoch selbst nicht erkrankt sind.“

Die einen Fälle gehören zur directen Anpassung, die andern zur indirecten Anpassung. Unter indirecter Anpassung verstehen wir ja „diejenigen Ernährungsveränderungen des Organismus, welche erst in den von ihm erzeugten Nachkommen, also mittelbar ihre Wirkung äussern und bestimmte Veränderungen in der Mischung, Form und Function des kindlichen Organismus zur Erscheinung bringen, welche an dem unmittelbar betroffenen elterlichen Organismus nicht sichtbar wurden.

Erinnern wir uns hier, dass die Anpassung des Organismus immer mit morphologischen Veränderungen desselben verbunden ist, so begreifen wir auch die Heredität, die ja sofort vorhanden ist, wenn die durch Anpassung zur Phthise disponirten Personen vor ihrem Tode an Schwindsucht Kinder gezeugt haben. Für uns existirt also auch nicht der Streit, ob die Schwindsucht als solche erblich ist. Nach unserer Anschauung vererbt sich nur die von den Eltern durch Anpassung erworbene morphologische Veränderung, welche zur Erkrankung an Schwindsucht disponirt, die aber durchaus nichts Pathologisches hat, sondern nur vom normalen Bau in manchen Punkten morphologisch abweicht.

Welcher Art diese morphologischen Veränderungen sind, lässt sich auf Grund des klinischen Materials theils folgern, theils auf Grund des Thierexperiments in der Thierzucht, das doch ebenso beweisend sein muss, wie das Experiment im Laboratorium, direct beweisen.

Das klinische Material hat aber ergeben, — worüber event. mein Hauptwerk nachzusehen ist —, dass sich unter den oben

---

*) Brehmer, l. c. pag. 260.

angegebenen äusseren Verhältnissen sogar in einzelnen Fällen der phthisische Habitus entwickelt, obschon in den betreffenden Familien bisher nie Schwindsucht vorgekommen war.

Aber nicht einzelne Fälle können hier maassgebend sein, sondern maassgebend kann nur sein, was die klinische Beobachtung in der überwiegend grössten Mehrzahl der Fälle lehrt, und welche morphologische Veränderungen daraus zu erschliessen sind. Die am citirten Ort angegebenen Krankengeschichten „bieten zwar nichts, was jedem Falle ausnahmslos gemeinsam ist, aber zwei Notizen kehren fast bei allen Fällen gemeinschaftlich, ab und zu jedoch auch nur eine von beiden, immer wieder. Die eine betrifft Herzpalpitationen während der Geschlechtsentwickelung oder in seltenen Fällen auch später bei Körperbewegungen, und die andere besagt, dass Patient nie ein starker Esser gewesen."

Und wenn Rühle in der neuesten Auflage von v. Ziemssen's Pathologie und Therapie dieser Angabe, dass der Phthisiker nie starker Esser gewesen ist, widerspricht, so bestreite ich die Berechtigung der Negation aufs entschiedenste. Rühle steht gar nicht das grosse Material zu Gebote, das mir zu Gebote gestanden hat und noch steht, um mit Recht widersprechen zu können, und bei kleinem Material kann die Ausnahme die Regel vortäuschen. Ich habe ja selbst angegeben, dass ich nicht bei jedem Falle notiren konnte: nie starker Esser gewesen. Kommen zufällig solche Ausnahmen hinter einander auf die Klinik, so ist die Täuschung fertig. Und auf wie wenig Fälle baut man gerade in der Tuberculose seine Schlüsse. Ricochon hat auf dem Pariser Congresse zur Erforschung der Tuberculose der Menschen auf 53 Beobachtungen seine Betrachtungen darüber aufgebaut! Und Nocart als

Referent darüber, wie weit der Genuss des Fleisches und der Milch tuberculöser Thiere die Gefahr der Ansteckung mit sich bringt, motivirt die Empfehlung der Ziegenmilch damit, da die Tuberculose der Ziege bis heute noch niemals beobachtet worden ist. Und doch ist bekannt, dass gerade bei der Tuberculose der Ziege Cavernenbildung in der Lunge vorkommt wie beim Menschen.

Betrachten wir nun die Herzpalpationen; wie sind diese aufzufassen?

Welche morphologischen Veränderungen sind aus dem klinischen Ergebnisse zu folgern?

Diese Herzpalpitationen ohne Herzerkrankung sind ein deutlicher Beweis dafür, dass ein Missverhältniss zwischen der Leistungsfähigkeit des Herzens und den Ansprüchen vorhanden ist, die der Körper an das Centrum des Circulations-Apparates stellt und zwar so lange, bis ein labiles Gleichgewicht zwischen beiden hergestellt und subjectiv dann nichts mehr gefühlt wird; häufig genug, nachdem eine Haemoptoë stattgefunden hat. In den meisten Fällen sind wir dann aber berechtigt, anzunehmen, dass die betr. Personen eine morphologische Veränderung dadurch erlitten haben, dass das Herz nicht gleichmässig sich weiter entwickelt hat, sondern klein und schwach geblieben ist, also ein hyplastisches Herz sich herausgebildet hat.

Als zweites Gemeinsames finden wir fast in allen Fällen notirt die functionelle Eigenthümlichkeit: Patient war nie ein starker Esser.

Da nun jede Anpassung, jede Veränderung am thierischen Organismus auf Veränderung in der Ernährung zurückgeführt werden muss, so muss die Eigenthümlichkeit, „von Kindheit an nie viel gegessen zu haben," jedenfalls bedeutende morphologische Veränderungen bedingen. Um dieses Fundament der morphologischen Veränderungen besser zu verstehen, lasse ich hier ausführlich das folgen, was ich darüber in meiner Aetiologie der chronischen Lungenschwindsucht gesagt habe.*)

Welche morphologische Veränderungen erzeugt eine dauernd geringe Nahrungszufuhr?

Wir können natürlich nicht fragen, wodurch war diese Eigenthümlichkeit bedingt. Denn Eigenthümlichkeiten kann die Medicin doch nicht erklären. Wir müssen umgekehrt fragen, wie wirkt diese Eigenthümlichkeit auf den wachsenden Menschen.

Fragen wir danach die Lehrbücher der Medicin, so finden wir darauf keine Antwort. Man scheint sich also in der Medicin diese Frage überhaupt noch nie vorgelegt zu haben. Und doch muss der Einfluss dieser Eigenthümlichkeit ein sehr bedeutender sein; denn jedes an sich unbedeutende Agens wirkt bei fortgesetzter Dauer mächtig umstimmend und umschaffend auf den Organismus.

In Reisebeschreibungen finden wir darüber wohl Andeutung insofern, als z. B. Billing in seiner Reise nach den nördlichen Gegenden von russisch Asien hervorhebt, dass die Jakuten, die in den Wiesen an der grossen Südseite des Gebirges in Wohlstand leben, 5 Fuss 10 Zoll bis 6 Fuss 4 Zoll gross, stark und gewandt sind, wogegen die an der Nordseite in kümmerlichen Verhältnissen lebenden Jakuten unter mittelgross, verkümmert und von ungesunder Farbe sind. Aehnlich verhält es sich mit dem wohlhabenden Wandervolke der Rennthier-Tschuktschen und dem an der Küste festsitzenden ärmlichen Tschuktschenstamm, über welchen sich jener auch die Herrschaft anmasst.

------

*) Brehmer, l. c. pag. 454 seq.

Aber hier spielt doch jedenfalls noch die Lebensweise, so wie sonst Kummer und Sorge, eine Rolle, so dass wir daraus keinen Schluss ziehen dürfen über die Wirkung der Eigenthümlichkeit, dass ein Mensch auch während des Wachsens nie ein starker Esser gewesen ist.

Bedeutend müssen die Folgen dieser Eigenthümlichkeit sein, denn Darwin hat uns gelehrt, dass die Varietäten und sogar neue Species zwar nur durch Anpassung entstehen, dass aber „alle Anpassungs-Erscheinungen in letzter Instanz auf Ernährungs-Vorgängen beruhen," dass der „Stoffwechsel, welcher allen Ernährungs-Erscheinungen zu Grunde liegt, zugleich die Ursache und die Grundbedingung aller der Veränderungen ist, welche der Organismus durch Anpassung eingeht.*)

Der Magen der Wiederkäuer bleibt nach Wollny einfach, wie er im Jugendalter derselben sich darstellt, wenn sie ausschliesslich mit Milch ernährt werden. Nathusius hat gezeigt, welch' bedeutende Veränderungen am Schweineschädel schon in der ersten Generation erzielt werden können, nur durch Veränderung in der Ernährung. Und die englischen Taubenzüchter können in einigen Jahren jede Farbe jeder beliebigen Feder geben. Wenn nun solche Veränderungen erzielt werden durch Nahrungsänderung, deren Vorhandensein den Nichtzüchtern kaum bemerklich sein dürfte, wie viel augenfälliger müssen erst die Aenderungen des Organismus sein, die derselbe dadurch erleidet, dass er von Geburt an dauernd wenig Nahrung zu sich nimmt!!

In der Medicin können freilich dergleichen Veränderungen nicht bekannt sein, denn der Mensch kann nie das Object des

*) Häckel, Generelle Morphologie, Bd. II, p. 192, 193.

Experimentes sein. Wohl aber giebt die Thierzucht darüber
Andeutungen, wenn nicht gar vollständige Aufklärung. Namentlich sind hier hervorzuheben die Arbeiten von Nathusius
und ganz besonders von Baudement. Letzterer wies in
seiner Arbeit: „Observations sur les rapports, qui existent
entre le developpement de la poitrine, la conformation et les
aptitudes des races bovines," nach, dass die Entwicklung
der Brust das Maassgebende für die Entwicklung
des Thieres ist, dass die Ochsen ein um so „grösseres"
lebendes Gewicht geben, je umfangreicher ihre Brust, und
zwar ganz unabhängig von den anderen Dimensionen des
Körpers, unabhängig von der Höhe, der Länge des Rumpfes.

Er wies aber ferner nach, dass die Lehre von Werkerlin,
David Low und John Sinclair, dass die Grösse der Lunge
mit dem Brustumfange in directe Beziehung zu stellen sei, so
zwar, dass einem grossen Brustumfange grosse Lungen und
einem kleinen Brustumfange, also einer beengten Brust, kleine
Lungen entsprechen: durchaus den Thatsachen **nicht**
entspricht. **Vielmehr findet das Gegentheil statt.** Man
findet vielmehr, dass das absolute und constant das relative
Gewicht der Lunge (das Gewicht der Lunge im Verhältniss
zu 100 Kilo des lebenden Gewichts) im Verhältniss zu demselben lebenden Gewicht, um so kleiner ist, je grösser
der Brustumfang ist, und um so grösser, je kleiner der
Brustumfang ist.

Je vollständiger die Rindviehrassen in Hinsicht der Fleischproduction und der Mastthätigkeit entwickelt sind, um so entwickelter ist der Thorax mit kleinen Lungen. Ein Ochse
z. B. mit dem kleinsten lebenden Gewicht (620 Kilo) giebt
das grösste relative Gewicht der Lunge (0,484), der Ochse

Das Thierexperiment, grosse od. kleine Lungen zu erzielen.

mit dem höchsten lebenden Gewicht (1130 Kilo) hatte das kleinste relative Gewicht der Lunge (0,311).

In den leichteren Rindviehrassen, verglichen mit den entwickelteren, schwereren und mastfähigeren Ochsen, haben die Lungen im Verhältniss zum lebenden Gewicht immer ein grösseres Gewicht.

Unter den Thieren ein und derselben Rasse trifft man das geringste relative Gewicht der Lunge bei den Exemplaren, welche das bedeutendste lebende Gewicht haben und umgekehrt das grösste relative Gewicht bei den Exemplaren, welche das kleinste lebende Gewicht haben.

Das Gewicht der Lunge ist jedoch nicht proportional dem Totalgewicht des Körpers; bei den Thieren mit einem geringen lebenden Gewicht ist es relativ grösser als bei den schwereren Thieren.

Aus diesen Thatsachen ergiebt sich, von welch' eminenter Wichtigkeit die Grösse der Lungen für den Gesammtorganismus der Thiere und speciell die Kleinheit der Lungen für die Thiere ist. Diese gehören dann zu den guten Futterverwerthern, und zu den edleren Rassen.

Diese an Rindern gemachten Beobachtungen passen aber durchaus auch auf andere Thiere und auch auf den Menschen. Denn auch hier entspricht, wie wir oben gesehen haben, eine flache Brust, also ein kleiner Brustumfang einem voluminösen grossen Lungenorgan, wie Rokitansky wenigstens bei Schilderung des phthisischen Habitus gelehrt hat, einem Lungenorgan, das seine scheinbare Kleinheit von vorn nach hinten im Uebermaass durch seine Länge compensirt.

So interessant diese Beobachtungen und Vergleichungen an sich sind, so scheinen sie doch in keiner Verbindung mit unserer Frage zu stehen: wie wirkt gerade der Umstand einer geringeren Ernährung von Jugend an auf die Entwicklung des Organismus überhaupt ein?

Und doch zeigen die Thierbeobachtungen den einzigen Weg, auf dem vielleicht die Frage zu entscheiden ist. Denn jedenfalls können uns diese Untersuchungen von Baudement Auskunft darüber geben, wodurch es möglich ist, einen Einfluss auf das Wachsthum der Lungen auszuüben, also kleine Lungen zu erzielen. Denn die Rindviehrassen mit den kleinen, an Gewicht leichteren Lungen, aber einem weiteren Brustumfange sind ja Producte der Thierzucht. Die Thierzüchter müssen also angeben können, wodurch sie diese edleren Rassen mit den kleinen Lungen geschaffen haben. Die Antwort der Züchter lautet darauf, und Baudement's sowie Nathusius' Beobachtungen stimmen darin überein:

Die Weite der Brust und des damit zusammenhängenden Gewichts der Lunge, das um so kleiner ist, je grösser der Brustumfang ist, giebt Aufschluss über die **Art, in welcher das Thier in seiner Jugend ernährt worden ist. Die Ernährung muss in der Jugend eine abundante sein,** um kleine Lungen zu erzielen. Der ganze summarische Inhalt des Themas von Bildung und Verbesserung der Rassen, und demnach das ganze physiologische und ökonomische Problem der Thierzucht beruht auf der **Ernährung des jungen Thieres.**

Wird dagegen ein Thier, namentlich in der Jugend während des Wachsthums **nicht** reichlich ernährt, so bildet sich das Gegentheil aus, die

Brust wird **weniger** umfangreich und die Lungen **gross.**

Damit ist nun auch unsere Frage beantwortet: wie wirkt der Umstand, dass ein Mensch **nic** ein starker Esser gewesen ist, also auch in seiner Jugend eine abundante Ernährung nicht gehabt hat? Die Antwort lautet: er wird ein schlechter Futterverwerther mit **geringem Brustumfange und grossem Lungenorgan.**

Zu bemerken ist hier noch aus den Erfahrungen der Thierzucht, dass die schlechten Futterverwerther auch in den späteren Jahren selbst bei reichlichstem Futter doch schlechtere Futterverwerther bleiben, so dass also das in der Jugend gereichte abundante Futter später sehr gute Zinsen bringt.

Die abundante Ernährung hat aber nicht blos Einfluss auf Entwicklung eines grossen Brustumfanges mit kleinen Lungenorganen — und umgekehrt — sondern scheint auch noch Einfluss auf das Herz und namentlich auf das Verhältniss des Gewichts der Lungen zum Gewicht des Herzens und somit auf die Ernährung der Lunge zu haben.

Dies Verhältniss zwischen Herz und Lunge unterliegt beim Rinde sehr bedeutenden Schwankungen von 1:0,58 bis zu 1:1,14. Ersteres betrifft einen Ochsen, der nur 605 Kilo lebendes Gewicht hatte, letzteres dagegen einen Ochsen mit 1130 Kilo. Dabei war bei ersterem auf 100 Lebendgewicht das Nettogewicht gleich 66,446 und bei letzterem gleich 72,301; das Gewicht des Talges betrug bei ersterem 60 Kilo und bei letzterem 110.

Bei den durch Zucht entwickelten Ochsen ist also das Gewicht des Herzens meist fast gleich dem der Lungen und in einigen exquisit guten Exemplaren sogar grösser.

Man sieht, wie wichtig gerade auch dies Verhältniss ist, und ahnt, wie verhängnissvoll die von Beneke notirte Verhältnisszahl von 1 : 12 für den betr. Menschen sein musste. Allerdings hat Beneke mit dem Volumen und Baudement mit dem Gewicht der beiden Organe gerechnet, aber man wird nicht irren, wenn man sagt, dass ein voluminöses Organ jedenfalls schwerer ist als ein kleineres, obschon selbstverständlich die Verhältnisszahlen andere sein werden, so dass 12 nicht angiebt, dass das betr. Lungenorgan etwa gerade zwölfmal schwerer wäre als das Herz, wohl aber, dass es jedenfalls bedeutend schwerer ist als das Herz. Beneke konnte Gewichtsangaben nicht wählen, weil er ja viel mit kranken Lungen operirte, die Krankheitsproducte also mitgewogen haben würde.

Blicken wir nun auf unsere Krankheitsfälle zurück, so sind wir — nach meiner Ansicht — auf Grund unserer klinisch-ätiologischen Beobachtungen berechtigt zu sagen:

1) Die fast immer notirten Herzpalpitationen, die der Erkrankung längere Zeit vorangehen, berechtigen uns, anzunehmen, dass zu jener Zeit die Circulation des Blutes erschwert wird und wahrscheinlich durch abnorme Beschaffenheit des Herzens selbst resp. durch verminderte Triebkraft desselben, also Herzschwäche, erschwert ist.

2) Der Umstand, dass die Patienten **nie** starke Esser gewesen sind, oft genug gerade in der Zeit des **stärkeren** Wachsthums sogar noch **weniger** gegessen haben, berechtigt uns auf Grund der Lehren von der Thierzucht, anzunehmen, dass bei denselben sich eine flache

Brust und dem entsprechend ein **grosses** Lungenorgan entwickelt hat, vielleicht auch dabei ein kleines Herz, so dass der Quotient vom Gewicht der Lunge zum Gewicht des Herzens ein abnorm kleiner wird, **die Ernährung der Lunge also vermindert wird,** so dass in einem solchen Organismus sie in **erster** Linie der Gefahr der Erkrankung ausgesetzt ist resp. **erkranken muss,** und die Erkrankung meist auf sie beschränkt bleibt.

Wir wissen nun aber, dass bei Phthisis in der That Hypoplasie des Herzens und grosses Lungenorgan beobachtet worden ist, wenn man auch bisher nie verstanden hat, wie dieses Missverhältniss zu Stande gekommen ist und — es wohl desshalb vielfach ignorirt hat. Denn konnte man auch die Hypoplasie des Herzens als eine Hemmungsentwickelung zur Zeit der Pubertät auffassen, durch unbekannte Ursachen bedingt, so war doch immer unbegreiflich, wodurch das voluminöse Lungenorgan bedingt ist. Auch mir war es ein Räthsel, bis ich durch meine Stellung als Dirigent der Heilanstalt gedrängt wurde, mich mit Thierzucht zu beschäftigen und dort die Auskunft erhielt.

Das Vorkommen der Hypoplasie des Herzens verbunden mit einem voluminösen Lungenorgan bei Phthisis ist also synthetisch und analytisch eruirt worden. Wir halten uns daher unbedingt für berechtigt zu sagen: diese abnorme Beschaffenheit zweier so wichtiger Organe resp. das Verhältniss zu einander bildet die **Disposition** zur Phthise. Dies Verhältniss kann in einzelnen Fällen nur sehr wenig vom Normalen abweichen, so dass es anatomisch nicht nachweisbar ist, sondern nur durch functionelle Störungen manifest wird. Solche Personen erkranken an Phthise trotz ihres gedrungenen Körperbaues, ihrer Muskulatur, ihrer natürlichen Hautfarbe etc.; manche sind sogar Soldaten gewesen. Aber frägt man genauer danach, so erfährt man, dass ihnen doch Marschiren, namentlich der Laufschritt, schwerer geworden ist als den andern Kameraden etc., und zwar wegen Herzklopfen, nicht wegen Schwäche.

Die Disposition wird also unter ganz bestimmten, uns nun bekannten Bedingungen erworben, unter Bedingungen, unter denen eine zu geringe Nahrungszufuhr — und zwar mehr quantitativ als qualitativ genommen — von der Kindheit an die grösste Rolle spielt.

Sind aber diese morphologischen Anomalien einmal erworben, so können sie von den betreffenden Individuen auch auf ihre Nachkommen vererbt werden. Denn: „Alle Organismen können die bestimmten Veränderungen irgend eines Körpertheils, welche sie während ihrer individuellen Existenz durch Anpassung erworben haben und welche ihre Vorfahren nicht besassen, genau in derselben Form auf denselben Körpertheil ihrer Nachkommen vererben."*)

Diese Vererbung wird um so constanter sein, wenn dieselben nutritiven Einflüsse auf die Nachkommen noch weiter einwirken.

Dies ist dann die Heredität der Phthise, wie wir sie in einigen Familien unserer Fälle klinisch direct entstehen sahen.

---

*) Häckel, l. c. pag. 188.

Ausser den morphologischen Veränderungen können aber auch **physiologische** Eigenthümlichkeiten von dem Organismus auf seine Nachkommen vererbt werden, hier also die physiologische Eigenthümlichkeit des **geringen Nahrungsbedürfnisses**, in Folge dessen der betr. Nachkomme ebenfalls **nie ein starker Esser wird.***)

Wird diese Eigenthümlichkeit durch mehrere Generationen vererbt, so muss sie in den betr. Individuen aber schliesslich auch morphologische Veränderungen bedingen. Denn nach den Lehren der Descendenz-Theorie wird jedes Organ verändert resp. vermindert, wenn ihm durch mehrere Generationen hindurch eine geringere Leistung zugemuthet wird. Eine ständig zu geringe Nahrungszufuhr beansprucht aber das chylopoetische System in geringerem Maase, als eine abundante Ernährung, folglich muss die durch Generationen wirkende Eigenthümlichkeit **nie** viel zu essen, durch **Anpassung** endlich auch kleine Baucheingeweide bedingen.

Ein kleiner Bauchraum mit kleinen Baucheingeweiden kommt aber nach **Rokitansky** dem **phthisischen Habitus** zu.

Wir haben also **alle** morphologischen Merkmale dieses Habitus **entstehen** sehen, und zwar bedingt durch eine von Jugend auf bestehende **zu geringe Ernährung.** Sie erzeugt nach den Thierexperimenten grosse Lunge, wahrscheinlich kleines Herz und sicher auch kleine Baucheingeweide. **Ist dieser Habitus,** wie **Cohnheim** will, **bereits die Phthise,** so müssen wir es bestreiten, denn er ist nicht das Product der Infection, sondern das Product von nutritiven Einflüssen,

---

*) **Häckel,** l. c. pag. 186.

unter deren Einwirkung sich in dem Genus „Homo sapiens“ als Varietät der „Mensch mit dem phthisischen Habitus“ entwickelt hat, von dem es nur eine Frage der Zeit und Gelegenheits-Ursache ist, ob die Tuberculose sich in ihm manifestiren wird oder nicht.

Ueber die Erkrankung an Phthise in Folge von Heredität   Heredität. können wir hinweggehen. Denn diese ist ja einfach die Folge der Fälle von directer oder indirecter Anpassung und entwickelt sich aus dieser. Hervorheben will ich nur, dass selbstverständlich die Heredität nur von den Eltern auf die Kinder sich erstreckt. Mögen noch so viele, namentlich jüngere Geschwister der Eltern an Lungenschwindsucht gestorben sein, so belasten diese, namentlich die Kinder älterer Geschwister, in keiner Weise. Auch will ich darauf aufmerksam machen, dass keineswegs die Kinder phthisischer Eltern immer den phthisischen Habitus zeigen.

Der Vollständigkeit wegen muss ich hier noch anführen, dass freilich auch Menschen an Lungenschwindsucht erkranken, die in obige Kategorien nicht passen. Diese habe ich im Capitel VII und VIII meiner Aetiologie behandelt. Sie finden ihre Erklärung darin, dass die Patienten vielfach nur ein Jahr jünger als die vorhergehenden Geschwister waren, wodurch ja die Gefahr, schwindsüchtig zu werden, entsteht, wie ich an vielen Beispielen schlagend nachgewiesen habe. Andererseits zeigten sie die Eigenthümlichkeit, dass sie nie starke Esser gewesen sind, namentlich in ihrer Jugend während schnellen Wachsens, also sich nicht reichlich genährt haben. Bei ihnen mussten sich also die Veränderungen entwickeln, die uns Baudément bei den Thieren als Folge davon gezeigt hat, nämlich voluminöses Lungenorgan und event. kleines Herz,

Abnormitäten, die in der höchsten Entwickelung uns der phthisische Habitus zeigt.

Der Vollständigkeit wegen will ich hier noch der Lungenschwindsucht erwähnen, die nach einem Trauma entstanden ist.

Traumatische Phthise.

Bei diesen Fällen der „traumatischen Phthise" verweile ich etwas länger, weil sie zeigen, wohin man in der medicinischen Wissenschaft gelangt, wenn man Deductionen an Stelle der Erfahrung und Beobachtung setzt.

Die traumatische Phthise ist ja, da leider nicht jeder Arzt richtig beobachten kann, da sie nicht so häufig wie die gewöhnliche Phthise vorkommt, vielfach übersehen und sogar geleugnet worden, wie nachstehender Prozessfall ergiebt.

In diesem wurde ich vor Gericht vernommen und erklärte den qu. Fall als eine traumatische Phthise. Diejenigen, die dann event. Schadenersatz zu leisten hatten, beriefen sich auf andere Sachverständige. Diese Experten, bestehend aus zwei Aerzten und dem Leiter einer „Heilanstalt für Lungenkranke und Blutarme" widersprachen dieser Auffassung und sprachen sich dahin aus: „Die Wirkung des Stosses muss in der Brustwand deutlicher sein als in den tieferen Geweben. Aber selbst angenommen, dass die Brust an dieser Stelle von einem Stoss getroffen worden sei, so ist es nicht erklärlich, wie ein solcher die Lungenspitze heftig gequetscht haben soll. (?!) Die Rippen des oberen Theils des Brustkasten sind so wenig beweglich, durch das Schlüsselbein und das Schulterblatt, die dicken Brustmuskeln und den Busen einer jungen Frau geschützt, dass sie eine quetschende (!!) Wirkung eines Stosses auf die Lunge nicht zulassen; das ist ohne Rippenbruch nur an den unteren beweglichen falschen Rippen möglich. Das bewegliche, schwammige Gewebe der Lunge ist im Stande, dem Stoss leicht auszuweichen und ihm nachzugeben, ohne zu leiden." (!!)

Nicht mit einer Silbe erwähnen diese Experten (?), was Lebert und Andere über die traumatische Phthise geschrieben haben, sie können also auch nicht versuchen, die von Lebert angeführten Fälle zu widerlegen: sie setzen einfach ihre Träumereien über die Thatsachen.

Freilich wurden diese „Experten" gar bald unsanft aus ihren Phantasien herausgerüttelt durch die Arbeit von Litten über die Contusions-Pneumonie. Diese Arbeit bewies, dass acute Lungenentzündung durch ein Trauma entsteht ohne Rippenbruch etc. Widerrufen haben diese „Experten" ihr Votum aber nicht. Nun beschloss der Gerichtshof auf Grund der Litten'schen Arbeit die medicinische Facultät der vaterländischen Universität zu hören. Dieses Gutachten wurde 1883 abgegeben und verwarf meine 1881 entwickelte Ansicht, dass eine durch Insult des Thorax hervorgerufene Lungenerkrankung auch Phthise werden kann, als falsch, denn: „die Schwindsucht wird durch eine Infection des Körpers hervorgerufen. Entgegengesetzte Ansichten müssen als dem heutigen Stande der medicinischen Wissenschaft nicht mehr entsprechend, zurückgewiesen werden."

Ob die Facultät 1881, zu welcher Zeit, also vor Koch's Entdeckung, ich mein Gutachten abgegeben habe, ebenso, oder nicht auch von chronischer Lungenentzündung gesprochen hätte, bezweifle ich sehr.

„Die Behauptung des Dr. Brehmer, fährt die Facultät fort, dass Lungenleiden, resp. die Lungenschwindsucht bei ganz gesunden Personen durch heftigen Stoss oder Schlag, oder Sturz auf die Brust erzeugt worden ist, müssen wir nach unserer Ueberzeugung*) entschieden für unrichtig erklären. Lungentuberculose oder Schwindsucht entsteht ausschliesslich durch eine ganz bestimmte Ursache, niemals durch eine Verletzung. Wenn Dr. Brehmer am 13. September 1882 die Arbeit von Dr. Litten zur Unterstützung seiner Ansicht anzieht, so geschieht dies durchaus irrthümlicher Weise; denn in der ganzen Arbeit ist von einer Entstehung von Lungenschwindsucht oder von entzündlichen Erkrankungen, die zur Lungenschwindsucht führen, gar keine Rede."

Die oberflächliche Beurtheilung jener Facultät ist hiermit sehr characterisirt. Denn die Litten'sche Arbeit war von mir nicht citirt für die traumatische Phthise, sondern nur dafür, dass jene Experten unrecht haben, wenn sie behaupten, dass das Trauma sich in der Brustwand deutlicher beeinträchtigt manifestiren muss als in den tieferen Geweben, dass womöglich erst die Rippen gebrochen sein müssen, ehe die Lunge „gequetscht" werden kann. Diese „Experten" kannten nur Quetschung, wie es schien, und votirten von unserem jetzigen Standpunkte eigentlich gegen sich. Denn sie gaben die Entstehung von Lungenentzündung durch Trauma zu und wissen jetzt auch, dass bestimmte Microorganismen die Lungenentzündung bedingen; also ganz wie bei der Lungenschwindsucht, wo sie es verneinten!!

Die betr. Facultät hob wiederholt hervor, dass niemals ein Stoss etc. die Ursache der Lungenschwindsucht sein könne. Sie verkündete dies, obschon bald darauf auf der über ein

*) Anm. Also auch eine Facultät entscheidet nach ihrer „Ueberzeugung," nicht nach ihrer Erfahrung, obschon bei Beurtheilung von Fällen in der Medicin, als Erfahrungs-Wissenschaft, die Erfahrung doch allein maassgebend sein darf. Dr. B.

reicheres Material verfügenden Bamberger'schen Klinik in
Wien ein Fall von primärer tuberculöser Pleuritis nach einem
Trauma demonstrirt worden war!

Der Berichterstatter Dr. Lustig sagt darüber:*)

„Dieser Fall scheint mir sowohl für den Kliniker, als für
den Pathologen von Interesse. Ein ziemlich kräftiger, jedoch
dem Alkoholismus ergebener Mann, der bisher angeblich immer
gesund und hereditär nicht belastet war, wurde nach einem
Trauma an der linken Thoraxhälfte schon am folgenden Tage
von einer Pleuritis der entsprechenden Seite befallen. Die
rechte Lunge des Patienten war normal, die linke bot ausser
den gewöhnlichen Compressionserscheinungen klinisch nichts
Abnormes. Iu Anbetracht der Häufigkeit der Pleuritis bei
latenter Tuberculose wurde sowohl das Sputum, als auch das
Sediment der hämorrhagischen Functionsfähigkeit auf Tuberkel-
bacillen, jedoch mit negativem Resultate wiederholt untersucht.“

„Diese Section wies in der linken Thoraxhälfte einen
hämorrhagischen Erguss nach, und die linke Pleura zeigte sich
dicht mit Knötchen verschiedener Grösse besetzt. Es war
keine Spitzentuberculose vorhanden und waren auch alle anderen
Organe von Tuberkeln frei.“

„Selbst bei der microscopischen Untersuchung einzelner
Partieen der Lungenspitze liess sich kein Tuberkel nachweisen.
In der Pleura selbst konnten jedoch die Tuberkelbacillen in
den meisten Schnitten nachgewiesen werden, entweder in dichten
Gruppen zusammengehäuft, so dass sie schon bei einer schwachen
Vergrösserung ohne Anwendung der Abbé'schen Apparate als
bläulich-violette, resp. rothe Flecke erschienen, oder sie waren
in Zellen epitheloiden Charakters zu sehen.“

---

*) Wiener med. Wochenschrift 1884, pag. 1521.

Nach Dr. Lustig verdient der Fall schon deshalb einiges Interesse, „weil er ihm nicht im Mindesten geeignet scheint, eine der vielen Hypothesen zur Erklärung der Bahnen tuberculöser Infection plausibel zu machen." Er schliesst den Aufsatz mit den Worten: „Ob und in wie weit vorliegender Fall die Lehre tuberculöser Infection durch Bacillen stütze, wollen wir dahin gestellt sein lassen; er liefere eben nur einen Beitrag zu jenen seltenen Formen primärer **traumatischer Tuberculose der Pleura.**"

Cahn*) fügt seinem Referate über diesen Fall hinzu: „Die Entstehung dieser sehr seltenen Affection lässt sich noch am ehesten in Analogie setzen mit der traumatischen tuberculösen Knochenaffection; doch bleibt hier wie dort die Art, wie die Bacillen an den Ort der Affection gelangen, durchaus dunkel."

Jedenfalls mahnt der Fall — sagte ich in meiner Aetiologie — überhaupt und speciell die wissenschaftlichen Corporationen, denen nur ein kleines Beobachtungsfeld zu Gebote steht, vorsichtig mit ihrem nur auf **Deductionen** beruhenden Urtheil zu sein. Befangen in irgend einer theoretischen Ueberzeugung deducirte die Facultät: es muss verneint werden, dass „jemals ein Trauma die Ursache der Tuberculose sein kann," und an einer anderen Universität existirt bereits in Folge des grösseren Krankenmaterials der Fall, der nach ihren „wissenschaftlichen Deductionen" **nicht existiren** kann, bereits als unbestreitbare Thatsache.

Auf Grund dieses „**Facultäts-Gutachten**" ist der Beschädigte kostenpflichtig abgewiesen worden, und gleichzeitig mit dem Erscheinen meiner Aetiologie 1885, in der ich auf

---

*) Centralbl. für klin. Medic. 1885, pag. 157.

Grund meiner klinischen Erfahrung für die traumatische Phthise gegenüber einer Facultät eintrat, erklärte auf dem chirurgischen Congresse R. Volkmann auf Grund seiner Erfahrungen, dass die grosse Mehrzahl von Knochen-Tuberculose sicher auf traumatische Anlässe zurückzuführen sind. Und in demselben Jahre schloss Mendelsohn seinen Aufsatz über die traumatische Phthise, den er mit Unterstützung Leyden's geschrieben hat, mit den Worten:*) „Sich in derartigen Fällen hinter den Bacillus zu verstecken und zu sagen, er und nicht das Trauma mache die Tuberculose, ist wohlfeil, aber unzutreffend, — es ist zwar die Kugel, welche tödtet, die Veranlassung ist jedoch immer der Schütze.“

Eine vernichtendere Kritik konnte die qu. medicinische Facultät und die betr. Experten für ihre „Deductionen“ nicht treffen.

Die Erklärung, wie nach einer Trauma die Lungenschwindsucht zustande kommt, ist allerdings schwer zu geben. Mendelsohn macht sich die Sache freilich leicht.**) „Wir müssen hier annehmen, dass die Bacillen in die gesunde Lunge auf den ihnen durch das Trauma geöffneten Wegen***) eindringen und sich hier nach dem geeigneten Nährboden umsehen. Dieser dürfte aber zweifellos das Blut sein, welches das Lungengewebe infiltrirt oder sich innerhalb desselben zu einer grösseren Masse angesammelt hat.“

Dieser Ansicht ist aus mehreren Gründen nicht bei zu stimmen. Einmal kann der Bacillus sich nicht nach einem

---

*) l. c. pag. 136.
**) Zeitschrift für klinische Medizin 1885, pag. 155.
***) In dem Lustig'schen Falle hatte aber das Trauma einen Weg nicht geöffnet. Dr. B.

gecigneten Nährboden umsehen, dann aber beweisen die Schuss-
wunden, die wohl ausnahmslos heilen, ohne Tuberculose nach
sich zu ziehen, dass Verletzung an der Lunge und Bluterguss
an sich durchaus nicht ein günstiger Nährboden für den
Tuberkel-Bacillus abgiebt.

Es wird wohl beim Trauma der Lunge sich genau so verhalten wie beim Trauma der Knochen, von dem Volkmann
sagt: „Die grosse Mehrzahl aller tuberculösen Knochen- und
Gelenkleiden ist sicher auf traumatische Anlässe zurückzuführen, indess nicht auf schwere Wunden und Verletzungen,
sondern auf leichte Traumen, Contusionen etc. Man muss
annehmen, dass nach einem heftigeren Trauma (subcutane
Fractur, grössere Wunde etc.) die Energie der reactiven und
reparativen Gewebswucherung eine so bedeutende ist, dass sie
die Entwickelung der Tuberkelkeime nicht gestattet, eine Hypothese, für deren Zulässigkeit das Verhalten der niedern Organismen zahlreiche Analogien darbietet. Dagegen wird durch
leichtere Traumen, die etwa mit Blutergüssen in die
Spongiosa, mit leichtern synonialen Exsudaten und jedenfalls mit
gewissen Veränderungen im Ernährungszustande der betreffenden Gewebe verbunden sind, wie es scheint, ein
günstiger Nährboden für die Entwickelung des Tuberkel-Bacillus
geschaffen." *)

Vielleicht verhält es sich so, wie mit der Thatsache die
Ziemssen in seinen Vorträgen mittheilt.**) „Während der
letzten grossen Masernepidemie in München hatte Bollinger,
wie ich einer mündlichen Mittheilung desselben entnehme, wiederholt Gelegenheit in den Leichen von Masernkindern Tuberkel-

---

*) Volkmann's These 44, auf dem chirurgischen Congresse 1885.
**) v. Ziemssen, Klinische Vorträge pag. 7.

Bacillen in den Lymphdrüsen, namentlich der Lungenwurzel und des Mediastinums nachzuweisen, obwohl die betreffenden Kinder angeblich vorher gesund und insbesondere nicht scrophulös gewesen waren. Dieser wichtige Befund stellt die Erfahrungsthatsache, dass nach überstandenen Masern die Kinder so häufig an Tuberculose erkranken, in einem ganz neuen Licht dar: die Maserninfection hat die Tuberculose nicht veranlasst, sondern die latente Tuberculose nur manifest gemacht."

Der Vollständigkeit wegen muss ich noch die Fälle anführen, welche auf Grund der klinischen Erfahrung die erworbene Disposition als Aetiologie aufweisen. *Phthisen nach Krankheiten etc.*

Die Disposition wird erworben durch alle Umstände, welche eine dauernde Schwächung des Organismus bedingen, also Excesse in venere, Schmiercur, ferner Menorrhagien, viele schnell aufeinander folgende Entbindungen, event. mit folgender Lactation, endlich Diabetes. Auch gehören hierher die rapiden Entfettungscuren von Marienbad oder Karlsbad. Namentlich erfordert letzteres viele Opfer, wenn Patienten, die nach unserer Aetiologie zur Phthise disponirt sind, wegen Magencatarrh resp. Appetitlosigkeit nach Karlsbad geschickt werden. Und wie da gesündigt wird, beweist der Umstand, dass von den in Karlsbad gestorbenen Curfremden 18 %/$_0$ an Tuberculose in einem Jahre gestorben sind.

Endlich gehört hierher die Disposition, die durch den unmässigen Genuss von Alkohol bedingt wird, womit freilich auch immer mehr oder weniger ein unordentliches Leben verbunden ist. *Phthisen nach Missbrauch des Alkohol.*

Wie verheerend der Alkohol wirkt, beweisen am besten die Fleischer mit ihrer statistisch nachgewiesenen grossen Sterblichkeit an Phthise trotz ihres kräftigen Körperbaues und der gut entwickelten Brust.

Nach den Berichten der Schweizer'schen Statistik (Band 63) ist die Sterblichkeit der Fleischer an Schwindsucht eine der ungünstigsten, nämlich im Alter von 20 bis 29 Jahren 5,59 %, und doch zeigten sie bei der Rekruten-Aushebung so günstige Verhältnisse, dass letztern entsprechend die Schwindsuchts-Sterblichkeit höchstens 1,72 pro Mille betragen sollte!

Emil Müller in Winterthur führt diese abnorme Sterblichkeit an Phthise fast ausschliesslich auf den übermässigen Alkoholgehalt zurück, indem er anführt: „auffallend ist aber doch bei den Metzgern, dass der hohe Sterblichkeitswerth sowohl, als die Absterbeweise nach den Jahrzehnten sich in der Weise der entsprechenden Werthverhältnisse der Wirthe bewegen und daher den Verdacht erwecken, dass Trunksucht, deren entschiedener Einfluss auf die Entwickelung der Lungenschwindsucht anerkannt ist, zu diesem ungünstigen Verhältnisse beiträgt."

Angesichts solcher Thatsachen nimmt es sich höchst komisch aus, wenn Szontag, Dirigent der Anstalt in Neu-Schmecks, die hauptsächlich auch Phthisiker aufnimmt, in einem Vortrage sagt*): „Aber gerade diese, dem Geruchsinne unangenehmen Effluvien (von faulendem Fleisch) scheinen es zu sein, die auch die Gerber, Wurstler, Seifensieder und Metzger gesund und kräftig erhalten. Es hat nachgerade den Anschein, dass die gasförmigen Producte der beginnenden Zersetzung der Fette auf die gesunde Lunge nicht nur keine nachtheilige, sondern eine günstige Wirkung haben." (!!)

---

*) Gehalten am 22. Juni 1883 in einer Versammlung der Zipser Aerzte und Apotheker!

Wie Szontag die Fleischer als frei von Lungenschwind-
sucht annimmt, so behauptet Driver in Reiboldsgrün auf
Grund seiner Statistik, dass arbeitende Näherinnen, Bauern,
Zimmer- und Maurergesellen selten schwindsüchtig werden.*)
— Der günstige (?! Dr. B.) Einfluss der Nähmaschine auf
den Gesundheitszustand der Näherinnen, besonders in Bezug
auf Lungen, ist wiederholt constatirt worden. Es liegt dies
wohl daran, dass die andauernde Arbeitsleistung der Füsse beim
Treiben der Nähmaschine einer Blutstockung, welche die sitzende
Lebensweise sonst mit sich bringt, entgegenarbeitet.“

Schade dass Driver nicht angiebt, auf welche Weise er
eine genügende Statistik über die Gesundheitsverhältnisse der
Zimmer- und Maurergesellen gesammelt hat, ebenso dass er
nicht angiebt, wer den günstigen Einfluss der Nähmaschine
auf die Gesundheit der Näherinnen, besonders in Bezug auf
die Lungen, constatirt hat. Denn Müller giebt in seiner
Statistik dafür an: „Maurer und Steinhauer 4,70 pro Mille,
wobei beide Berufsarten fast gleichmässig participiren, und
bei Schneider und Näherinnen 4,96 pro Mille (52 Näherinnen,
15 Schneiderinnen).“ Auch Küchenmeister hatte schon 1869
hervorgehoben: „Bergbau und Maurerarbeit liefern enorm
hohe Procentsätze der Schwindsucht.“

Es ist zu beklagen, dass solche Behauptungen, welche den
Thatsachen stricte widersprechen, gerade von Dirigenten
von s. g. Heilanstalten für Lungenkranke aufgestellt werden,
deren Pflicht es doch wäre, die Aetiologie und Therapie der
chronischen Lungenschwindsucht zu kennen und zu fördern!

Hiermit habe ich die Thatsachen erschöpft, welche auf
Grund meiner klinischen Beobachtungen die chronische Lungen-

*) Driver, Rathgeber für Lungenkranke, 1886, pag. 14.

schwindsucht vorbereiten. Ich musste diese Thatsachen hier anführen, — die Belege dafür sind in meiner Aetiologie nachzusehen —, weil aus ihnen sich die Indicationen für die Prophylaxe und Therapie der chronischen Lungenschwindsucht ergeben. Diese Indicationen sind desshalb sicherer zu stellen und auch zu erfüllen, weil wir uns dabei auf bestimmte Verhältnisse und Thatsachen stützen und nicht von einer vagen Vorstellung über Disposition ausgehen, die Niemand zu definiren im Stande ist. Denn haben wir auch dasselbe Wort, die Disposition, gebraucht, so haben wir doch genau definiren können, was wir darunter verstehen: ein Missverhältniss zwischen der Kraft des Herzens und der Grösse der Lunge in seinen ungemein grossen Differenzen, so dass dies Missverhältniss mitunter augenfällig, häufig aber auch nicht mehr anatomisch, sondern nur noch an seinen functionellen Abnormitäten demonstrirbar war.

Sicherheit der Indicationen für die Prophylaxis und Therapie der Phthise vom klinischen Standpunkte aus.

2. Die prophylactische Behandlung der chronischen Lungenschwindsucht.

Ist die Prophylaxis für jede Krankheit von grosser Wichtigkeit, so ist sie für die chronische Lungenschwindsucht von der allergrössten Wichtigkeit. Denn wie wir gesehen haben, wird diese Krankheit durch eine bestimmte, mehr oder weniger ausgesprochene abnorme Organisation vorbereitet, so dass selbst vom Standpunkte der Infection die Körperconstitution wichtiger ist als der Bacillus, wie nun selbst Bollinger zugiebt.

Die prophylactische Behandlung der chronischen Lungenschwindsucht muss also darauf gerichtet sein, den fehlerhaften Aufbau des Körpers zu verhüten. Das Fundament dazu finden wir im III. und IV. Capitel meiner Aetiologie. Denn dort habe ich die wichtige Frage:

> unter welchen Umständen kann man vermuthen, dass in einer früher durchaus gesunden Familie — gesund d. h. frei von Phthise — ein bestimmtes Familien-Mitglied an Phthisis erkranken wird, während die Andern gesund bleiben?

klinisch dahin beantwortet*):

> „Es ist wahrscheinlich, dass die letzten Sprösslinge einer zahlreichen Familie, deren Erzeuger an sich gesund

---

*) Brehmer, l. c. pag. 215.

und kräftig sind, p h t h i s i s c h erkranken werden, während die früher geborenen Geschwister gesund bleiben. Es scheint, dass diese Wahrscheinlichkeit erst mit dem sechsten Kinde beginnt. Es ist aber durchaus nicht nothwendig, dass just schon das sechste Kind erkrankt, es können auch erst die folgenden erkranken."

„Dies hängt entschieden mit ab von der Organisation der Eltern selbst und deren socialen Verhältnissen."

„Befördert wird die Erkrankung event. auch schon vor dem sechsten Kinde, wenn die Geschwister nur ein Jahr auseinander sind und die Mutter womöglich während der Schwangerschaft das erste Kind noch gestillt hat."

Die wichtigste Prophylaxis ist die Seitens der gesunden Eltern. Die Prophylaxis der chronischen Lungenschwindsucht muss also mit den Eltern und durch die Eltern beginnen, indem diese m a a s s h a l t e n mit E r z e u g u n g d e r K i n d e r, so dass in den Familien ein zu zahlreicher Kindersegen vermieden wird und ebenso vermieden wird, dass in je zwei Jahren oder weniger mehr zwei Kinder geboren werden."

Dies ist die w i c h t i g s t e P r o p h y l a x e, die wir noch jetzt treiben können, und welche ganz speciell gesunde Familien treiben müssen; denn durch Ignoriren derselben ist die chronische Lungenschwindsucht wohl erst in die Welt gekommen. Erst die letzten Sprossen einer zahlreichen Kinderschaar von d u r c h a u s g e s u n d e n E l t e r n erkranken ja phthisisch, d. h. sind für den Bacillus resp. dessen Sporen empfänglich, während die älteren Kinder gesund bleiben.

Hier heisst es zum Segen der Menschheit: principiis obsta.

Es ist mir nicht unbekannt, dass dagegen von mancher Seite Opposition gemacht werden wird. Denn es wird vielfach systematisch Befriedigung der Sinneslust mit Liebe identificirt.

Hat doch selbst Ed. v. Hartmann noch in der neuesten Zeit die wunderbare Behauptung aufgestellt, dass jedes Ehepaar elf Kinder haben müsse.

Sehr richtig hat vom moralischen Standpunkte ein Weib dagegen opponirt.*) „Der Mann, der mehr Kinder erzeugt, als seine Verhältnisse zu arbeitstüchtigen Staatsbürgern heranzubilden, ihm ermöglichen, handelt unmoralisch, weil er an seinen Kindern und an dem Gemeinwohl sich versündigt."

Dies konnte man mit Recht vom moralischen und socialen Standpunkte gegen die Forderung einwenden, dass jedes Ehepaar viele (elf) Kinder erzeugen solle. Vom medicinischen Standpunkte aus müssen wir aber die Zahl der Kinder abhängig erklären allein von der Fähigkeit der Eltern, gesunde Kinder zu erzeugen.

Nach unseren klinischen Beweisen scheint es aber nur in seltenen Fällen möglich, mehr als fünf gesunde Kinder zu erzeugen, auch wenn die Kinder mindestens zwei Jahre und mehr auseinander liegen.

Es ist also dahin zu streben, dass diese Prophylaxis seitens der gesunden Eltern durchaus eingehalten werde. Denn allein in den bisher noch ganz gesunden Familien kann es sich ja darum handeln, die Bildung einer fehlerhaften Organisation durch die Zeugung zu verhüten. Möglich wird es freilich erst sein, dies zu erreichen, wenn obige Anschauung in das Bewusstsein der Aerzte übergegangen sein wird. Es wird dann, durch den Hausarzt aufgeklärt, jeder Vater und jede Mutter eine Ehre darein setzen, den thierischen Begattungstrieb zu zügeln, um neben gesunden und nützlichen Mitgliedern

---

*) Die Gesellschaft. Band 1, pag. 765.

der Gesellschaft nicht auch kranke und elende Kinder zu erzeugen. Die Eltern haben doch unbedingt die moralische Verpflichtung, dafür zu sorgen, dass, soweit dies von ihnen abhängt, die zu erzeugenden Kinder nicht mit Wahrscheinlichkeit
einen hinfälligen und frühzeitig dem Tode verfallenen Körper
erhalten. Es werden sich dann wenigstens in den bisher gesunden moralisch gebildeten Familien die Schwindsuchtsfälle
mehr und mehr vermindern.

Leider wird· es noch viele, viele Jahre dauern, bis diese
klinische Warnung von den Kathedern der Universität
gelehrt werden und dadurch erst ins Fleisch und Blut der
Aerzte dringen und durch diese wieder die Richtschnur der
Laien bilden wird!

In allen anderen Fällen aber hat die Prophylaxis bereits
die Aufgabe, die Folgen dieser durch die Zeugung gesetzten
fehlerhaften Organisation zu paralysiren, einer fehlerhaften Organisation, die oft genug die Eltern latent besitzen, auf ihre
Kinder aber doch vererben, so dass sie sich erst in ihnen
manifestirt.

Im 10. Capitel meiner Aetiologie habe ich nämlich gezeigt,
dass auch in einer Familie, in welcher bisher nie
ein Fall von Phthisis vorgekommen ist, doch aller
Wahrscheinlichkeit eins oder das andere Kind an
Lungenschwindsucht erkrankt, obschon die Zahl
der Kinder eine grosse nicht genannt werden kann.
Aber all diese Fälle haben das Eine gemeinschaftlich,
dass entweder beide Eltern, oder mindestens eines davon der
ersten Kategorie, der Kategorie der directen Anpassung, an-
gehört.

Die Folgen der directen Anpassung, die selbstverständlich morphologische Veränderungen bedingt hat, treten hier jedoch erst bei den Nachkommen zu Tage, ein Vorgang, den man in der Wissenschaft mit dem Namen der indirecten Anpassung belegt. Hier hat also schon eine Vererbung der durch directe Anpassung veränderten morphologischen Beschaffenheit stattgefunden, die aber noch nicht so bedeutend war, dass sie sich sofort manifestiren musste. Diese Veränderung der directen Anpassung wird sich namentlich in ihren Wirkungen äussern, wenn dieselben Agentien auf die Nachkommen einwirken, welche bei den Eltern die betr. Veränderungen in geringerem Grade gesetzt haben.

Diese so belasteten Eltern, belastet durch die directe Anpassung an die veränderten äusseren Verhältnisse, werden also um so sorgfältiger über ihren thierischen Trieb wachen müssen, damit sie nicht den Fehler, den sie durch ihre Eltern leider erhalten haben, in noch höherem Maasse auch auf ihre eigenen Nachkommen blos durch denselben Fehler übertragen. Sie werden namentlich also dafür sorgen müssen, dass nicht zu viele Kinder, und ferner Kinder nicht in zu kurzen Zwischenräumen geboren werden. Liegt doch ohnehin die Wahrscheinlichkeit vor, dass trotzdem die Kinder von der nicht normalen Gesundheit ihrer Eltern, die diese in Folge der directen Anpassung ohnehin schon acquirirt haben, leider etwas erben werden.

In all diesen Fällen genügt für die Prophylaxe der chronischen Lungenschwindsucht daher nicht mehr allein das Maasshalten der Kindererzeugung. Denn wir haben es bereits mit einem morphologisch veränderten elterlichen Organismus zu thun, der, wenn auch selbst dadurch noch nicht erkrankt, doch diese Veränderungen vererben kann, welche bei weiterer

Einwirkung der betr. schädlichen Agentien Erkrankungen an Phthisis bedingt.

Wir müssen daher weiter fragen, welche morphologischen Veränderungen haben sich in den betr. elterlichen Individuen allmählig herausgebildet, und welche Agentien haben neben der Zeugung auf diese Individuen eingewirkt.

Die Antwort giebt das in meiner Aetiologie niedergelegte klinische Material.

Zwei Bemerkungen kehren, wie wir oben gesagt haben, fast in allen Krankengeschichten wieder. Die eine sagt, dass Patient besonders in den Entwicklungsjahren an Herzklopfen und dadurch bedingter Kurzathmigkeit vorübergehend gelitten hat und die andere lautet dahin, dass Patient nie ein starker Esser gewesen ist, oft sogar, dass er besonders während seines schnellen Wachsthums noch weniger gegessen hat als bisher.

Aus der ersten Angabe werden wir schliessen können, dass der betr. Organismus eine morphologische Veränderung dahin erlitten hat, dass der Circulationsapparat insufficient, d. h. ungenügend sich weiter entwickelt hat.

Wir wissen, dass der phthisische Habitus sich auszeichnet namentlich durch ein zu kleines, also insufficientes Herz, durch enge Blutgefässe und durch ein abnorm grosses Lungenorgan, dass in ihm also die Merkmale des insufficienten Circulations-Apparates in sehr hohem Maasse ausgebildet sind. Wir wissen ferner aus unserem klinischen Material, dass sich der phthisische Habitus sogar in Individuen entwickelt hat, die aus bisher durchaus gesunder Familie stammen. Wir werden daher wohl nicht falsch schliessen, wenn wir annehmen, dass die directe und indirecte Anpassung allmälig solche morphologische Veränderungen, — aber nur in geringerem Maasse, — im Organismus schaffen, wie sie im paralytischen Thoraxbau zur höchsten Entwicklung gelangt sind. Wir können also behaupten, dass unter dem Einfluss der betr. Agentien in den betr. Individuen kleine oder schwache Herzen sich entwickelt haben würden.

Ferner tritt uns aber fast ausnahmslos die Thatsache entgegen, dass Patient nie ein starker Esser gewesen ist. Wir müssen diese Thatsache also auch als das Agens betrachten, das unsere grösste Aufmerksamkeit verdient, dass wir also unter allen Umständen vom Standpunkte der Prophylaxis darauf zu halten haben, dass jedes Kind, namentlich aber jedes etwa durch die Zeugung belastete Kind, vom ersten Tage an ausserordentlich reichlich genährt, gleichsam zum starken Esser herangebildet wird.

Diese prophylactische Maassregel ergiebt sich als einfache logische Folgerung aus unserm klinischen Material, und doch könnte es scheinen, als ob sie falsch wäre. Denn Schlockow hebt in seiner Arbeit „Die Verbreitung der Tuberculose in Deutschland und einige ihrer Ursachen" ausdrücklich hervor:*) „Es kann als Thatsache angesehen werden, dass im Königreiche Preussen die ärmeren Regierungsbezirke fast durchweg weniger von tuberculösen Erkrankungen befallen sind als die wohlhabenderen, in denen die Bevölkerung in der Lage ist, sich reichlicher zu ernähren." — Ferner: „In hohem Grade beweisend ist in dieser Sache das klassische Zeugniss Virchow's, welcher gerade für die oberschlesischen Kreise Rybnik und Pless,

*) Zeitschrift des statistischen Bureaus 1883, pag. 256.

die als die sogenannten Nothstandskreise bezeichnet werden, weil in ihnen eine sehr arme Bevölkerung lebt, welche nach jeder Missernte den grössten Entbehrungen ausgesetzt ist, das so ungemein seltene Vorkommen der tuberculösen und scrophulösen Krankheiten ausdrücklich betont. Wir finden also in den Wahrnehmungen, wie sie in Oberschlesien gemacht sind, keine Stütze dafür, dass ein verkehrt oder mangelhaft ernährter Körper an sich einen guten Nährboden (für den Bacillus) darstelle."

Diese Angaben Schlockow's scheinen dagegen zu sprechen, dass der Umstand, dass Jemand nie ein starker Esser gewesen ist, irgend eine Rolle in der Aetiologie der Lungenschwindsucht spielen kann. Aber die so mühsamen Untersuchungen Schlockow's scheinen mir zunächst an dem Fehler zu leiden, an dem wohl ausnahmslos alle medicinischen Untersuchungen leiden, welche über die äussern, auf die Entstehung und Verbreitung der Phthise bezughabenden Momente geführt worden sind. Der betr. Forscher thut nämlich so, als ob auf den Menschen der betr. Territorien gar kein anderes Agens einwirken kann und darf als nur dasjenige, das er momentan bearbeitet. Denn nur so ist es zu begreifen, dass Schlockow im Capitel über die „Tuberculose und die Bevölkerungsdichtigkeit" pag. 254 sagt: „Ein fernerer Beweis dafür, dass die grössere Verdichtung der Bevölkerung begünstigend auf die Häufigkeit der Tuberculose einwirke, liegt darin, dass diese Krankheit im Allgemeinen· in den Städten verbreiteter ist als auf dem Lande;" — und in dem Capitel über „die Tuberculose und den allgemeinen Ernährungszustand" pag. 255 gegen Waldenburg, der behauptet hatte, dass das Wohnen in engen, schlecht gelüfteten Räumen, zusammengepresst mit vielen Individuen, die gewöhnlichste Veranlassung der acquirirten Scrophulose wird, einwendet: „Ich kann vom Standpunkte meiner persönlichen Erfahrung aus diese Sätze nicht unterschreiben, weil ich durch meine Wirksamkeit als Arzt im oberschlesischen Industriebezirke mich täglich davon überzeugt habe, dass diese sanitären Missstände durchaus nicht zur Erzeugung von tuberculösen und scrophulösen Krankheiten ausreichen.“

Zugleich citirt Schlockow pag. 254 aus dem vortrefflichen Berichte über die Gesundheitsverhältnisse von Bremen zur Erklärung des seltenen Vorkommens der Schwindsucht in Bremerhaven: „Die günstigen Momente liegen in der Kleinheit der Gemeinde, den socialen Verhältnissen — und endlich im Erwerbe, der eine reichliche Ernährung gestattet.“

Welche von diesen sich widersprechenden, beweisen sollenden Behauptungen wirklich der Ansicht Schlockow's entsprechen, ist mir gleichgültig. Denn ich bin der Meinung, dass die von Schlockow gebrauchte Methode durchaus ungeeignet ist, die Erkenntniss von den Ursachen der Lungenschwindsucht zu fördern. Die Aetiologie irgend einer Krankheit kann nie an einer Bevölkerung eines staatlich, also künstlich begrenzten Territoriums, die naturgemäss aus Gesunden und Kranken besteht, erforscht werden, die Aetiologie jeder Krankheit kann nur auf Beobachtungen am kranken Menschen erforscht und begründet werden.

Dieser Grundsatz ist so einfach und klar, dass er sich von selbst versteht. Ueberdies hat Frerichs bei Eröffnung des ersten Congresses für innere Medicin erklärt:

„Die Grundlage unserer Forschung, der eigentliche Boden unserer Erkenntniss ist aber und bleibt für immer die Beobachtung am kranken Menschen; sie allein entscheidet in letzter Instanz die Fragen, welche uns entgegentreten."

„Die innere Heilkunde hat genugsam erfahren, welche Folgen die Fremdherrschaft brachte, mochte sie ausgeübt werden von der Philosophie, der Physik, der pathologischen Anatomie, der Chemie oder schliesslich der experimentellen Pathologie: sie alle sind nicht dazu angethan, unser Haus zu bauen, wir müssen es selber thun, wenn es fest und dauerhaft werden soll."

Die damals versammelten Aerzte stimmten enthusiastisch bei und — doch befindet sich gerade die Lehre von der chronischen Lungenschwindsucht mehr als je unter dem Banne der experimentellen Pathologie. Man forscht nach den Ursachen der Schwindsucht vermittelst des Experiments oder der Verbreitung der Tuberculose unter staatlich willkürlich begrenzten Gegenden etc. etc., aber nur nicht am kranken Menschen. Man hat zwar den Worten Frerichs mit Worten Beifall gespendet, mit den Thaten aber ihnen opponirt!

Ist aber der Satz richtig, — und er ist es — dass der eigentliche Boden unserer Erkenntniss die Beobachtung am kranken Menschen ist und für immer bleibt und dass sie allein die Fragen entscheidet: so ist meine Beobachtung an den Phthisikern, dass sie fast ausnahmslos nie starke Esser waren, maassgebend und unter allen Umständen für die Prophylaxis in Betracht zu ziehen. Dann erst können wir uns mit der Frage beschäftigen, ob und wie es zu erklären, dass bei einzelnen, staatlich abgegrenzten Bevölkerungen die Verbreitung der Phthisis nicht immer im geraden Verhältniss zur angeblichen Wohlhabenheit der Bevölkerung steht. Die

Beantwortung dieser Frage ist jedenfalls höchst interessant, weil sie verwickelte Verhältnisse beleuchten wird, für die Aetiologie der Phthise jedoch gleichgültig.

Beim Beweise dafür, wie wenig Aufklärung man ohne die Einzelforschung am kranken Menschen für die Aetiologie der Tuberkulose aus solchen Beobachtungen gewinnen kann, dafür citire ich die beiden an einander grenzenden schweizerischen Landschaften Obwalden und Oberhasle, die ziemlich gleiche äussere Verhältnisse darbieten; und — von je 1000 Einwohnern sterben in Obwalden jährlich an Schwindsucht 1,6 und in Oberhasle je 3,6 Procent. Dies erscheint als ein Räthsel, das sich aber bald und ungezwungen löst, wenn man den verschiedenen Körperbau der Bewohner beider Landschaften kennt und vergleicht. Bei der Rekruten-Musterung hatten einen ungenügenden Brustumfang in Obwalden 27 Procent und in Oberhasle 49 Procent!!*) Es ist also kein Räthsel mehr, sondern nothwendig, dass die sonst so gleichartigen Landschaften so verschiedene Schwindsuchtziffern geben, die Beobachtung am Menschen entscheidet eben allein in letzter Instanz die Fragen, die uns entgegentreten. Desshalb ist unsere Beobachtung, dass im Allgemeinen der Schwindsüchtige nie ein starker Esser gewesen ist, für die Aetiologie, also auch für die Prophylaxis der Phthise wichtiger, als die Betrachtungen der Völkerschaften in Bezug auf Verbreitung der Phthise unter ihnen.

Dafür, von welcher eminenten Wichtigkeit gerade dieses Moment ist, erlaube ich mir an die Lehre Darwin's zu erinnern. Nach dieser entstehen Varietäten, ja sogar neue Species nur durch die Anpassung, und alle Anpassungs-

---

*) Schweizer Statistik, 63. Band, pag XIII.

Erscheinuugen beruhen in letzter Instanz auf Ernährungs-vorgängen.

Prophylaxis in Rücksicht der Entwickelung der Lungen.

Die sehr wichtigen Untersuchungen Baudement's habe ich oben Seite 160 seq. mitgetheilt, aus denen hervorgeht, dass eine geringe Ernährung in der Kindheit grosse Lungen und auch wahrscheinlich kleines Herz erzeugt, dass dagegen eine reichliche Ernährung kleine Lungen erzeugt, so dass es endlich über allem Zweifel erhaben sein sollte, dass die Disposition einzig und allein in einem Missverhältniss dieser beiden Organe besteht, und dass diese Disposition durch die Ernährung beeinflusst werden kann.

Wir haben es in der Hand, für eine gut entwickelte Brust mit kleinen Lungen zu sorgen, indem wir den Menschen in seiner frühesten Entwicklungszeit reichlich ernähren. Und kleine Lungen bleiben frei von Tuberculose, wie die Beobachtungen früherer Decennien erhärtet haben. Wir haben es also in der Hand, freilich nicht durch ein Recept, gegen die weitere Ausbildung der etwa erblich vorhandenen Disposition zu arbeiten. Die Prophylaxis muss eben auf reichliche Nahrung ihr Hauptaugenmerk richten; denn durch sie soll die event. durch die Zeugung bedingte fehlerhafte Entwickelung der Lungen möglichst noch verhütet werden.

Hier tritt der Unterschied klar zu Tage, wie verschieden die Prophylaxis der chronischen Lungenschwindsucht ist, je nachdem die Aetiologie auf Beobachtungen am kranken Menschen basirt ist, oder nach den Resultaten der experimentellen Pathologie construirt ist. Jene giebt die Mittel an die Hand, die Entwickelung des paralytischen Thorax zu verhüten, diese müht sich ab, Mittel vorzuschlagen, welche die Folgen des paralytischen Thorax weniger fühlbar machen sollen.

Man erhebe nicht den Einwand, dass dann die wohlhabenderen Klassen der Bevölkerung frei von Schwindsucht sein müssten, eine Vorstellung, die ja auch den Untersuchungen Schlokow's mit zu Grunde liegt. Denn es ist durchaus nicht ausgemacht, dass die Kinder der Wohlhabenden immer starke Esser sind. Fast meine sämmtlichen Patienten gehörten den besser situirten Familien an und — sie waren nie starke Esser. Schon dieses eine Factum bricht den Stab über die Methode, aus dem mehr oder minder verbreiteten Vorkommen der Phthisis in einer Bevölkerung schliessen zu wollen, ob Wohlhabenheit oder Nicht-Wohlhabenheit die Phthisis begünstigt.

Selbst die Aerzte wissen nicht einmal die Wichtigkeit einer reichlichen Ernährung im Kindesalter und während der ganzen Entwickelungszeit zu würdigen, — warum sollen die Laien es wissen?

Im Anfange meiner ärztlichen Praxis wurde ich zu dem späten Sprössling eines alten Barons gerufen, dessen Kind täglich elender wurde. Es kam auch durch den verordneten Tokayer (!) nicht zu Kräften. Ich fand ein verhungertes Mädchen und sagte das zum Entsetzen der Mutter; man denke: eine Baronesse verhungert! In meiner Gegenwart trank das Mädchen Milch mit einer Gier, wie es eben nur eine Hungernde thun kann, freilich zum Entsetzen der Mutter, denn dabei kann doch das Mädchen nicht „zart" bleiben. Letzteres gestand ich zu. Von Stund an blieb die Ernährung reichlich und — das Mädchen ist bis jetzt gesund und kräftig geblieben.

Noch zu anderen hungernden Kindern der reicheren Familien wurde ich damals gerufen, — leider schon zu spät. Der Tokayer hatte da noch besser gewirkt!

Es ist unglaublich, wie gerade in den Familien der wohlhabenden Klassen bei Ernährung der Kinder gesündigt wird!

Jetzt erst können wir auf Grund unserer Beobachtung am kranken Menschen zur event. Erklärung der Schlockowschen Thatsachen übergehen und wenigstens Fingerzeige geben, wie sie wohl richtig zu stellen und zu verstehen sind.

Schlockow citirt besonders Oberschlesien mit seinen Nothstandsjahren und seinen sonstigen socialen schlechten Verhältnissen dafür, dass verkehrte und mangelhafte Ernährung nicht die Schwindsucht bedinge, und beruft sich für die Abwesenheit der Scrophulose und Tuberculose auf Virchow.

Virchow hat wirklich in seinem Bericht über den Hungertyphus in Oberschlesien im Jahre 1847 diese Thatsache constatirt. Wären Schlockow aber meine Schriften bekannt, in denen ich stets ausgeführt habe, es scheint weniger auf zweckmässige, als auf reichliche Nahrung anzukommen, so würde er seinen Schluss wohl nicht gezogen haben. Denn Virchow*) hebt ausdrücklich hervor, „bei den Kindern sind sehr dicke Bäuche keine Seltenheit,“ nachdem er fünf Seiten vorher gesagt hat: „und die Beschreibungen von der Quantität von Kartoffeln, die der Einzelne zu sich genommen haben soll, grenzen an's Unglaubliche.“ Also unzweckmässige, aber reichliche Nahrung, daher auch die sehr dicken Bäuche der Kinder, welche sehr an die geschilderten Bäuche der Russniaken erinnern, die ich ebenfalls schon sehr oft citirt habe, deren Lungen frei von Tuberculose bleiben, obschon die Unterleibsdrüsen geschwollen sind. Sie haben ebenfalls einen kleinen

---

*) Virchow's Archiv tom. II. pag. 170.

Brustraum resp. kleine Lungen. Aber freilich diese Beobachtungen sind nicht im Laboratorium, sondern wie die meinen,
am kranken Menschen gemacht, sie werden daher nicht
beachtet!! — Sie bleiben den meisten Aerzten auch unver-^{Beweise aus der Thierzucht.}
ständlich, weil diese von Thierzucht keine Ahnung haben.
Oben habe ich Baudement und andere Thierzüchter dafür
angeführt, dass reichliche Nahrung in der Jugendzeit über die
gute, normale Entwicklung des Thieres entscheidet. Es könnte
danach allerdings noch scheinen, als ob dabei gleichzeitig auch
stets die Qualität eine gute sein müsste. Desshalb citire ich
die Mittheilung eines vorzüglichen Züchters von Rennpferden
über die Ernährung der Fohlen in England. Es wird wohl
jeder davon überzeugt sein, dass die englischen Rennpferde
gute Lungen und normales Herz haben. Worin besteht nun
das Winterfutter für zwei- und dreijährige Fohlen? „Es besteht aus geschnittenem Heu, angemengt mit Weizenspreu,
zuweilen war noch etwas Hafer darunter, aber so
sparsam, dass man nur mit Mühe ein Körnchen
finden konnte."

„Erst wenn die Rippen durch reichliches Futter auf-
gewölbt worden, vermag der Leib, als Keil wirkend, Brust
und Kruppe zu breiten, ohne dass das Fohlen schwerer an
Gewicht wird und die leichte Bewegung verloren geht."

„Gegen solche Massenernährung herrscht aber noch ein
grosses Vorurtheil; viele Züchter vermeinen, dass es schädlich
sei, wenn die Fohlen sogen. Hängebäuche bekommen, — als
wenn sie diese nicht später wieder vollständig verlören."*)

Wie die Hängebäuche der Fohlen von Rennpferden dürf-

---

*) Sächsische landwirthschaftliche Zeitung 1886, pag. 241.

ten doch auch die Kartoffelbäuche der Oberschlesier mit ihrer enorm grossen Kartoffelnahrung wirken.

Oberschlesien berechtigt also Schlockow nicht zu seinen Schlüssen. Auch die Thatsache, dass die Phthise im Osten Deutschlands seltener ist als im Westen, berechtigt Schlockow nicht zu dem Schlusse, dass das statistische Material der bisherigen Annahme widerspricht, dass die Tuberculose vorzugsweise bei Menschen beobachtet werde, die sich in einem schlechten Ernährungsverhältnisse befinden.

Denn es ist doch möglich, dass gerade die Bewohner des Ostens sich reichlicher, wenn auch unzweckmässiger, ernähren als die des Westens, und aufs Reichliche scheint es doch am meisten anzukommen. Dann aber ist auch der Unterschied der Lebensmittel-Preise in Betracht zu ziehen, der keineswegs durch den Lohnunterschied ausgeglichen wird. Die Wohlhabenheit ist doch aber nicht blos nach der Grösse des Einkommens, sondern darnach zu bemessen, was man dafür an Lebensmittel erwerben kann. Allerdings sagt Schlockow, dass durch die Verschiedenheit der Lebensmittel-Preise eine Ausgleichung des Ostens und Westens in den wirthschaftlichen Verhältnissen nicht im Entferntesten herbeigeführt ist. Für die Preise der Lebensmittel hat Schlockow den Preis für schweren Roggen zu Grunde gelegt, welcher 1874 für 100 Pfund in den ostpreussischen Städten 93 Silbergroschen und in den rheinischen 106 betrug.

Der Unterschied ist freilich nicht zu bedeutend, obschon man am Rhein nur 87 Pfund Roggen für die Geldsumme erhält, für die man in Ostpreussen 100 Pfund kauft. Aber der Mensch lebt nicht vom Brod allein. Wie steht es mit dem Preis-Unterschiede der anderen Lebensmittel?

Ich gebe sie pro 1885 nach den Mittheilungen des statistischen Bureaus 1886. Darnach hat gekostet je 1 Kilogramm nach dem niedrigsten Preise in:

	Marienburg	M.-Gladbach
Rindfleisch .	80 Pf.	110 Pf.
Schweinefleisch .	115 „	160 „
Kalbfleisch .	52,5 „	100,0 „
Hammelfleisch	98,3 „	120,0 „
Speck .	172,5 „	160,0 „
Essbutter .	205,9 „	240,0 „
Eier (Schock)	226,6 „	405,0 „
Mehl	24,6 „	32,0 „
Reis .	60 „	45 „
Schmalz . .	175 „	160 „

Welch enormer Unterschied im Preise zwischen diesen beiden östlich und westlich gelegenen Städten! Kalbfleisch fast um 100 Procent Differenz. Aehnliche Differenzen ergeben die für die Ernährung der grösseren Volksmenge so wichtigen Leguminosen und Kartoffeln. Es sind für 100 Kilogramm in

	Marienburg	M.-Gladbach
Erbsen .	141,5 Pf.	325 Pf.
Bohnen.	200 „	315 „
Kartoffel	29,6 „	43,3 „

notirt.

Nach meiner Ansicht giebt der Roggenpreis allein nicht die Einsicht in die Ernährungs-Verhältnisse einer Bevölkerung, ebenso bin ich der Meinung, dass diese enormen Preisdifferenzen durch die Lohnverhältnisse nicht ausgeglichen werden. Aber man versteht darnach die enormen Schwindsuchtzahlen für M.-Gladbach auch ohne die betr. Industrie.

Und welche weitgehenden Schlüsse sind aus den Angaben Schlockow's sogar für die Seeluft gezogen worden, dass die Luft der Ostseebäder also günstiger sei als die der Nordsee etc. etc.!!

Ich glaube aber, dass die Thatsache, dass im Osten Deutschlands die Tuberculose seltener ist als im Westen, neben anderen Ursachen mit durch die reichlichere Ernährung der Bewohner des Ostens erklärt und verstanden werden muss.

Obschon nun eine reichliche Ernährung während des Wachsthums beim Menschen sowie beim Thiere einen guten Brustbau und kleine Lungen erzeugt, so besitzen wir doch kein Mittel, um unzweifelhaft festzustellen, wie weit es gelungen ist, diese Absicht zu erreichen. Einen Anhaltspunkt freilich kann die Spirometrie geben, sie ist das einzige Mittel, das frühzeitig durch ein Minus der Lungencapacität vermuthen lässt, dass die Lungen nicht normal sich entwickelt haben. Leider wird die Spirometrie zu wenig, ja man kann sagen, fast gar nicht angewendet. Den Grund dafür giebt Sée mit bewundernswerther Offenheit an*): „Der Gebrauch des Spirometers hat sich ohne Zweifel in Folge der Schwierigkeit seiner Handhabung keinen Eingang in die medicinische Praxis verschaffen können."

Richtig ist es ja, dass der damit untersuchende Arzt viele Schwierigkeiten beim Patienten zu überwinden hat, aber darf dies ein Grund für den Arzt sein, das Instrument zu ignoriren, um drohende Phthise rechtzeitig zu erkennen? Darf er irgend welche Schwierigkeit scheuen? Freilich werden wir weiter unten den Dirigenten einer Heilanstalt kennen lernen, der auch Lungenkranke am liebsten aufnimmt, der es drucken

*) Sée, l. c. pag. 217.

liess, dass er seine fiebernden Kranken die Temperatur aus Bequemlichkeit im Munde messen lässt, also — durchaus unbrauchbare Zahlen erhält! Ob in irgend einer Disciplin der Naturwissenschaft solche Verstösse gegen die elementaren Regeln der Beobachtung ungerügt blieben?!

Die Prophylaxe der chronischen Lungenschwindsucht hat aber nicht blos die normale Entwickelung der Lunge, sondern auch die normale Entwickelung des Herzens zu berücksichtigen. Und unser klinisches Material lehrt uns, ebenfalls fast in allen Fällen, dass die Patienten zur Zeit der Pubertät über vorübergehende Herzpalpitation und dadurch bedingte Athemnoth geklagt haben. Im II. Capitel meiner Aetiologie habe ich darauf hingewiesen, dass nach den Forschungen Beneke's um diese Zeit das Herz leicht in seinem Wachsthum zu den übrigen Organen zurückbleibt, und dadurch das Missverhältniss zwischen der Grösse resp. der Triebkraft*) des Herzens und der Grösse der Lunge entsteht, das dann die Ursache für die Entstehung der Schwindsucht.

Sobald also ein Individuum ohne einen nachweisbaren Klappenfehler zur Zeit der Pubertät event. aber auch später über Herzklopfen und Athemnoth klagt, die ja nur bedingt ist durch die Insufficienz des Circulationsapparates: dann muss der Arzt sofort das Wachsthum des Herzens zu fördern resp. die Triebkraft desselben zu vermehren suchen.

Diese prophylactische Behandlung ist selbstverständlich eben so wichtig, wie die bisher besprochene prophylactische Behandlung in Rücksicht der Entwickelung der Lunge.

---

*) Vielleicht überzeugt sich Meissen nun, dass auch ich von verminderter Triebkraft des Herzens rede. Dr. B.

Zu diesem Zwecke sind auch hier alle die gymnastischen Uebungen zu nennen, die oben angeführt sind, um die Folgen des paralytischen Thorax zu vermindern: Turnen, Rudern, Bergsteigen etc. Nur warne ich vor dem s. g. Sport, wie er gerade heut zu Tage getrieben wird. Durch diesen Sport, der Jeden antreibt, den Andern in seinen Leistungen übertreffen zu wollen, wird meist das Herz bis zur Ermüdung angestrengt, zumal da ja die jungen Leute sich noch nicht krank fühlen. Uebermüdung eines Organs hat aber noch nie dasselbe gestärkt, sondern immer geschwächt. Ich habe wenigstens von diesem Sport noch kein gutes Resultat gesehen, wohl aber habe ich manchen Sieger im Rudersport, der durch die directe oder indirecte Anpassung belastet war, in meiner Heilanstalt an der Schwindsucht sterben gesehen. Einige davon datirten den ihnen bemerkbaren Beginn der Schwindsucht direct von der Ueberanstrengung bei einer Regatta.

Alle diese gymnastischen Uebungen, zur Kräftigung des Herzens ausgeführt, sollten nie ohne Aufsicht eines Arztes geschehen. Am besten ist es unbedingt, diese in der Pubertät begriffenen, an Herzpalpitation leidenden Individuen ins Gebirge zu schicken und zwar direct in eine Heilanstalt für Lungenkranke. Denn auch sie müssen ebenso controlirt werden, wie die bereits an Phthise erkrankten Personen.

Die zweckmässigste Prophylaxe geschieht im Gebirge. Mit dem Verpflanzen solcher Individuen in Gebirgs-Sanatorien erreicht man meist die Ernährung und Kräftigung des Herzens auf zweierlei Weise. Einmal wird durch den verminderten Luftdruck das Herz von seiner Arbeit etwas entlastet, es hat ja einen geringeren Widerstand auf der Körperoberfläche zu überwinden, es arbeitet also leichter, Anfangs daher schneller, bis es hinreichend gewachsen ist. Jeder Muskel aber, der öfter contrahirt, ohne zu ermüden, wird kräftiger und auch dicker. Häckel erzählt in seiner Morphologie, dass er auf diese Weise den Biceps seines Armes auf das doppelte Volumen gebracht hat. Das Herz wird also ebenfalls unter dem Einflusse des verminderten Luftdruckes in Folge der vermehrten Contractionen grösser und kräftiger werden, das Missverhältniss zwischen Triebkraft und Grösse der Lunge kleiner, die Lunge also besser ernährt und so event. der Entwickelung der Lungenschwindsucht vorgebeugt werden.

Mit der Ueberführung nach dem Gebirge erreicht man ferner, dass der Appetit besser und dort mehr gegessen wird als bisher. Diese Wirkung ist nicht zu unterschätzen. Denn es ist nicht zu vergessen, dass man es meist mit Menschen zu thun hat, die schon von den Eltern die Eigenthümlichkeit geerbt haben, nie viel zu essen, sondern mit wenig Nahrungsmitteln befriedigt zu sein. Beim besten Willen geht es daher in der Ebene mit der reichlichen Ernährung oft nicht. Sie gelingt aber meist sofort bei Uebersiedlung nach dem Gebirge. Die reichliche Ernährung wirkt aber nicht blos auf die Entwicklung von kleinen Lungen, sondern auch auf die Entwicklung eines gut genährten Herzens. Virchow selbst sagt: „Genau so, wie ein jeder andere Muskel bei gesteigerter Function gleichzeitig auch in nutritive Erregung geräth, mehr Bildungsmaterial in sich aufnimmt und allmälig hypertrophirt, so bedingt auch eine vorhandene Hypoplasie des Gefässapparates, wenn sie mit günstigen äusseren Ernährungsverhältnissen und entsprechender, grösserer Blutmenge bei einem Individuum coincidirt, linksseitige Hypertrophie als nothwendigen Consecutivzustand."

Die prophylactische Behandlung der chronischen Lungenschwindsucht geschieht also am zweckmässigsten im Gebirge. Denn das Gebirge ermöglicht eine reichlichere Ernährung und wirkt auch direct stärkend aufs Herz.

Da die bisher geschilderte Prophylaxis in der Kindheit angewendet werden muss, so folgt daraus, dass mit der Anstalt, in der sie ausgeübt werden soll, ein Schulsanatorium verbunden sein muss, damit die Kinder nicht zu sehr in der intellectuellen Ausbildung zurückbleiben.

Aber wenn auch die prophylactische Behandlung den gewünschten Erfolg erzielt hat, das betr. Individuum in den betr. Jahren wirklich nicht erkrankt, so ist damit die Prophylaxis nicht abgeschlossen. Das betr. Individuum muss sich stets bewusst erhalten, dass es stets der Gefahr ausgesetzt ist, phthisisch zu erkranken, sobald es sich irgend einem schwächenden Einfluss längere Zeit aussetzt. Der Lebenswandel muss ausserordentlich regelmässig geführt und namentlich nicht bis tief in die Nacht hinein gekneipt werden. Der Missbrauch des Alkohols erzeugt ja, wie wir oben am Beispiel der Fleischergesellen gezeigt haben, selbst bei ganz gesunden Menschen mit normalem Brustbau und normalen Lungen endlich doch die Schwindsucht in schreckenerregender Weise; um wie viel mehr bei Personen, die durch directe oder indirecte Anpassung oder durch Heredität von Haus aus dazu neigen. Um so mehr zu bedauern ist, dass die Bierproduction und Consumtion von Jahr zu Jahr steigt und — dass Aerzte den angehenden Schwindsüchtigen „Biertrinken" verordnen, das sie, da es eine Sitte oder Unsitte der Gegenwart ist, nicht controliren können. Der Arzt darf aber nach meiner Ansicht den Schwindsuchtverdächtigen nichts verordnen, was er nicht genau controliren kann und gar Etwas, von dem er wissen müsste, dass es, in uncontrolirter Masse genossen, bei ganz gesunden kräftigen Menschen Schwindsucht bedingt!!

Mit diesen Vorschlägen ist die prophylactische Behandlung erschöpft, wie sie sich aus der Aetiologie der chronischen Lungenschwindsucht vom Standpunkte der klinischen Erfahrung ergiebt, die Vorschriften sind klarer gefasst als die, welche bisher möglich gewesen sind, wie dies in der Natur der Sache begründet ist. Auf der einen Seite die klinische Thatsache, unter welchen äusseren Verhältnissen sich in gesunden Familien die Schwindsucht entwickelt, dann die durch die pathologische Anatomie festgestellte Thatsache, welche morphologischen Veränderungen in dem Organismus vorhanden sind, der nach ärztlichen Erfahrungen in höchstem Grade zur Phthise disponirt, dann die Thatsache aus der Thierzucht, durch welche Ernährungsweise diese Veränderungen künstlich erzielt resp. verhütet werden können, und diese Beobachtung in voller Uebereinstimmung mit der klinisch festgestellten Thatsache der Ernährung der phthisisch Erkrankten; die Indicationen dagegen sind dann klar und die Mittel und Methoden leicht zu finden.

Auf der anderen Seite das leere Wort „Disposition" oder Schwäche mit der daraus resultirenden Indication, den Körper zu kräftigen und eine grössere Widerstandsfähigkeit des Körpers zu schaffen. Niemand weiss aber, wie das zu erreichen ist.

Von diesem Gesichtspunkte aus hat man die Abhärtung empfohlen, welche Strümpell bei mir vermisst. Ich konnte sie nicht erwähnen und erwähne sie auch jetzt nicht. Denn bei meiner Untersuchung über die Aetiologie der Lungenschwindsucht vom Standpunkt der klinischen Erfahrung hat sich die Nicht-Abhärtung nie als Ursache der Phthise ergeben.

Die beste Abhärtung ist jedenfalls, einen ziemlich normal gebauten Menschen zu schaffen, besser jedenfalls als zu probiren, nachdem der fehlerhafte Aufbau des Körpers fast vollendet ist, ob und wodurch man die Folgen dieser fehlerhaften Organisation beseitigen kann.

Abhärtung, ein schönes Wort, ob es aber je gelungen ist, einen schwächlichen elenden Körper abzuhärten, so abzuhärten, dass er nicht phthisisch wird, das ist eine andere Frage, die ich nicht wage zu bejahen.

Gut ist nur, dass die prophylactischen Vorschriften vom ersteren Standpunkte auch von den Anhängern des letzteren ausgeübt werden können; sie machen die Menschen jedenfalls durch Verhütung des paralytischen Thorax und durch bessere Ernährung der Lunge „widerstandsfähiger gegen den Bacillus als durch Abhärtung.“ — Nur ist dabei nicht zu vergessen, dass der klinische Standpunkt uns den Weg gezeigt, auf dem wir das Ziel erreichen können, kleine Lungen zu schaffen, wozu man durch die Indication, „die Menschen widerstandsfähiger zu machen“, nie gelangen konnte.

3. Die Therapie der chronischen Lungenschwindsucht.

Die Behandlung der chronischen Lungenschwindsucht hat
nicht mehr den werdenden, sondern den gewordenen Organismus
mit all seiner fehlerhaften Bildung zum Object. Die einfache
Indicatio causalis ist also nicht mehr voll zu leisten; denn
die fehlerhafte Entwickelung ist vollendet. Wir können nur
noch die Indication haben, die aus dieser fehlerhaften Organisation entspringenden nothwendigen Folgen zu mildern und
event. auf irgend eine Weise aufzuheben.

Damit ist ohne Weiteres klar, dass die Behandlung eine
ungemein schwierige und langwierige sein muss, ebenso versteht man dadurch, dass eine Heilung des Leidens durch den
Arzt so lange für unmöglich gehalten werden konnte, bis erkannt war, welche morphologischen Veränderungen im Körper
die Lungenschwindsucht vorbereiten. Erst in Folge dieser waren
klare Indicationen zu stellen und auch event. zu erfüllen.

Ich war der Erste, der diesen Versuch gewagt hat auf
Grund der Arbeiten Rokitansky's; ich habe dadurch, wie
auch meine persönlichen Gegner zugeben, den Grund zu einer
Umwandlung der Therapie der Phthise gelegt, sodass, während
ich früher mit meiner Behauptung, dass die Lungenschwindsucht heilbar ist, ausgelacht und deshalb Charlatan genannt
wurde, heute jeder klinische Professor doch mindestens theoretisch die Heilbarkeit der Phthise docirt, freilich meist ohne

mich und meine Therapie dabei zu nennen. Den Meisten derselben sind die Prinzipien meiner Methode nicht vollinhaltlich bekannt; Andere halten sie in ihrer Begründung wenigstens für widerlegt. So sagt Rossbach*): „An den hauptsächlichsten Lungencurorten (?) wird nach Brehmer's, wenn auch vielfach modificirtem (in welcher Weise? Dr. B.) Verfahren behandelt, und auch in dem Tiefenklima befindet sich der solchermaassen mit frischer Luft, Waschungen, Douchen, guter Ernährung Behandelte tausendmal besser als nach der alten Methode der Leberthranfütterung und Moostheetränkung in heissen Zimmern. Es ist mit der Brehmer'schen Behandlungsweise ganz das Gleiche der Fall, wie mit dem Chloralhydrat; auch dieses ist das beste Schlafmittel geblieben, wenn auch die Theorie, die zu seiner Einführung veranlasst hat, nicht mehr haltbar erscheint."

Kennt denn aber Rossbach meine Heilmethode? Wenn er diese nach seinen Worten in Anwendung von frischer Luft, Waschungen, Douchen und guter Ernährung sieht: so muss ich leider erklären, dass Rossbach meine Heilmethode nicht kennt, sondern eine Verballhornung derselben dafür hält.

Darlegung der Heilmethode: a. Geschlossene Heilanstalten für Lungenkranke.

Es ist daher wohl nothwendig, dass ich dieselbe darlege. Zunächst erkläre ich, dass einen integrirenden Bestandtheil meiner Heilmethode die „geschlossene Heilanstalt" bildet und zwar die „geschlossene Heilanstalt", die nur tuberculöse**) Patienten aufnimmt, so dass andere Krankheiten in

---

*) Rossbach: Lehrbuch der physikalischen Heilmethoden, pag. 66.

**) Anm. Sehr richtig bemerkt König in seiner Chirurgie, dass mit gutem Erfolge in denselben auch tuberculöse Knochen- und Gelenkerkrankungen behandelt werden müssten. Leider geschieht dies nicht. Ich habe bisher nur einen Fall gehabt, aber mit sehr gutem Erfolge. Einem Knaben sollte wegen tuberculöser Erkrankung des Kniees das Bein

derselben nur dadurch zur Behandlung kommen können, dass
Begleiter der Tuberculösen oder diese selbst daran erkranken.
Die Gründe dafür habe ich oben auseinandergesetzt und ver-
liere darüber kein Wort mehr.

Ein weiterer Cardinalpunkt meiner Heilmethode besteht b. Wahl des
Ortes.
in der richtigen Wahl des Ortes für die Heilanstalt.

Da wir beim erwachsenen Menschen nur auf das Herz
wirken können, um das bei der Phthisis bestehende Missverhältniss zwischen Herz und Lungen zu vermindern, sei es, dass
wir entweder die Substanz des Herzens oder mindestens die
Triebkraft desselben vermehren: so liegt es auf der Hand, dass
jede Heilanstalt für Lungenkranke nur im Gebirge liegen darf.
Denn nur der mit dem Gebirge verbundene verminderte Luftdruck übt diesen Einfluss, indem er physiologisch die Frequenz der Herzcontractionen vermehrt, und zwar trotz event.
passiven Verhaltens des Individuums blos durch den Aufenthalt,
und dass er durch die regelmässigen vermehrten Contractionen
den Herzmuskel stärkt und vergrössert. *)

Aber nicht blos durch Vermehrung der Herzcontractionen
wird der Herzmuskel gestärkt und auch stärker, sondern auch
desshalb, weil er nach dem oben citirten Ausspruch Virchow's
mehr Nahrungsmaterial in sich aufnehmen kann. Denn trotz

---

amputirt werden. Brieflich davon unterrichtet, rieth ich, vorher erst
Volkmann in Halle zu consultiren. Dieser schrieb mir, ich möchte
erst das Meinige thun und die Tuberculose beseitigen, er würde dann
das Seinige thun. Der Knabe kam 1877 hierher und wurde nach vielen
Monaten von mir zu Volkmann geschickt. Dieser operirte nun und
schrieb mir, die Heilung sei eine ideale. — Der Knabe hat sein Bein erhalten, geht sogar ohne Stock und ist nie mehr tuberculös erkrankt.

*) Anm. Die Beobachtung, dass ein Fallen des Barometers die
Pulsfrequenz vermehrt und umgekehrt, machte ich hier in Görbersdorf,
indem ich täglich zur selben Stunde beim Erwachen meine Pulsfrequenz

des vereinzelten Widerspruchs von Rossbach bleibt als fast
ausnahmslos constante Wirkung des Gebirges das Eine bestehen, dass der Appetit sich meist sofort bedeutend vermehrt
und der Patient oft unglaubliche Quantitäten vertilgt. Im
Gebirge bestehen daher für den Phthisiker günstigere Er-

---

zählte und dann erst den Barometerstand notirte. Diese Veränderung
der Pulsfrequenz geschah so regelmässig, dass ich aus der Pulsfrequenz
vorhersagen konnte, ob seit gestern das Barometer gestiegen oder gefallen war.

Diese Thatsache, dass Verminderung des Luftdruckes die Pulsfrequenz, also die Herzaction vermehrt, hat natürlich vielfach Widerspruch
erlitten.

Welcher Art waren diese Widersprüche? Dettweiler sagte darüber,
nachdem er nach Falkenstein übersiedelt war†): „Was diese durch den
verminderten Luftdruck erzeugte Beschleunigung der Herzthätigkeit an-
langt, so kann ich für meine Person nicht begreifen, wie diese Streitfrage
so lange ohne Erledigung hin- und hergeschleppt werden konnte. Für
so geringfügige Höhen wie Görbersdorf könnte ja der Beweis leicht geliefert werden. Ich zweifle schon lange nicht mehr daran, dass bis zu
einer Höhe von 5- bis 6000 Fuss ein merkbarer Einfluss auf die Herzthätigkeit nicht ausgeübt wird. Die Divergenz der Angaben entspringt
meiner Meinung nach einem Ausserachtlassen der Cautelen oder einer
Unkenntniss der Physiologie des Herzens. Ich habe vom Meeresufer bis
zu 7000' bei gleicher Körperlage, zu gleicher Tagesstunde, bei Ausschluss
einer jeden erregenden Vorstellungsthätigkeit, überhaupt unter möglichst
gleichen Umständen, an verschiedenen Höhenpunkten gewissenhaft gezählt
und auch nicht die allermindeste Alteration bemerken können. Die Frequenz schwankte ohne Rücksicht auf die Höhe, wie auch sonst in der
Ebene, zwischen 60 bis 64 Schlägen.

Trotz alledem ist als Resultat meiner Beobachtungen in die Lehrbücher der Physiologie übergegangen: dass Verminderung des Luftdruckes
die Herzaction vermehrt. Wie ist das zu verstehen? Allen diesen wirft
ja Dettweiler Ausserachtlassen der Cautelen und Unkenntniss der
Physiologie des Herzens vor? Nun, Dettweiler documentirt mit seinen
Worten nur Unkenntniss der elementaren Forderung an ein physiologisches
Experiment. Dettweiler selbst ist Phthisiker, er glaubt also, dass
physiologische Probleme durch Beobachtungen am kranken Menschen studirt werden können!!

†) Berliner klinische Wochenschrift 1877, Nr. 35 u. ff.

nährungsverhältnisse als in der Ebene. Die eine Ausnahme Rossbach zeugt nicht gegen die Regel.

Wie weit der Luftdruck erniedrigt sein resp. wie hoch der Ort liegen muss, um den gewünschten Erfolg zu erzielen, lässt sich im Allgemeinen nicht bestimmen. Man wird aber

---

„Dieser Einwurf, meint Dettweiler's Assistent, Meissen †), ist ein so schwacher, dass es geradezu verwunderlich ist, dass Brehmer ihn versuchte. Warum denn die ganze weitschichtige Empfehlung der immunen Gebirgszone, wenn die supponirte physiologische Wirkung des verminderten Luftdrucks sich gerade bei den Phthisikern nicht zeigt, denen sie doch zu Gute kommen soll? Da versetzt ja B. seinem geliebtesten Kinde selbst den tödtlichsten Stoss ins Herz."

Nirgends habe ich aber gesagt, dass die durch den verminderten Luftdruck vermehrte Pulsfrequenz den Phthisikern nicht zu Gute kommt. Da Meissen aber nicht fähig zu sein scheint, zu begreifen, dass Phthisiker in den Höhencurorten nicht blos die gleiche, sondern sogar eine geringere Pulsfrequenz als in der Ebene haben können, obschon der verminderte Luftdruck die Pulsfrequenz physiologisch vermehrt, so will ich versuchen, es ihm klarer zu machen.

Zugeben wird Meissen, dass der Puls eines Phthisikers von der Krankheit abhängt, und zwar so, dass Alles, was auf die Krankheit ungünstig wirkt, die Pulsfrequenz vermehrt, und Alles, was auf die Krankheit günstig wirkt, die Pulsfrequenz vermindert. Wenn also ein Phthisiker in der Ebene x Pulsschläge hat, so müsste er unter der Höhenlage $x + y$ Pulsschläge haben, wenn aber diese Höhenlage auf die Phthise günstig wirkt, so wird die Pulsfrequenz $x + y - z$ sein, wobei z der Zahl entspricht, welche durch die günstige Wirkung der Höhenlage auf die Phthise selbst bedingt ist. Ist dann $z = y$, so wird man, wie bei Dettweiler, dieselbe Frequenz, ist z grösser als y, so wird man sogar eine geringere Pulsfrequenz beim Phthisiker in der Höhe zählen als im Tieflande.

Dem Phthisiker kommt also die Wirkung sehr stark zu Gute. Dettweiler selbst hat mit seiner Angabe die günstige Wirkung der Höhenlage auf den Phthisiker bewiesen, deshalb bleibt es aber doch ein Nonsens, wenn ein Phthisiker aus seinen Beobachtungen an sich über physiologische Wirkungen urtheilen will.

Wem ist nun der Todesstoss versetzt, mir oder der scharfen Auffassung Meissen's?   Der Verfasser.

†) Deutsche Medicinal-Zeitung 1887, pag. 280.

wohl nicht fehlschliessen, wenn man sagt, er muss soweit ermässigt sein, dass unter seinem Einflusse in Verbindung mit den anderen klimatischen Factoren die eingeborenen Bewohner des Ortes frei von Schwindsucht sind, d. h. dass der qu. Ort immun sein muss.

Die Bewohner des Ortes müssen frei von Schwindsucht sein.

Wir sind damit an das viel bestrittene Thema gelangt: „Giebt es wirklich schwindsuchtfreie Orte?" Die Erörterung dieser Frage ist ungemein wichtig und eine durchaus berechtigte, ja sogar eine nothwendige, deren Beantwortung, namentlich wenn sie bejahend ausfallen sollte, von tief einschneidender Wichtigkeit ist. Denn dorthin müssten die Anhänger der ausschliesslichen Infection die zur Tuberculose disponirten Individuen schicken, damit sie der Gefahr entgehen, vom Bacillus inficirt zu werden.

Für viele Aerzte ist diese Frage freilich schon abgethan. Auffallender Weise ist dies absprechende Urtheil meist von Aerzten ausgegangen, welche auch Phthisiker behandeln, obschon sie an Orten practiciren, von denen es fest steht, dass diese immun nicht sein können. So glaubt Wehse mit einem Witze die Sache abzumachen. Er erklärt „die Bezeichnung schwindsuchtfreie Zone für einen relativen Begriff" *) und: „Wenn hochgelegene Curorte und Schwindsucht-Sanatorien dieser verdünnten Luft günstige Wirkungen durch die von ihr bedingte, mehr oder weniger lebhafte, immerhin aber schonende Steigerung des ganzen Stoffwechsels zuweisen, so hat die Erfahrung diese Annahme (?) bestätigt, aber Nichts mehr. Es ist hier wieder das falsche Lob in keiner Weise fördernd für den Ernst der Sache und eine schwindelfreie Zone besser."

---

*) Weihse: Die Bäder Schlesiens 1885, pag. 32.

Ueber diese Wissenschaftlichkeit ist kein Wort zu verlieren.

Dettweiler sagt *): „Auf die Frage der Höhenluft-Theorie als Immunitäts-Bedingung gehe ich hier aus leicht begreiflichen Gründen nicht weiter ein, sie ist in den letzten Jahrzehnten so ausreichend ventilirt worden, dass jedem Leser ein genügendes Urtheil zugemuthet werden darf, — sie ist in meinen Augen bezüglich ihres Grundgesetzes hinfällig.“

„Die specifischen Eigenschaften der Luft sind es also keineswegs, denen wir die günstige Wirkung bei der Schwindsucht zu verdanken haben, wir müssen (? Dr. B.) uns von jenem an und für sich schönen Gedanken losmachen. Der Genuss einer reinen, frischen, nicht zu warmen Luft ist ein capitales Heilmittel“ etc.

Dettweiler identificirt hier Immunität und specifische Eigenschaften der Luft. Mit ihm haben die meisten diesen Fehler begangen. Und doch haben die Vertreter der Immunität wie Gauster und ich, niemals von specifischen Eigenschaften der Luft immuner Orten gesprochen. Wir haben nur die Thatsachen gemeldet und weiterer Forschung anheimgestellt, die Ursache zu eruiren. Dass der verminderte Luftdruck eine Rolle spielt, folgte daraus, weil die klimatische Immunität nur im Gebirge vorkommt, nämlich vorkommt unabhängig von der Lebensweise der betreffenden Gebirgsbewohner. Desshalb sage ich auch mit Absicht „klimatische“ Immunität. Denn immun sind auch, wie ich oben angegeben habe, die Bewohner Islands, der Faröer-Inseln und der Kirgisen-Steppen. Diese Immunität wurzelt, wie ich glaube früher schon nachgewiesen

---

*) Dettweiler, Behandlung der Lungenschwindsucht, 1884, pag. 23.

14*

zu haben, in der Lebensweise, unter deren Einfluss ebenfalls der Herzmuskel zu energischerer Thätigkeit angespornt wird, aber doch nicht so mächtig wirken kann, als das Klima, das dauernd auf den Menschen wirkt.

Leider haben auch die Lehrbücher von Strümpell und Eichhorst diese wichtige Frage gar nicht berührt und Rossbach*) giebt seine persöuliche Meinung dahin ab, dass aus dem seltueren Vorkommen der Schwindsucht bei Bergbevölkerungen nicht geschlossen werden kann, dass dies Folge des Höhenklimas, der verdünnten Luft sei, es kann das seltene Vorkommen herrühren davon, dass unter der notorisch armen Gebirgsbevölkerung die schwächlich geborenen Kinder durch schlechte Pflege, schlechte Kost und die schlechte Luft der oft schrecklichen Wohnungen schon in der Kindheit hinweggerafft werden und nur die Widerstandskräftigsten und demnach zur Schwindsucht nicht Hinneigenden allein übrig bleiben.**) Im Uebrigen hat die neuere Zeit sowohl in den menschenärmeren Gebirgsgegenden (im Oberengadin) als in hochgelegenen Städten

---

*) l. c. pag. 66.

**) Diese Meinung ist bereits schon viele Jahre vorher widerlegt gewesen. Der Canton Graubündten hat wenig Schwindsuchtsfälle und sehr geringe Kindersterblichkeit: Damit ist auch gleichzeitig die Erklärung Fromm's zurückgewiesen, der in seiner Balneotherapie (1887, pag. 799) über die Gebirgsbewohner sagt, „dass schwache Organismen frühzeitig an den Einflüssen des Klimas zu Grunde gehen, die Ueberlebenden aber, eben vermöge ihrer local modificirten Organisation, diejenige Immunität gegen etwaige schädliche Einflüsse des Klimas erworben haben, welchen den schwachen Constitutionen und den eingewanderten, ungewöhnten abgeht."

Diese so oft behauptete Vererbung wird schon dadurch widerlegt, dass solche Einwohner der immunen Gegenden, welche diese vor vollendetem Wachsthum verlassen. im Tieflande schwindsüchtig werden.

und Orten genug Schwindsuchtfälle beobachtet (Ludwig und die Commission der Schweizer Naturforscher), dass die schon früher mehr als fragliche Immunität der Gebirgsgegenden ganz hinfällig geworden ist."

Das Votum der Schweizer Naturforscher lautet darüber nun wörtlich:*)

„In der Schweiz ist mit zunehmender Höhe eine Abnahme der Häufigkeit der Lungenschwindsucht sicher wahrnehmbar."

„Die Lungenschwindsucht kommt, soweit bis jetzt bekannt ist, auch in den höchst bewohnten Ortschaften, wenn auch hier selten, vor."

„Im Durchschnitt haben die niedersten Lagen doppelt so viel Schwindsucht als die höchsten, nach Abzug der auswärts erworbenen Fälle aber bedeutend mehr."

„Die Abnahme der Lungenschwindsucht vollzieht sich mit zunehmender Höhe weder constant noch in regelmässiger Proportion; die hierbei zu Tage tretenden Unregelmässigkeiten und Schwankungen werden hauptsächlich durch die socialen Stellungen bedingt, indem die industriellen Bevölkerungsgruppen starke Unregelmässigkeiten, die gemischten im Ganzen die regelmässigste Abnahme zeigen, während die agricolen Gruppen schon bei verhältnissmässig geringer Höhe ihre unteren Werthe erreichen."

Die Worte des Berichtes, „dass in den höchst bewohnten Ortschaften die Lungenschwindsucht noch vorkommt, wenn auch selten" und die Worte Rossbachs „dass man in diesen Orten genug Schwindsuchtsfälle beobachtet hat",

---

*) Emil Müller, Die Verbreitung der Lungenschwindsucht in der Schweiz. 1876. pag. 81.

scheinen mir sich nicht zu decken. Aber nach meiner Ansicht
sprechen diese Angaben unbedingt für die event. Immunität
der Höhen, deren Grenze nur noch genau festzustellen wäre.
Denn da auf den Menschen eine Summe von Factoren einwirkt
und nicht blos der zufällig zu untersuchende, hier also die
Höhe, so kann gar nicht eine constante oder proportionale
Abnahme erwartet werden. Die Commission hat die industriellen
Verhältnisse mit ihren Nachtheilen hervorgehoben; es ist
selbstverständlich, dass sich dieselben geltend machen, trotz
der auf die Entwicklung der Lungenschwindsucht günstig
einwirkenden Höhe. Aber nicht blos die Industrie, sondern
alle andern Verhältnisse, die als nachtheilig in der Ebene,
d. h. als günstig für die Entwicklung der Lungenschwindsucht
in der Ebene betrachtet werden, auch diese werden durch die
Höhe nicht vollständig paralysirt; sie werden daher ebenfalls
die Statistik der Höhen scheinbar alteriren. Hierher gehört
namentlich das Heirathen innerhalb eines engen Kreises; je
länger diese Verhältnisse stattfinden, um so mehr müssen die
Folgen eintreten. Es hat daher durchaus nichts Befremdendes,
wenn Schreber als allbekannt anführt,*) „dass in Bauern-
familien, die sich seit mehr als 100 Jahren in denselben Berg-
gütern aufhalten, die Tuberculose nicht selten ein hereditäres
Uebel ist.“ Einen mehr der Immunität zuneigenden Standpunkt
als die Autoren Strümpell und Eichhorst nimmt Niemeyer-Seitz in seinem Lehrbuche ein. Es heisst dort:**)
„Die Erfahrung, dass in Gebirgsgegenden mit bedeutender
Elevation, wenn auch die Annahme einer völligen Immunität

---

*) Zeitschrift für Schweizerische Statistik 1876, pag. 84.
**) Niemeyer-Seitz 1884. Band I, pag. 289.

gegen Lungenphthise hinfällig geworden ist, diese Krankheit im Ganzen doch seltener vorkommt, lenkte in neuerer Zeit die allgemeine Aufmerksamkeit auf das Höhenklima". Allerdings führt er Seite 291 an: „Andere Beobachter (nämlich als Brehmer, Waldenburg) bestreiten diesen Einfluss der verdünnten Luft, wenigstens für die hier in Betracht kommenden bewohnbaren Höhenlagen und führen die Abnahme der Schwindsucht an Höhenorten auf andere Momente zurück; auf die naturgemässere Lebensweise und dünnere Bevölkerung solcher Gegenden, insbesondere aber auf einen Grad von Reinheit und aseptischer Beschaffenheit der Luft, wie sie in den dichter bevölkerten Niederungen nicht getroffen wird." Seitz fährt dann fort: „Eine gleiche Reinheit der Luft herrscht auf dem Meere und einigermaassen auch am Meeresstrande und es werden manchmal für Phthisiker an Stelle eines Gebirgsaufenthaltes Curen an Küstenpunkten mit kühlerem Seeklima oder auch Seefahrten verordnet."

Ich habe bereits oben gezeigt, dass die Ansicht Nothnagels, die ja von Seitz wiedergegeben ist, eine durchaus falsche ist. Es ist durchaus nicht gleich, ob der Lungenkranke im Engadin oder am resp. auf dem Meere athmet, denn auf den Kranken wirken doch noch andere Agentien ein, als die Luft, für deren Reinheit der Befund von Mikroorganismen nach Miquel **nicht** spricht, weil die pathogenen Organismen nicht nachweisbar sind und doch nur diese dem Menschen schaden.

Der Ansicht aber, dass die Abnahme der Schwindsucht bei zunehmender Höhe namentlich der mangelnden Industrie, der geringeren Dichtigkeit der Bevölkerung etc. etc. zuzuschreiben ist, begegnet man vielfach. Die Hinfälligkeit dieses Einwurfes ist sofort klar *), „wenn man die grossen volksreichen und industriellen Städte der Anden studirt, wie Puebla (2300 Meter mit 80000 Einwohnern), Mexiko (2300 Meter mit 320000 Einwohnern), Quito (2850 Meter mit 60000 Einwohnern), Bogata (2600 Meter mit 40000 Einwohnern), Chuquisacao (3000 Meter mit 25000 Einwohnern), Cochabamba (2500 Meter mit 40000 Einwohnern), Potosi (4000 Meter mit 20000 Einwohnern) u. a. In allen diesen, zum Theil sehr industriellen oder doch handels- und verkehrsreichen Städten, die sich gerade nicht durch ein Ideal hygienischer Zustände auszeichnen, wird Schwindsucht, nach dem übereinstimmenden Urtheile aller Beobachter, selten oder, wie namentlich unter den Eingeborenen, gar nicht angetroffen, — ein Beweis, dass die mit sehr bedeutenden Elevationen verbundenen Einflüsse selbst die aus den ungünstigsten hygienischen und gesellschaftlichen Verhältnissen hervorgehenden Schädlichkeiten in Bezug auf die Schwindsuchts-Genesis zu überwinden vermögen."

Meissen selbst giebt zu **), „dass mit zunehmender Höhenlage die Häufigkeit der Schwindsucht abnimmt. Durch nichts aber ist bewiesen, sagt er, dass dies die Wirkung der Höhenluft oder sonst eines einzelnen Factors ist;" was auch von mir nie behauptet worden ist, vielmehr habe ich selbst nur hervorgehoben, dass die klimatische Immunität ohne eine bestimmte Höhenlage nicht vorkommt.

Die Angaben von Hirsch über die hochgelegenen im-

---

*) Hirsch, Handbuch der historisch-geographischen Pathologie 1886. III. Abtheilung, pag. 145.

**) Deutsche Medicinal-Zeitung 1887, pag. 381.

mmnen Städte Amerikas, welche den Einwurf widerlegen, dass
die mangelnde Industrie die Immunität der hochgelegenen Orte
Europas bedingen, glaubt Meissen damit zu bezweifeln, „dass
sie weit von uns abliegen, und ob die dortigen statistischen Angaben derartig sind, dass sie sich mit den europäischen, speciell
den deutschen vergleichen lassen, bezweifle er vorläufig.“

Dieser Einwurf ist sehr schwach. Denn dazu, dass die
Aerzte eines Landes sagen können, dass eine bestimmte Krankheit sehr selten in dem qu. Lande vorkommt, dazu braucht
man nicht die Zahlen einer Statistik. Kein deutscher Arzt
wird Anstand nehmen zu erklären, die Lepra ist in Deutschland
sehr selten, auch wenn er die Statistik darüber nicht kennt.

Ueberdies liegt eine Statistik vor. Von der Hochebene
von Anahuac, auf welcher Mexiko liegt, sagt der dort practi-
cirende Dr. Jimenez, dass unter den 11963 Hospitalkranken
nur 143 Phthisiker verzeichnet sind, oder auf 1000 Hospital-
kranke fast nur 12 Phthisiker, und zwar betrafen diese nur
Arme. Jourdanet selbst hat $4^{1}/_{2}$ Jahre in Mexiko practi-
cirt, während dieser Zeit 30000 Visiten gemacht und nur 6
Lungenkranke bei den Wohlhabenden notirt. Jourdanet
schliesst daraus, dass für die Wohlhabenden in Mexiko die
Tuberculose überhaupt nicht existirt und im Allgemeinen die
Phthise eine seltene Krankheit ist.*)

Um so auffälliger ist es, dass Meissen in seiner Besprechung der I. Auflage meiner Therapie behauptet**), „dass
nach Sée Jourdanet umgekehrt berichte, dass Phthise in
Mexiko sehr häufig sei.“

---

*) Jourdanet, Influence de la pression de l'air, tom II.
**) Deutsche Medicinal-Zeitung 1887, pag. 381.

Ich bedauere immer, dass nie angegeben wird, wo diese Angaben zu finden sind. Es würde jedenfalls etwas correcter in der Phthisiotherapie gearbeitet werden. Für jeden, der für die Therapie der Phthise auch nur oberflächlich die Frage des Höhenklimas getrieben hat, ist ohne Weiteres klar gewesen, dass Jourdanet diesen Ausspruch: „dass die Phthise in Mexiko sehr häufig sei", niemals gethan haben konnte. All seine Werke predigen in jeder Zeile die relative Immunität Mexikos an Phthise.

Wie kommt also Meissen dazu, diese Behauptung zu thun in einem Journal, dessen Leser unmöglich die nöthigen Specialkenntnisse haben können, um zu wissen, wo Wahrheit, wo Unwahrheit ist?

Bei Sée habe ich nichts von der qu. Behauptung finden können. Umgekehrt citirt Sée bei den Höhenklimaten Jourdanet dahin*), dass man die Höhenklimate, die von Lombard in der Schweiz und von Jourdanet in Mexiko sorgfältig studirt waren, in wissenschaftlicher Hinsicht vernachlässigt und verkannt hatte, bis Brehmer die Hochthäler pries**), Spengler und Unger Gebirgsklimate für den Winter empfahlen."

Ferner: „Herr Gauster bezeugt die Immunität der Höhen gegen Tuberculose für den gesunden Menschen und behauptet die Heilung des Phthisikers. Doch fügt er eine Einschränkung

---

*) Sée, La phthisis bacillaire, § 125.

**) Dies ist ein Irrthum, denn ich habe vor Jourdanet schon die Immunität vertreten. Dr. B.

hinzu: Höhen von 1300 Meter, wie in Mexiko *), und selbst von 2000 Meter sind nicht absolut frei von Tuberculose, während in Steiermark bei 730 Metern eine wahre Immunität besteht, deren Ursache auf der Bodenbildung beruht."

In dieser Stelle schiebt Sée also Gauster die Behauptung unter, dass Höhen von 1300 Meter, wie in Mexiko, nicht „absolut" frei von Tuberculose sind. Dies wäre aber immer noch nicht, wie Meissen sagt: „sehr häufig in Mexiko."

Nun werde ich aber weiter unten zeigen, dass Gauster keine Silbe von Mexiko sagt.

Eine solche Oberflächlichkeit, wie sie hier zu Tage gebracht worden ist, wird in keiner Disciplin irgend einer Wissenschaft möglich sein. Nur in der Phthisiotherapie kann man sich solche Dinge erlauben, und namentlich wenn es sich um die Immunität handelt.

Diese ist für Mexiko durch Jourdanet erwiesen trotz Meissen. —

Die Wissenschaft der medicinischen Geographie bringt also die untrüglichsten Beweise für die Abnahme der Lungenschwindsucht bei zunehmender Höhe, also auch für die event. Immunität trotz des Widerspruches Seitens einiger Aerzte. Die Annahme einer völligen Immunität ist dadurch auch nicht hinfällig geworden, wie Seitz behauptet. Denn sie ist nie behauptet worden. Wenn Mühry und ich von der Immunität gesprochen haben, so ist es in demselben Sinne geschehen, wie man davon spricht, dass das Herz auf der linken Seite liegt.

---

*) Sée weiss also nicht, dass Mexiko nicht 1300, sondern fast 2300 Meter hoch liegt. Dr. B.

Die völlige Wahrheit ist es auch nicht, denn es liegt in einzelnen Fällen auch auf der rechten Seite.

Auffallend genug ist es, dass die Immunität gerade von Männern der Wissenschaft, die gar kein Interesse für einen bestimmten Ort haben, zugegeben wird, von Männern wie Hirsch, Liebermeister, Gauster, Penzold, dem Correferenten für die Phthisistherapie des Congresses für innere Medicin, dass sie dagegen hauptsächlich bekämpft wird von den Therapeuten, welche Phthisiker an Orten behandeln, die der Immunität sich nicht erfreuen.

Ich führe dies besonders mit desshalb an, weil die Therapeuten in Journal-Aufsätzen, deren Leser damit doch nicht so vertraut sind, versichern, nur Brehmer hält an der Immunität fest, während doch durch die Tuberkel-Bacillen die Immunität einzelner Plätze den Todesstoss erhalten hat. Denn mit dem ersten Tuberculösen ist der Tuberkel-Bacillus hingekommen etc.*)

Dass die Thatsachen diesen Vermuthungen nicht entsprechen, zeigen meine oben mitgetheilten statistischen Angaben über die Verbreitung der Phthise unter den Einwohnern von Görbersdorf vor und nach der Entstehung meiner Heilanstalt für Lungenkranke. Die Sterblichkeit an Schwindsucht ist unter den Einwohnern dadurch in keiner Weise vermehrt worden.

Damit contrastirt freilich Mentone, unter dessen Eingebornen man eine enorme Zunahme der Phthise constatirt hat, dies aber von Bennet dem Aufgeben der Landarbeit statt dem Verkehr mit den dort überwinternden Phthisikern zuge-

---

*) Günther in Wiener klinischen Wochenschrift 1889, No. 2.

schrieben wird. Beide Thatsachen finden aber darin ihre Erklärung, dass Görbersdorf immun von Schwindsucht ist, Mentone aber nicht.

Dieses Verhalten ist nicht zu unterschätzen, denn da der
Tuberkel-Bacillus immerhin eine Gefahr ist, wenn der Patient
Fussboden etc. damit verunreinigt, der Eingeborne aber der
erziehlichen Thätigkeit des Curarztes kaum zugänglich sein
dürfte, so dass er diese Verunreinigung begreift und unterlässt,
ein Verkehr der Curfremden mit Eingebornen aber nicht auszuschliessen ist: so dürfte schon aus diesem Grunde sich empfehlen, ceteris paribus die Orte am meisten zu berücksichtigen,
die zu den immunen zu rechnen sind.

Dass es aber solche Orte giebt, die in Folge der Elevation
relativ immun sind, ist nicht zu zweifeln. Allerdings wenn
man, wie Rühle*), den Beweis fordert, „dass der Bacillus
in einer gewissen Höhe über der Meeresfläche auch in Menschen
und Thieren nicht mehr gedeihen könne“, so existirt überhaupt
keine Immunität für irgend eine Infectionskrankheit. Dann
ist auch durch Impfung nichts gegen die Variola zu erreichen.
Denn auch in geimpften Menschen kann das Pockengift gedeihen, manche von den Geimpften erkranken ja an den Pocken.

Es handelt sich bei der Frage der Immunität, und kann
sich nicht darum handeln, dass eine Infection absolut unmöglich ist, sondern einzig und allein darum, dass es Menschen
und Völkerschaften giebt, die unter denselben äusseren Bedingungen auffallend weniger an Lungentuberculose erkranken als
es sonst zu geschehen pflegt.

---

*) v. Ziemssen's Handbuch der speciellen Pathologie und Therapie,
Band V, Abth. III, pag. 131.

Diesen Beweis, dass es Völkerschaften und Orte giebt, deren Einwohner relativ frei von Phthise sind, geben aber nicht Deductionen, sondern den giebt die Statistik. Die Behauptungen Rühle's: „Es giebt factisch in allen Klimaten Zonen, die bis jetzt die Tuberculose nicht kennen. Vor der Entdeckung Amerikas war ganz Amerika eine solche Zone, aber die Europäer brachten den Bacillus mit, und die Rothhäute wussten sehr bald, dass dem so war, denn sie liefen vor einem hustenden Weissen davon", sind ebenfalls nur Deductionen.

Es wird doch Niemand glauben, dass die amerikanischen Rothhäute schon bei den ersten Begegnungen mit Weissen eine richtigere Erkenntniss der Tuberculose gehabt haben als die Aerzte in der ersten Hälfte des 19. Jahrhunderts in Deutschland etc.; obschon die Rothhäute vorher nie die Tuberculose gesehen hatten!

Ich habe mir auf Grund dieser Deductionen Rühle's Mühe gegeben, irgend welche Nachrichten über die Gesundheits-Verhältnisse der Eingebornen von Amerika zu erfahren. Ich habe nur die Nachricht gefunden, dass im Imka-Reiche die Vorschrift bestand, dass die Kinder 2 Jahre von der Mutter gesäugt werden mussten, damit nicht zu schnell aufeinander Kinder geboren werden können, weil diese sonst gebrechliche Menschen würden und zum Kriege wenig tauglich seien. Dass aber dadurch die Wahrscheinlichkeit, an Phthisis zu erkranken, verhindert wird, habe ich in meiner Aetiologie gezeigt. Dort findet sich auch die Nachricht, dass in Afrika wohl die Wanzen den Beweis dafür liefern, dass Weisse bereits hingekommen sind, dass aber von den Reisenden scrophulöse Erkrankungen auch unter den Völkerstämmen gefunden worden sind, welche vorher nie einen Weissen gesehen hatten. Und doch kommt in den scrophulosen Erkrankungen ebenfalls der Tuberkel-Bacillus vor.

Von diesen Deductionen abgesehen, ist an der Thatsache nicht zu zweifeln, dass es in Folge der Elevation relativ immune Orte giebt. Es frägt sich nur: welches ist die unterste Grenze dieser Immunität?

Zur Förderung dieser Aufgabe ist leider sehr wenig gethan worden. Man bekämpfte meistens die Lehre von der Immunität aus nicht wissenschaftlichen Gründen, denen man den Mantel der Wissenschaftlichkeit aber dadurch doch umhängen konnte, dass man nachwies, dass die Lungenschwindsucht doch in Höhen vorkommt, von denen ein Anderer deren relative Abwesenheit behauptet hatte. Man ignorirte nämlich die Thatsache, worauf schon Fuchs aufmerksam gemacht hatte, dass die qu. Immunität nicht blos von der Höhe, sondern auch von der geographischen Lage des Ortes abhängig ist, so zwar, dass die Höhe um so grösser sein muss, je näher der Ort dem Aequator liegt. Fuchs stellte als approximative Grenze für die nördliche gemässigte Zone die Elevation von 1300—2000 Fuss, für die Mitte der nördlichen Zone 2000—5000 Fuss und für die Wendekreise 7000—14000 Fuss auf.

Diese Grenzlinien konnten selbstverständlich nichts Definitives sein, sie konnten und sollten nur orientiren, worauf zu achten ist, dass also namentlich nicht eine bestimmte Höhe allein die Immunität bedingt. Späteren Arbeiten musste es vorbehalten bleiben, festzusetzen, von welcher Höhe bei einer bestimmten geographischen Breite die unterste Grenze der Immunität beginnt. Ich habe in meinen Arbeiten die unterste Grenze für das mittlere Deutschland auf mindestens 1500

Fuss angegeben.*) Für die Schweiz beträgt die Grenze 4500 bis 5000 Fuss und für den Aequator 10000—14000 Fuss.

Dieses Factum, dass die Immunität bei verschiedenen Höhen beginnt, beweist, dass der Barometerstand allein nicht die Ursache dafür ist; denn sonst müsste die Immunität überall bei gleicher Höhe beginnen. Es war aber andererseits auch gar nicht zu erwarten, dass die Immunität vom Barometerstande allein abhängig sein sollte. Denn auf den Menschen wirkt eben nie nur ein Agens ein, sondern stets eine Menge von Factoren, deren Resultante das Leben des Menschen ist. Welche Factoren dies hier sind, ist nicht klargelegt. Ob, wie ich vermuthet habe, die mittlere Jahrestemperatur eine Rolle dabei spielt, ist noch nicht bewiesen.

Dass nicht allein die Höhe, sondern noch andere Verhältnisse mit maassgebend sind, ergeben ferner die Untersuchungen, welche in den Vereinigten Staaten von Nordamerika über die Todesursachen angestellt worden sind. Die Lungenschwindsucht figurirt mit sehr niedrigen Zahlen in den höher gelegenen Staaten, aber doch nicht allein der Höhe entsprechend.

Auf 100 Gestorbene hat der Staat:

Staat		Elevation	Phthisiker
Arizona	bei mittlerer Elevation von	1938 m	2.52 Phthisiker,
Colorado .	„ „ „ „	2146 „	7,59 „
Idaho .	„ „ „ „	1915 „	10,00 „
Montana .	„ „ „	1486 „	9,18 „
Nevada . .	„ „ „ „	1783 „	8,00 „
Neu-Mexiko	„ „ „ „	1750 „	3,00 „
Utah .	„ „	1800 „	6,25 „
Wioming .	„ „ „ „	2370 „	5,40 „

---

*) Brehmer. Die chronische Lungenschwindsucht, 1869, pag. 142.

während das Verhältniss in:

Connecticut .	20 %,
Columbia	21 „
Maine .	26 „
Massachusetts .	22 „
New-Jersey .	22 „
New-York	27 „

der Gestorbenen beträgt.

Eine Andeutung, welche Verhältnisse n e b e n der Höhe für Immunität in Betracht genommen werden müssen, hat G a u s t e r gegeben, als er die u n t e r s t e Grenzlinie für die Immunität des österreichischen Alpengebietes erforschen wollte.

G a u s t e r bestimmte für die österreichischen Alpen als unterste Grenze 730 Meter. Aber, bemerkt G a u s t e r, „wir finden in einzelnen unserer schönsten Gebirgsgegenden, welche höher als 730 M e t e r liegen, wie Tarvis, Bleiberg, in der Umgegend von A u s s e e, Eisenerz u. s. w., unter den dort Lebenden Tuberculose, und sehen an Lungenkranken, w e l c h e sich dahin begeben, keine Heilung ihres Leidens eintreten. Es ist also nicht richtig, dass die Höhenlage allein, oder, wie sich die Laien ausdrücken, die dünnere Luft der Grund der Immunität gegen Tuberculose ist, sondern es müssen hierzu noch ganz andere Bedingungen nothwendig sein. Ich habe durch vieljährige Erfahrung die Ueberzeugung gewonnen, dass in den österreichischen Alpenprovinzen die Immunität gegen Tuberculose nur in solchen Gegenden zu finden ist, wo der Boden von Granit, Gneis, Glimmerschiefer und diesen verwandten krystallinischen Schieferformation gebildet wird (also Urgebirge) und zwar erst in einer Höhe von mehr als 730 Metern über der Meeresfläche."

Gauster's Beobachtungen über Immunität.

„Ferner finden wir in allen im Mittelgebirge gelegenen Gegenden, in welchen Immunität gegen die Tuberculose constatirt ist, grossen Reichthum des Bodens an Wasser, d. h. zahlreiche Quellen, deren Wasser aber nicht sofort versickern kann, daher die Humusschichten stets feucht erhält und stellenweise sogar Sümpfe bildet; ferner üppige Vegetation und endlich, offenbar als Folge der erwähnten Umstände, einen durchschnittlich hohen Ozongehalt der Luft.“

„Die erwähnten Verhältnisse, welche wir als die Bedingungen zur Immunität gegen Tuberculose zu bezeichnen berechtigt sind, weil eben nirgends Immunität zu finden ist, wo jene nicht vorhanden sind, finden wir nur in der Central-Alpenkette, während in den aus Kalk und Dolomit bestehenden Gebirgsketten, welche südlich von den Central-Alpen deren Ausläufer bilden, selbst in den höchsten Höhen keine Immunität zu finden ist. Selbst an solchen Stellen, wo Kalkformationen mitten im Urgebirge inselförmig vorkommen, sowie auch in Gegenden, wo der Boden durch Tertiärformationen gebildet wird, ist Immunität auch in bedeutenderen Höhen nicht vorhanden. Wir finden in ganz Nieder-Oesterreich keine Immunität gegen Tuberculose, wir finden in Ober-Oesterreich, im Salzkammergut, im Salzburgischen, in Tirol, Steiermark, Kärnten und Krain im Bereiche der Kalkgebirge, selbst in den höchstgelegenen Gegenden keine Immunität gegen Tuberculose. Es kommt nämlich unter den daselbst lebenden Menschen und Thieren überall Tuberculose vor.“

„Dr. Hörmann hat in der Gegend von Eisenerz an mehreren, in einer Höhe von 1500 bis 2000 Metern todt aufgefundenen Gemsen durch die Obduction nachgewiesen, dass dieselben an Lungentuberculose zu Grunde gegangen seien.

Auch habe ich mich wiederholt überzeugt, dass tuberculöse Individuen bei längerem Aufenthalte in den genannten Gegenden keine Heilung ihres Leidens erreichten."

„Es fragt sich nun, warum kommt in Gegenden, in welchen die vorerwähnten Bedingungen vorhanden sind, keine Tuberculose vor, und warum heilt dort importirte Tuberculose, mit anderen Worten, was ist eigentlich das wirksame Agenz gegen die Tuberculose in solchen Gegenden?"

Gauster berichtet dann, dass der Ozongehalt in hochgelegenen Gegenden durchschnittlich viel grösser ist als in tiefer gelegenen und ferner, dass in den Gegenden, in welchen die vorerwähnten Bodenverhältnisse vorhanden sind, die nach seiner Meinung für Immunität unerlässlich sind, der Ozongehalt durchschnittlich viel grösser und gleichmässiger sei, als in Gegenden mit anderen Bodenverhältnissen. Gauster citirt dafür Beobachtungen, dass nach dem 10 theiligen Schönbein'schen Ozonometer z. B. trotz hoher Lage in dem nicht immunen Gebirge der durchschnittliche Ozongehalt im Juni 2,1, im Juli 1,7 und im August 2,0 betrug, während derselbe in Neumarkt nie unter 6,0 herunterging.

Daraus schliesst Gauster, dass der hohe Ozongehalt nothwendig für die Immunität ist, so dass er sagt: „Immunität ist — in den österreichischen Alpen — nur in solchen Gegenden vorhanden, wo in einer Höhe von mehr als 730 Metern der Boden von Urgestein und krystallinischen Schieferformationen gebildet wird und der Ozongehalt ein gleichmässiger ist."

Ob dieser Schluss ein zwingender und darum richtiger ist, bezweifle ich. Denn die Gegenden auf dem Urgebirge und auf Tertiärformation bieten doch noch andere Unterschiede als gerade nur den verschiedenen Ozongehalt.

Ich habe vor Jahrzehnten mich dahin ausgesprochen, dass eine Heilanstalt für Lungenkranke nicht blos in immuner Gegend, sondern auch im Urgebirge liegen sollte, weil das Trinkwasser dann fast keine mineralischen Bestandtheile enthält; der ohnehin geschwächte Magen der Lungenkranken also nicht mit fremden, nicht assimilirbaren, Bestandtheilen belästigt wird. Einen hohen Ozongehalt zeigt freilich auch meine Heilanstalt in Görbersdorf, durchschnittlich 10,5 der Lender'schen Scala (circa 7 der Schönbein'schen). Görbersdorf liegt auf Porphyr, der zwar, wie schon Alex. v. Humboldt hervorgehoben hat, eine geringe Ertragfähigkeit des Bodens, aber für dessen Bewohner eine geringe Sterblichkeit bedingt. —

Die Localforschungen Gausters haben bisher unbekannte Gesichtspunkte für Feststellung der Immunität eröffnet. Leider sind andere Arbeiten darüber zur Bestätigung oder Widerlegung nicht erfolgt, obschon es dringend nothwendig gewesen wäre; werden doch immer noch Lungenschwindsüchtige z. B. nach Aussee, das nicht immun sein soll, geschickt.

Nur J. Schreiber in Aussee hat den Versuch gemacht, die von Gauster beobachteten Thatsachen mit Witzeleien zu widerlegen. Er sagt nämlich:*) „Schon a priori lässt es sich schwer begreifen, dass die Bacillen, welche in einem Luftstrom über ein Kalkgebirge dahinfliegen, an der Grenze wo die Gneisformation beginnt, halt machen sollten."

„Die Annahme, dass die federleichten, erst bei einer Vergrösserung von 800 sichtbaren Bacillen an Ort und Stelle

---

*) Wiener med. Presse vom 28. October 1884, pag. 1372.

bleiben und der Luftbewegung sich entziehen sollten, hat doch noch weniger Berechtigung für sich."

„Deshalb könnte G a u s t e r s Theorie (G a u s t e r hat aber nicht eine Theorie, sondern Thatsachen mitgetheilt. Dr. B.) nur dann zu Kraft erwachsen, wenn er Luftanalysen vorgenommen hätte, deren microscopischer Befund unzweifelhaft bewiese, dass Bacillen über Urgebirge nirgends, über anderen Gebirgsformationen überall sich vorfinden."

Schon damals musste es S c h r e i b e r bekannt sein, dass es nicht gelungen war, in der Luft Tuberkel-Bacillen oder deren Sporen nachzuweisen, dass vielmehr vom Standpunkte der Infection darüber nur die Immunität gegen Tuberculose oder die Erkrankung daran einen Schluss gestattet, ob die betr. Luft frei von Sporen ist oder nicht.

Denn auch jetzt ist der gelungene Beweis dafür, dass Bacillen resp. deren Sporen unter Umständen in der Luft vorkommen, n i c h t durch microscopische Untersuchung der Luft, sondern durch I n f e c t i o n von Thieren erbracht worden. Die Bacillen sind aber weder so federleicht, noch fliegen sie übers Gebirge weg, wie die Phantasie S c h r e i b e r's angenommen hat.

Die Thatsachen, die G a u s t e r über die Immunität des österreichischen Alpengebietes veröffentlicht hat, bleiben also bestehen, ebenso wie diejenige, welche ich über Görbersdorf veröffentlicht habe, obschon S c h r e i b e r in Folge der I. Auflage meiner Therapie sie negirt.

S c h r e i b e r führt zu dem Zwecke Folgendes an*):

„Ein in dortiger Gegend lebender Arzt, welcher zahlreiche an Tuberculose leidene Einwohner der um Görbersdorf herum-

---

*) Internationale klinische Rundschau 1887, pag. 870.

liegenden Ortschaften (Langwaltersdorf, Niederwaltersdorf, Neu-Hain, Steinau, Reimswaldern, Trautliebersdorf und Kindelsdorf) behandelte und zu Grunde gehen sah, unterzog sich der Mühe, aus den Sterbeurkunden zu Langwaltersdorf, zu welcher Kirchengemeinde auch Görbersdorf gehört, die an Schwindsucht oder Abzehrung Verstorbenen zu zählen und da hat sich denn ergeben, dass ungefähr der vierte Theil aller Erwachsenen an Phthisis zu Grunde geht."

„Der betreffende Arzt gebrauchte bei dieser Zählung die Vorsicht, alle Kinder bis zu 10 Jahren auszuschalten und macht dazu die Bemerkung, es müsse dahin gestellt bleiben, wie viel von den angeblich an Epilepsie verstorbenen Kindern der Meningitis tuberculosa erlegen sein mögen. Er fügt hinzu, dass diese Fälle ganz gewiss die Zahl der über 70 Jahre alten Personen aufwiegen, welche er in die Liste aufnehmen musste, weil „Abzehrung" als Todesursache angegeben war."

Die Zusammenstellung ergiebt folgende Zahlen:

Für das Jahr	Gesammttodesfälle	Darunter Kinder bis 10 Jahre	An Schwindsucht und Abzehrung
1794	96	62	6
1795	85	36 (?)*)	15
1796	90	54 (?)	6
1797	80	42	14
1798 u. 99**)	104	61	13 (?)
1800	104	61	14
Summa	559	316	68

*) Die Fragezeichen zeigen an, dass nach den Angaben des betr. Herrn Pastors die Zahl unrichtig ist.

**) „Die Kirchenjahre begannen im vorigen Jahrhundert am 1. No-

„Nach diesen Aufzeichnungen erscheinen somit, wenn man die Zahl der verstorbenen Kinder (316) von der Gesammtzahl der Todesfälle (559) abzieht, von 243 verstorbenen Erwachsenen 68 an Tuberculose zu Grunde gegangen, was ungefähr ein Viertheil beträgt."

Zunächst bemerke ich, dass in der Tabelle die Gemeinde Freudenberg enthalten ist, obschon es von Schreiber und seinem Referenten nicht genannt ist.

Dann fällt es auf, warum die letzten sechs Jahre des vorigen Jahrhunderts herausgerissen sind, um eine Frage zu entscheiden, welche die Gegenwart interessirt. Es ist aber bekannt, und die qu. Tabelle zeigt es, wie total verschieden die Sterblichkeit in den einzelnen Jahren ist. Mit einigen beliebig gewählten Jahren kann man manches beweisen, was doch nicht die volle Wahrheit ist.

Endlich ist es ganz unbegreiflich, warum die Kinder bis zehn Jahre ausgeschieden sind; von 10 Jahren ab ist der Mensch doch nicht ein Erwachsener. Und wozu? Mit dem Zusammenwerfen von mehreren Orten wird doch das Verhalten

---

vember und schlossen ab mit 31. October des kommenden Jahres. Erst seit 1800 ist dieser Modus auf königlichen Befehl abgeändert worden; weshalb die Jahre 1798 und 99 zusammengezogen erscheinen."

So schreibt Schreiber und sein Referent; beiden fällt es natürlich gar nicht auf, dass dann die Sterblichkeit plötzlich auffallend klein geworden ist, nur 104 für 1798 und 99 oder pro Jahr 52. In Wahrheit verhält es sich auch anders. Das Kirchenjahr 1794 begann am 1. November 1794 und endete 31. October 1795 etc. Als daher das am 1. November 1795 begonnene Kirchenjahr nicht mehr am 31. October, sondern am 31. December geschlossen werden musste, so kamen 2 Monate November und December hinzu. Da hat die Sterblichkeit 104 nichts auffälliges. Dr. B.

eines einzelnen Ortes nicht erkannt! Ich brauche mich also dabei nicht länger aufzuhalten. Gegen die Immunität von Görbersdorf beweist die Tabelle der 6 Jahre nichts.

Noch ungünstiger ist das Material, das Schreiber von seinem Referenten über Kindelsdorf und Trautliebersdorf erhalten hat.

Beide Orte liegen 12—15 Kilometer von Görbersdorf, im Kalkgebirge, können also für oder gegen Görbersdorf gar nichts beweisen.

Schreiber's Referent hat aber die Kirchenbücher von 1773 bis 1812 und dann von 1877—1886 durchstudirt und ein ähnliches Resultat erhalten, der vierte Theil der Erwachsenen, d. h. der vor dem 10. Jahre nicht Gestorbenen, stirbt an Tuberculose. Der Referent, der viele an Phthise Gestorbenen gekannt hat, hält die Dörfer Trautliebersdorf und Kindelsdorf für eine derartige Statistik als ganz besonders geeignet, weil die Einwohnerschaft derselben eine wenig fluctuirende ist."

Die Bevölkerung namentlich ist so wenig fluctuirend, dass seit einem Jahrhundert dort fast nur Ehen zwischen Verwandten vorkommen. Dass aber dann Schwindsucht und geistige Stupidität eintritt, ist eine allbekannte Thatsache. Ich habe selbst darauf aufmerksam gemacht.

Schreiber's Referent kennt dies aus persönlicher Bekanntschaft und zieht oder veranlasst Schreiber daraus Schlüsse zu ziehen über die Nichtimmunität. Ist Schreiber's Referent so unwissend oder hat er mala fide gehandelt?!

Jedenfalls beweist die Phthise in Kindelsdorf nichts gegen die Immunität von Görbersdorf. Wohl aber sind die Angaben des Kirchenbuches geeignet, den verderblichen Einfluss der Heirathen zwischen Blutsverwandten für die Erkrankung an Phthise zu verauschaulichen.

Beide Dörfer haben 1773 Todesfälle 31 und davon an Schwindsucht 2 Fälle und relativ wenig Schwindsuchtsfälle bleiben durch 22 Jahren, also bis 1799. In dieser Zeit sind gestorben 1207 oder jährlich 54,38; davon an Phthise nur 99 oder auf 100 Todte 8,2 Phthisiker. Von 1799—1812 ändert sich unterm Einfluss der Verwandtschafts-Heirath die Sterblichkeit an sich nicht bedeutend, es starben 1068 Personen oder jährlich 59,3 (Differenz 4,5), davon sind aber an Phthise gestorben 232 oder 21,7 $^0/_0$ (Differenz 13,2).

Schreiber ist nun der Ueberzeugung, dass auf Grund dieser Zahlen seines Referenten der gesunde Menschenverstand nicht mehr an die Immunität von Görbersdorf glauben wird.

Ueber die Immunität eines Ortes entscheidet aber nicht die Statistik der im Umkreise von 15 Kilometer herum liegenden Orte, nicht auch die Statistik der durch Verwandtschafts-Heirath physisch und geistig untergrabenen Menschen, sondern die Statistik des Ortes selbst, hier also die von Görbersdorf. Diese ist oben gegeben. Ich lasse aber hier noch die neueste Statistik nach Ausweis des Standesamtes, also vom October 1874, folgen.

Es starben in Görbersdorf

Im Jahr	Iusgesammt	darunter tuberculös Hergezogene	also Eingeborene	an Phthise
1874	5	1	4	0
1875	11	2	9	0
1876	13	0	13	0
1877	12	0	12	0
1878	16	3	13	1 *)
1879	21	1	20	0
1880	15	1	14	2 **)
1881	23	1	22	0
1882	14	1	13	1
1883	14	1	13	0
1884	17	2	15	0
1885	13	1	12	0
1886	18	1	17	0
1887	13	1	12	0
Summa	205	16	189	4

Es kommen also auf 189 Todesfälle der Einheimischen 4 Todesfälle an Phthise, oder auf 100 Todesfälle 2,105 an Phthise. ***)

Diese Zahlen sind so günstig, dass Görbersdorf unbediugt zu den Orten gezählt werden muss, die durch ihre klimatischen Factoren immun von Phthise.sind.

Vom wissenschaftlichen Standpunkte kann es also nicht mehr bezweifelt werden, dass es eine

*) Tochter eines Hergezogenen, zahlreiche Kinder.

**) Ein Fall betrifft einen Potator.

***) Auf die Einwohnerzahl umgerechnet ergiebt, da Görbersdorf 926 Einwohner hat (rund 900), dass auf 1000 Menschen jährlich die Sterblichkeit 14,9 und die an Phthise 0,3 beträgt.   Der Verfasser.

durch klimatische Factoren bedingte Immunität gegen Lungenschwindsucht resp. Tuberculose giebt, dass diese Immunität in erster Linie von der Elevation des Ortes abhängig ist, dass diese Elevation aber verschieden ist je nach der geographischen Breite, so zwar, dass während im mittleren Deutschland eine Elevation von mindestens 500 Metern genügt, sie in der Schweiz bereits 1500 bis 1700 Meter und am Aequator gar schon 3000 bis 4000 Meter beträgt.

Ich wiederhole nochmals, dass unter Immunität nicht die absolute Immunität verstanden wird, so dass unter keiner Bedingung an dem qu. Orte Phthise vorkommen kann. Das Absolute existirt überhaupt auf Erden nicht, also auch nicht die absolute Immunität. Es handelt sich immer nur um die relative Immunität, d. h. dass die Phthisis nicht zu den endemischen Krankheiten des Ortes gehört.

Ob die Beobachtungen Gausters sich bestätigen werden, dass die Immunität nur im Urgebirge bei den qu. Höhen stattfindet. bei den Tertiärformationen dagegen die Immunität nicht besteht, das müssen weitere Beobachtungen lehren.

Gauster selbst hält seine Beobachtungen aufrecht. Er schreibt mir: „Alles, was ich in meinem Vortrage über die Beziehungen der Bodenbeschaffenheit zur Immunität einer Gegend und zum Heilerfolge gegen Tuberculose gesagt habe, fand ich seither auch durch Nachforschungen in andern mir damals noch unbekannten Gegenden der Oesterreichischen und Schweizer Alpen vollinhaltlich bestätigt. Es ist bestimmt nicht die Höhenlage und die Trockenheit der Luft allein das Wirk-

same, sondern noch so manches andere Agens, welches ohne
Zweifel mit der Bodenbeschaffenheit im Zusammenhange steht
oder durch dieselbe bedingt war. So findet man beispielsweise
im Landquartthal (Schweiz) noch zwischen Fideris und Klosters,
also in einer Höhe von 1000—1200 Meter, wo der Boden rings-
um von Bündnerschiefer (Lias) gebildet wird, zahlreiche Fälle
von Phthise unter den Eingeborenen, und beobachtet man an
fremden Lungenkranken dort keine merklichen Erfolge, während
wenige Kilometer davon bei Davos gegen Süden zusammen-
hängende Flächen von Gneis und anderem Urgestein beginnen
und im Bereiche desselben auch die Immunität gegen Tuberculose und der bekannte Heilerfolg."

Selbst wenn der Heilerfolg noch nicht bekannt wäre, würde
die Immunität auffordern, sie als Heilagens bei Phthise zu erproben. Man behandelt doch febris intermittens mit grösserem
Erfolge in der Rheinebene, wo die Malaria fehlt, als in den
Marschgegenden, wo sie eine endemische Krankheit ist.

Warum man auf diesen Umstand gerade bei der Phthise
verzichten soll, ist vom wissenschaftlichen Standpunkte absolut unbegreiflich. Die Phthise ist doch eine
schwer heilbare Krankheit, die so lange für unheilbar galt,
bis ich zeigte, dass und auf welche Weise sie geheilt werden
kann. Bei dieser sollte man auf kein Agens verzichten, das
auch nur möglicher Weise günstig auf die Phthise
einwirken kann. Wie mächtig aber diese klimatische Immunität wirkt, zeigt die verschiedene Ausbreitung der Phthise
unter den Bewohnern von Görbersdorf und Mentone, seitdem
beide Orte zum Aufenthalt von Phthisikern dienen.

Durch welche physiologische Vorgänge wird nun an den
betr. Orten die Immunität der Bewohner bedingt?

Darüber besteht noch weniger Klarheit als über die Immunität selbst. Dass die Immunität durch eine besondere Beschaffenheit der Luft bedingt ist, habe ich stets negirt, wohl aber aus ihr den Schluss gezogen, dass die Ubiquität des Tuberkel-Bacillus nicht stattfinden kann, dieselbe vielmehr eine unbewiesene Hypothese ist, an die heute wohl auch kein Mensch mehr glaubt.

Den Versuch zu erklären, wodurch die Immunität bedingt ist, kann man natürlich bei den Vertretern derselben suchen.

Hirsch sagt*): „Ich kann eine Erklärung hierfür nur in einer Annahme finden, an welcher ich so lange festhalten werde, bis eine andere genügendere Erklärung gegeben ist — in der Annahme, dass die in hohen Elevationen geborene und gross gewordene Bevölkerung in Folge des Athmens in verdünnter Luft fortdauernd zu häufigen tiefen (?) Inspirationen gezwungen ist, anhaltend eine Art Lungengymnastik treibt und daraus eine kräftige Entwickelung der Athmungsorgane und eine gesteigerte Widerstandsfähigkeit derselben gegen äussere schädliche Einflüsse hervorgeht.“

Hirsch hat selbst bei tiefen Inspirationen hinter das Wort „tiefen“ das Fragezeichen gesetzt. Und in der That ist es zweifelhaft, wie tiefe und häufige Inspirationen gleichzeitig möglich sein sollen. Je häufiger die Inspirationen sind, desto oberflächlicher müssen sie werden. Hirsch gesteht selbst zu, dass „bei kurzem Verweilen und ruhigem Verhalten in Elevationen von 3000 Metern und darüber“ er eine erhebliche Athemnoth nicht gespürt hat, bezw. die Nothwendigkeit, häufiger und tiefer zu athmen, nicht gerade zum Be-

---

*) l. c. pag. 146.

wusstsein gekommen ist. „Darüber aber — fügt Hirsch trotzdem auffallender Weise bei — kann doch nicht gestritten werden, dass die Luft in Höhen von 3000 Metern, besonders in warmem Klima, um mehr als $^1/_3$ ihres Volumens im Meeres- niveau verdünnt ist, der Gehalt an Sauerstoff also erheblich abgenommen hat, der Mensch somit behufs Deckung des Sauer- stoffbedürfnisses in der gleichen Zeiteinheit hier ein grösseres Quantum Luft als in der Tiefebene aufnehmen, d. h. häufiger athmen muss."

Dieses „muss" nimmt sich eigenthümlich genug aus, da Hirsch einige Zeilen vorher erzählt hat, dass die Nothwen- digkeit, in dieser Elevation häufiger und tiefer zu athmen, ihm gerade nicht zum Bewusstsein gekommen ist.

„Gegen diese Voraussetzung, — sagt Hirsch, der die Wirk- lichkeit derselben an sich eben negirt hat, — lässt sich weder vom physikalischen noch vom physiologischen Standpunkte ein begründeter Einwand erheben, ebenso wenig gegen die Voraus- setzung, dass bei denjenigen, welche unter diesen Verhältnissen geboren sind und dauernd gelebt haben, die Athmungsorgane sich kräftig entwickeln werden, und so nehme ich keinen An- stand, den Grund für die Immunität der Bewohner hoch elevirter Punkte von Lungenschwindsucht vorzugsweise in dem Einflusse zu erblicken, welchen der dauernde Aufenthalt in ver- dünnter Luft auf dieselben äussert."

Da nun Hirsch in der neuesten Auflage pag. 145 zuge- steht, dass eine bemerkenswerthe Abnahme der Krankheit bei sonst günstigen Verhältnissen schon in Elevationen von 400 bis 500 Metern nachweisbar ist: so scheint mir das behauptete Sauerstoffbedürfniss diese Thatsache nicht zu erklären. In der That findet dies Sauerstoffbedürfniss erst bei sehr bedeutender

Höhe in bemerkbarer Weise statt. Paul Bert empfand erst in verdünnter Luft bei 410 mm Druck, entsprechend einem Gasgemisch mit 43 Procent Sauerstoff, ernstliche Beschwerde.

Vivenot hat ferner sogar nachgewiesen, dass bei einem um $^3/_7$ verminderten Luftdruck, also etwa in der Höhe des Mont Blanc, die vitale Lungencapacität sich vermindert. *)

Die Behauptung, dass bei vermindertem Luftdruck tiefere Inspirationen eintreten müssen, beruht nicht auf Beobachtungen, sondern auf Speculation und Deduction.

Ich habe mich stets dagegen ausgesprochen. Ich habe vielmehr eine andere Wirkung des Höhenklimas wenigstens auf Phthisiker beobachtet, nämlich: Vermehrung der Exspirationskraft. Nimmt im Allgemeinen auch die Inspirationsfähigkeit des Patienten zu, so übertrifft doch in allen Fällen die erlangte Exspirationsfähigkeit die Vermehrung der Inspirationsfähigkeit ums dreifache, oft auch ums vierfache. Ich spreche blos die Thatsache aus und enthalte mich jeder Deutung.

Was Hirsch unter kräftiger Entwickelung der Athmungsorgane versteht, sagt er nirgends. Für gewöhnlich ist kräftigere Entwickelung mit Vergrösserung zusammenfallend; eine Volumszunahme der Lunge würde aber, wie wir oben gesehen haben, nicht zur Immunität, sondern gerade zur Phthise führen.

In der That ist auch gar kein Grund vorhanden, diese kräftigere Entwickelung der Athmungsorgane anzunehmen.

Liebermeister**) hält es für wahrscheinlich, dass es nicht ein einzelner Umstand ist, welcher für sich den günstigen Einfluss ausübt, sondern es sind zahlreiche verschiedene Factoren,

---

*) Virchow's Archiv tom. 33, pag. 138.
**) Deutsche med. Wochenschrift 1888, pag. 1075.

durch deren Zusammenwirken der Erfolg erreicht wird. Wenn er aber unter diesen Factoren die dünne Bevölkerung der betr. Orte nennt, so widerlegen die oben genannten stark bevölkerten Städte Amerikas diese Annahme. Sehr richtig aber hebt Liebermeister hervor, dass, wenn wirklich in Folge der dünneren Luft die Respirationsthätigkeit mehr in Anspruch genommen würde, als im Tieflande, dass diess eher ein Nachtheil als ein Vortheil wäre. Als den wichtigsten Punkt nennt Liebermeister, dass es im Hochgebirge weit mehr sonnige Tage giebt, als im Tieflande, und die Sonne eine weit stärkere Wirkung hat. Man kann deshalb dort, auch wenn im Schatten das Thermometer noch weit unter dem Gefrierpunkt steht, in der Sonne spazieren gehen oder an geeigneten Plätzen sogar sitzen, ohne dass die Kälte unangenehm oder nachtheilig wird. So erklärt es sich, dass die Kranken in Davos sich mehr in freier Luft aufhalten können, als an manchen südlichen Curorten. Und diesem Umstande glaube ich vorzugsweise die günstige Wirkung des Hochgebirgklimas zuschreiben zu müssen."

Wenn diese Erklärung die richtige wäre, so müssten die Erfolge in Davos etc. gewissermaassen proportional sein zu den sonnigen Tagen und der Dauer des Sonnenscheins. Dies ist aber nicht der Fall. Dieselben guten Erfolge sind nach den Davoser Blättern auch in dem Winter erzielt worden, in welchem die sonnigen Tage auffallend weniger waren. Dies ist aber wieder ein grosser Vorzug, den die immunen Curorte vor den südlichen Curorten haben. Diese bieten keine Garantie, dass der Patient auch das finden wird, wesshalb er hingeschickt worden ist, nämlich Wärme; jene dagegen bieten stets die Factoren, welche die Immunität bedingen, da sie von der Veränderlichkeit des Wetters unabhängig sind.

Nach meinen hier gemachten Beobachtungen erkläre ich die Immunität in folgender Weise: Die in den betr. Elevationen geborenen und gross gewordenen Individuen sind ausgezeichnet im Allgemeinen durch ein normales, kräftiges Herz, das in einigen Fällen sogar leicht concentrisch hypertrophisch ist. Dieses normale Herz arbeitet normal und ernährt auf diese Weise normal die Lungen, die meist klein sind.

Diese Einwirkung des verminderten Luftdruckes, der eine Vermehrung der Pulsfrequenz bedingt und — wie die noch nicht ganz abgeschlossenen Untersuchungen ergeben — dauernd den Blutdruck und somit die Ernährung erhöht, ist es ja auch, die wir bei Phthisikern zur Heilung des Leidens benützen können. Das abnorm schwache und kleine Herz derselben können wir sicher durch den perpetuirlich wirkenden verminderten Luftdruck stärken, muskulöser machen, und dadurch die Lungen besser ernähren und somit zum Kampfe mit den Bacillen widerstandsfähiger machen.

Der Luftdruck muss aber, ich wiederhole es, soweit vermindert sein, dass unter seiner Einwirkung sich nachweislich an dem Orte Immunität der Einwohner entwickelt hat. Es ist also die erste Pflicht eines jeden Etablissements, das auch auf Lungenkranke speculirt, nachzuweisen, dass der Ort sich der Immunität erfreut.

Jeder Curort
für Phthisiker
muss seine
Immunität
nachweisen.

Denn sehr treffend characterisirt Gauster die Folgen des entgegengesetzten Verhaltens in seinem Vortrage über den Einfluss des Höhenklimas auf die Tuberculose. Er sagt*): „Als diese Thatsache (nämlich die Immunität und deren Benutzung zur Heilung der Phthise) in weiteren Kreisen bekannt wurde, fehlte es einerseits nicht an Speculanten, welche

---

*) Allgemeine Wiener medic. Zeitung 1884, No. 13. seq.

dieselbe zu ihrem Vortheile missbrauchten, es tauchte so manche Pension, so manches Wirthshaus auf, für welches mit dem Namen „Sanatorium für Lungenkranke" Reclame gemacht wurde, und zwar zumeist in Gegenden, in welchen von Immunität gegen Tuberculose keine Rede ist; andererseits begaben sich, theils auf Anrathen der Aerzte, theils eigenmächtig, meistens Kranke mit viel zu weit vorgeschrittener Tuberculose in das Höhenklima, von welchen man nach den gegenwärtigen Erfahrungen weiss, dass sie daselbst schneller zu Grunde gehen, als wenn sie in ihrem Domicil verbleiben, oder allenfalls ein südliches Klima aufsuchen. Die Folge davon war, dass sich die Kranken und die Aerzte in ihren Erwartungen getäuscht sahen, die Wirkung des Höhenklimas kam bei diesen und jenen in Misscredit."

Alle immunen Orte sind gleichwerthig für die Therapie.

Ist aber einmal von einem Orte die Immunität statistisch bewiesen, so sind alle immunen Orte in Rücksicht darauf für die Behandlung der Phthise **gleichwerthig,** gleichwerthig, also z. B. Görbersdorf und Davos, oder Davos und Jauja, trotz des bedeutenden Unterschiedes der Elevation an sich: Görbersdorf 1780 Fuss, Davos 4800 Fuss und Jauja 11000 Fuss.

Man könnte nun freilich einwerfen, und Fromm thut es in seiner Balneotherapie*), dass aus der Immunität der Einwohner noch nicht hervorgeht, dass auch der Kranke mit gutem Erfolg den Ort aufsuchen kann. Denn die Bewohner des Ortes können diese Immunität gegen etwaige schädliche Einflüsse erworben haben, an denen die schwächlichen bereits frühzeitig zu Grunde gegangen sind. Dieser Einwand ist bereits oben gewürdigt und nachgewiesen worden, dass die Kindersterblichkeit im Canton

---

*) **Fromm,** Balneotherapie 1887, pag. 799.

Graubünden keine grosse ist. Dann hat die Erfahrung auch schon bereits entschieden, dass sogar die betr. Gebirgsorte ohne jede besondere Einrichtungen günstige Resultate ergeben haben, wie William berichtet, der seine Kranke nach den Gebirgen Afrikas und Amerikas geschickt hat. Wir können also wohl sagen:

Die Immunität bildet das Fundament der Therapie der Phthise. Denn sie zeigt uns, dass gerade an dem betreffenden Orte bei den Einwohnern der Luftdruck genügend vermindert ist, um in Verbindung mit den übrigen Factoren das richtige Ernährungs-Verhältniss zwischen Lunge und Herz zu schaffen. Wir können ihn also auch benutzen. um ein abnormes Verhältniss zu corrigiren und den Herzmuskel zu vergrössern resp. zu kräftigen; wir begreifen aber auch dann, wie unsicher die Prognose für jeden einzelnen Fall ist. Wir haben ja kein Maass für das bestehende Missverhältniss und Fälle, wie der von Beneke 1 : 12, sind wohl für jede Therapie irreparabel.

Die Immunität ist das Fundament jeder Therapie.

Auf die Lage des Ortes im Urgebirge verzichte ich im Interesse der Therapie aus dem oben angeführten Grunde nicht. Denn in einer so schweren Krankheit wie die Lungenschwindsucht muss Alles vom Kranken fern gehalten werden, was ihm schaden könnte.

Ist constatirt, dass irgend ein Ort immun ist, so eignet er sich auch zur Behandlung der Lungenkranken mit gleicher Aussicht auf Erfolg, soweit dieser von der Immunität allein abhängt.

Da aber das Denken und Träumen der Gegenwart vom Bacillus beherrscht wird, so ist nach einer Reihe von Jahren von Neuem statistisch zu constatiren, dass die Immunität der Bewohner trotz der vielen fremden Phthisiker die gleiche geblieben ist, damit solche Bedenken nicht mehr geäussert werden können, wie sie H. Weber in Rücksicht von Davos geäussert hat, als ob der Vorzug der Immunität je durch den Aufenthalt von Lungenkranken beeinträchtigt werden könnte.

Diese statistischen Nachweise werden immer das gleiche Resultat ergeben, was ich für Görbersdorf erhalten habe.

In den Jahren von 1780 bis 1854 sind in Görbersdorf an Lungenschwindsucht und Lungenkrankheit 30 Menschen gestorben oder jährlich 0,40*) Von 1854 bis 1880, in welchen Jahren durch meine Anstalt circa 10 000 Phthisiker hier gewesen sind und mit den Bewohnern ganz ungenirt verkehrt haben, sind von den Einwohnern an der Phthise im Ganzen 5 Personen gestorben oder jährlich 0,18. Dabei ist angenommen, dass in den letzten 26 Jahren die Einwohnerzahl sich nicht vermehrt hat, während sie in Wirklichkeit sich um fast 50 Procent vermehrt hatte. Die Sterblichkeit an Phthise ist also in Görbersdorf factisch bedeutend günstiger geworden, seitdem die Lungenschwindsüchtigen den Ort besuchen.

Erfordernisse einer Heilanstalt in Rücksicht der Lage. So richtig es ist, dass die als immun constatirten Ortschaften für die Behandlung der Phthise unter sich gleichwerthig sind, soweit sie die die Immunität bedingenden Factoren beansprucht: so ist doch ebenso richtig, dass eine Heilanstalt für Lungenkranke nicht an jedem beliebigen Punkte des immunen Ortes errichtet werden darf. Es ist nicht zu vergessen, dass nicht gesunde Menschen den klimatischen Verhältnissen des Ortes ausgesetzt werden sollen. Es ist desshalb darauf zu achten, dass namentlich gewisse Veränderlichkeiten einzelner klimatischer

---

*) Nach den Büchern der evangelischen Kirche, da Görbersdorf ein durchaus evangelischer Ort ist. **Dr. B.**

Factoren, die schon dem Gesunden lästig sind oder schädlich sein können, den Kranken, den Phthisiker nicht treffen dürfen. Dazu gehört in erster Linie der Wind. Mag der Ort noch so sehr immun sein, so darf die Anstalt doch nicht vermöge ihrer Lage dem Winde ausgesetzt sein. Gegen die Kälte, gegen die Sonne giebt es Schutzmittel, nur gegen den Wind giebt es keine. Desshalb ist Schutz gegen den Wind das erste Desiderat einer Heilanstalt im immunen Gebirgsthale. Das immune Thal muss also an sich ein enges und vielfach gewundenes sein, damit der Wind sich an den verschiedenen Bergen stösst und nie ein directer Wind durch das Thal hindurchfegen kann; die Anstalt selbst aber muss noch unter dem directen Windschutz von Bergen stehen, selbstverständlich daher nicht am Abhange eines Berges liegen. Die Lage am Abhange eines Berges, womöglich mit Aussicht nach einer Ebene, mag eine zweckmässige Lage für ein Hotel sein, das von Touristen besucht wird, die sich an der Aussicht vorübergehend ergötzen wollen, für eine Heilanstalt halte ich diese Lage für verhängnissvoll. Auf eine Fernsicht muss eine Heilanstalt verzichten; denn die Bergabhänge ebenso wie die Berggipfel und Hochebenen sind ein Tummelplatz der Winde, der Wind aber ist Gift für die Phthisiker.

Der Wind ist aber ferner auch von der Configuration des Thales an sich abhängig, diese ist also ebenfalls sorgfältig zu beachten. So ergeben meine hier aufgestellten selbstregistirenden Windmesser, z. B. dass in der Mitte des Dorfes oft ein drei- bis vierfach stärkerer Wind weht als vor meiner Heilanstalt.*)

Wünschenswerth ist es ferner, dass das immune Thal

---

*) Verhandlungen des XVII. Schles. Bädertages 1889, pag. 58.

fern vom Treiben der Welt liegt, also fern von einer grossen Stadt, ja dass es selbst von einer Chaussee n i c h t durchschnitten wird. Denn mit einem grösseren Wagenverkehr, wie er durch die Chausseen immer gegeben ist, welche zwei Gegenden mit einander verbinden, ist stets S t a u b verbunden. Und ist Staubfreiheit, — eine Redensart, wie sie in der Medicin leider zu oft gebraucht werden, — auch n i r g e n d s zu erreichen, denn selbst über das Meer tragen die Winde den Staub, so muss in einem Aufenthaltsort für Schwindsüchtige der Staub doch auf ein Minimum reducirt werden. N o t h w e n d i g ist es daher, dass die Heilanstalt n i c h t an einer öffentlichen Landstrasse gelegen sein darf, sondern von derselben durch hohe Bäume getrennt sein muss, damit diese den auf der Strasse entstehenden Staub von der Heilanstalt abhalten. Ueberhaupt muss die Anstalt j e d e m öffentlichen Verkehr v e r s c h l o s s e n s e i n. Post- und Telegraphenanstalt soll zwar am Orte sein zur Bequemlichkeit der Patienten, aber n i e in einer Heilanstalt. Ein Umstand, der leider auch oft ausser Acht gelassen wird und doch für die Ruhe der Patienten sehr nothwendig ist.

So viel über die Lage der Anstalt.

Ein anderer wichtiger, ja vielleicht der wichtigste Factor für die Behandlung der Lungenschwindsucht sind die Spaziergänge resp. Anlagen einer Heilanstalt.

Wir wollen den Herzmuskel stärken, sogar seine Masse vermehren. Der Muskel wird vermehrt in seiner Substanz durch Uebung. H ä c k e l*) hat an seinem eigenen Körper erfahren, welche colossale Veränderung die fortgesetzte Uebung in den Bewegungsorganen, und durch Wechselwirkung der Theile

*) H ä c k e l, Generelle Morphologie tom. II, pag. 213.

auch im übrigen Organismus hervorzubringen im Stande ist. Der Umfang seiner ganz ungeübten Oberarme hatte sich innerhalb eines Zeitraums von anderthalb Jahren durch fortgesetzte energische Turnübungen fast genau verdoppelt.

Wir müssen also auch den Herzmuskel üben, obwohl derselbe, weil der verminderte Luftdruck die Action des Herzens vermehrt, schon durch diese unscheinbare Einwirkung, die aber andauernd ist, und auch durch den regeren Appetit besser ernährt wird und dadurch auch in der Form verbessert wird. Diese Uebung geschieht am zweckmässigsten durch passende Bewegung, durch Gehen. Denn die mässige körperliche Bewegung vermehrt ja auch die Herzaction und verhütet event. zu starke Fettansammlung.

Es ist aber in diesen Fällen nicht schlechthin mit körperlicher Bewegung gedient. Denn man muss sich immer vergegenwärtigen, dass wir es mit einem schwachen, einem nicht normalen Herzen zu thun haben. Wir müssen dafür sorgen, dass das Herz durch die körperliche Bewegung nicht angegriffen, nicht ermüdet wird. Denn jede Ermüdung des Muskels bedeutet keine Stärkung, keine bessere Ernährung, sondern eine Erschlaffung. Ob und wie weit bei wirklicher Herzerkrankung die s. g. Oertel'sche Terraincur, welche das Herz zu stürmischer Action treibt, wirklich den gerühmten Erfolg hat, darüber maasse ich mir ein Urtheil nicht an, da mir die Erfahrung fehlt, theoretische Bedenken habe ich aber auch da.

Das aber kann ich behaupten, dass **jede Ermüdung dem Lungenkranken schadet** und dass jede **Herzermüdung** für ihn ein Gift ist. Die Spaziergänge für Phthisiker müssen also so eingerichtet sein, dass sie einmal den verschiedenen Kräften und Erkrankungsfällen angepasst sind, dann aber auch, dass durch sie jede Herzermüdung und auch Anstrengung der Lunge so gut wie ausgeschlossen ist. Zu dem ersteren Zwecke müssen Wege mit verschiedenen jedoch nie bedeutenden Steigungsverhältnissen vorhanden sein, zu dem letzteren Zwecke muss den Patienten die Möglichkeit geboten sein, zu jeder Zeit sich ausruhen zu können, und zwar noch ehe sie selbst irgend eine Anstrengung oder eine Beschwerde bemerken, mag dieselbe nun vom Herzen oder von der Lunge ausgehen. An den Promenaden-Wegen müssen viele, viele Bänke stehen, auf denen sich die Phthisiker ausruhen können.

Diese Mittel muss die Anstalt gewähren. Die Benutzung derselben ist Sache des Patienten, an dessen Urtheilskraft in diesem Punkte appellirt werden muss und von dessen richtiger Durchführung so vielfach das Gelingen der Cur abhängt.

Man findet freilich in den Schriften, dass der Arzt das Maass der Bewegung vorschreibt und überwacht. Dies sind aber nur Redensarten, in Wahrheit thut es der Arzt nicht, denn er kann seine Patienten, auch die ambulanten, nicht sämmtlich vor dem ersten Frühstück besuchen, um diese Bestimmungen zu treffen. Wie zeitig müsste er den Morgenschlaf des ersten von den besuchten Patienten stören, um herum zu kommen. Dann aber wäre es, nach meiner Ansicht, auch unrichtig und zwar aus folgendem Grunde. Jeder Mensch ist heute ein anderer als er gestern war, auch im gesunden Zustande; was ihm heute leicht von Statten geht, das wird ihm vielleicht morgen schwerer. In höherem Grade findet das aber beim kranken Menschen statt. Die Bewegung muss aber dem jeweiligen Kräfte- und Krankheitszustande angepasst werden. Das ist für meine Ordination der oberste

Grundsatz, um das Herz allmälig zu stärken durch Bewegung bei Vermeidung jeder Ermüdung und um die Lungen vor jeder Anstrengung zu bewahren. Das Maass dieser Bewegung kann aber nur der Patient selbst bestimmen, indem er auf sich zu achten lernt, dann aber auch in jeder Minute darauf achtet, sich nicht anzustrengen oder gar zu ermüden. Meine Ordination lautet daher vom Tage der Ankunft an dahin: Der Patient soll so viel wie möglich im Freien, namentlich im Walde oder in der Nähe desselben sich aufhalten, worüber das subjective Empfinden entscheidet. Er soll dabei auch Bewegung machen, diese Bewegung, Anfangs auf ebenen Wegen, muss er sich selbst reguliren und zwar dahin, dass er sich nie ermüden und nie die Lunge in forcirte Thätigkeit setzen darf, so dass er auch Abends, wenn er zu Bett geht, nicht merkt, dass er gegangen ist. Diese Aufgabe aber, sich viel Bewegung zu machen und nie müde zu werden, ist nur dadurch zu lösen, dass er nie grosse Strecken hintereinander zurücklegt, sondern immer schon ausgeruht hat, ehe er irgend eine Ermüdung merkt. Der Patient muss es also umgekehrt machen wie der Gesunde. Dieser ruht aus, wenn er müde geworden ist, während der Lungenkranke ausruhen muss, obschon er nicht müde geworden ist, er setzt sich blos, weil es verordnet ist, damit er nicht müde werden kann. Auch schärfe ich jedem Patienten ein, dass er stets ohne Ziel gehen muss, weil man sich sonst der Gefahr aussetzt, um das so nahe Ziel zu erreichen, das Maass zu überschreiten und event. sich zu ermüden. Desshalb schärfe ich den Patienten auch ein, dass sie mit ihren Spaziergängen ausschliesslich auf dem Grundstück der Heilanstalt bleiben müssen, weil sie nur dort geebnete Kunstwege mit geringer Steigung und fortwährend Bänke finden, und zwar bis auf die Berge hinauf, wo sie jederzeit ausruhen können. Ferner mache ich die Patienten noch darauf aufmerksam, dass sie nie schnell gehen dürfen, weil Schnellgehen kurzathmig macht durch stürmischere Herzaction und die Lungen anstrengt. Vielmehr soll der Patient langsam gehen, auch beim Beginn seines Spazierganges; dabei soll er aber — aus andern Gründen — den Mund geschlossen halten und durch die Nase gleichmässig ruhig einathmen und langsam ausathmen.

Unter keiner Bedingung soll er, um möglichst viel „reine" Luft den kranken Lungen zuzuführen, so tief athmen, dass er damit eine Art Lungengymnastik treibt. Auf die Schädlichkeit dieser Lungengymnastik hat Volland in Davos-Dorfli schon vor langer Zeit aufmerksam gemacht und neuerdings auch Liebermeister. Die Lunge ist das kranke Organ, das man absichtlich nicht anstrengen darf, mindestens nicht mehr, als für die physiologischen Zwecke nothwendig ist. Desshalb sind aber auch, weil jede Bewegung auf das Athmen einwirkt, an allen, auch an den s. g. ebenen Wegen viele Bänke zu stellen und Ruheplätze zu schaffen, damit der Patient ausruhen kann, wann er will. „Ebene Wege" ist freilich ein sehr relativer Begriff, wenn man nicht das Steigungsverhältniss angiebt. Auch die auf meinem Grundstück gemachten Promenaden-Wege bis auf die Berge sind relativ ebene Wege, die selbst in ihrer grössten Steigung nicht steiler sind, als manche Wege in den grössten Curorten für Lungenkranke von der Hauptstrasse nach den Logirhäusern. So ist z. B. ein Weg zu einem Punkt, der 120 Fuss höher als die Anstalt liegt, circa 3200 Fuss lang; Steigung also 1 : 27. Auf diesem Wege steigt man also und doch ist er vielleicht weniger steil als die ebenen Wege in den betr. Schweizer Curorten. Man sieht also, Bergsteigen auf meinen curgemässen Wegen und Bergsteigen in der Schweiz sind zwei ganz verschiedene Begriffe, obschon ein und dasselbe Wort dafür gebraucht wird. Aber auch hier darf ein wirkliches Bergsteigen auf den gewöhnlichen Gebirgs-Wegen o h n e ärztliche Genehmigung n i e unternommen werden. Sehr viele Patienten reisen mit gutem Erfolge von hier ab, ohne in diesem Sinne je einen Berg erstiegen zu haben.

Mit dieser Ordination komme ich aus, sie ist so einfach, dass auch ein beschränktes Fassungsvermögen sie richtig auffassen und behalten kann. Allerdings müssen, wie ich oben bemerkt habe, die Einrichtungen der Anstalt so beschaffen sein, dass der Patient wirklich ausruhen kann, s o b a l d e r e s w i l l, ja er muss sogar unter den Bänken gewissermaassen wählen können, wenn eine derselben etwa von einem ihm unsympathischen Kranken bereits besetzt sein sollte.

Dieser Einrichtung ist es wohl zuzuschreiben, dass ich bei circa 14000 Phthisikern nur einen einzigen Fall zu verzeichnen habe, der in Folge von Ueberanstrengung des Herzens zu Schaden kam. Dieser Fall betrifft einen Collegen, der lungenkrank eine Partie auf den Heidelberg zu Wagen machen wollte. Ich warnte ihn davor, einmal des schlechten Weges und dann, weil der Rückweg zu Fuss zurückgelegt werden sollte. Auch machte ich ihn darauf aufmerksam, dass ein Gewitter drohe. Alles umsonst, denn mit der Approbation in der Tasche glauben so viele Mediciner, dass sie Alles wissen. Der College machte die Tour, gelangte auch auf den Heidelberg, das Gewitter wurde immer drohender und — der Arzt fing nun an, in schnellen Schritten den Rückweg anzutreten; kurz vor seiner Wohnung brach er mit einem starken Blutsturze zusammen und starb in 3 Tagen.

Dies ist der einzige Fall, den ich in meiner Heilanstalt erlebt habe. Dettweiler dagegen berichtet in seinem Buche*): „Ich habe jährlich wiederholt Gelegenheit, in allen ihren klinischen Symptomen ausgesprochene Fälle von Ueberanstrengung des Herzens zu beklagen in Folge von missbräuchlicher Kraftleistung, die dem Gesunden unbegreiflich klein erscheinen mag. Es ist wohl zu verstehen, fügt er hinzu, wie viel häufiger Störungen, ja wohl völlige Misserfolge der Cur bei weniger beaufsichtigten Kranken aus diesem Grunde vorkommen müssen."

Dettweiler führt dann einige traurige Belege dafür an. Er erzählt: „Frau B., eine grosse, mächtig gebaute Dame erkrankte nach enormen Blutverlusten im Wochenbett an Phthisis, die rasch einen ausserordentlich destruirenden Character annahm, wodurch die bestehende Anämie und Muskelschwäche noch gesteigert wurde. Sie reagirte auf das Anstaltsregime ganz ausgezeichnet, so dass sie eine rechte Freude der Aerzte war. Es lagen indess die unzweideutigsten Zeichen vor, dass mit dem raschen Sinken des Fiebers und der sich bessernden Gesammternährung die Kraft des Herzens nicht gleichen Schritt hielt. Deswegen strenges Verbot jeder stärkeren Bewegung, Entfernung und Zeitdauer wurden genau vorgeschrieben. Trotzdem liess sich Patientin eines Tages, im November, durch einen schwärmerischen Naturfreund verleiten, einen nahen Aussichtspunkt ersteigen zu wollen. Sie erreichte den erstrebten Gipfel nicht, sondern stürzte nach kaum 10 Minuten, ohnmächtig und in Schweiss gebadet, nieder und wurde mit Mühe zurückgeschafft. Alle Erscheinungen der Ueberanstrengung des Herzens. Von da ab war der gute Pfad verlassen, die Errungenschaften

---

*) Dettweiler, Behandlung der Lungenschwindsucht 1884, pag. 107.

gingen rasch verloren, der weitere Curerfolg war ein durchaus negativer: Tod im folgenden Jahr."

„Eine andere, wenig lungenkranke, aber sehr lebhafte Patientin, Frau R., klagte bei ihrem Eintritt über Nervosität, Weinerlichkeit, Druck in der Magengegend. Sie wollte den Hinweis auf die chronische Herzermüdung und die darauf basirte Verordnung nicht acceptiren und fügte sich erst mit Erfolg der ärztlichen Anweisung, nachdem sie dreimal in allen möglichen Zuständen von Spaziergängen, die eine Viertelstunde nicht überschritten, nach Hause geschleppt worden war."

Wie kommt es, dass ich unter 14000 Patienten nur einen Fall von Herzübermüdung gesehen habe, Dettweiler dagegen „jährlich wiederholt Gelegenheit hat, in allen ihren klinischen Symptomen ausgesprochene Fälle von Ueberermüdung des Herzens zu beklagen"?

An den Patienten oder den Aerzten kann es nicht liegen. Der Grund ist also einzig und allein in der Einrichtung der Spaziergänge der Anstalt zu suchen. Und sollte irgend Jemand darüber noch im Zweifel sein, so beseitigt ihn Dettweiler selbst, indem er fortfährt: „Bei einer dritten Patientin, Frau Dr. N., die sich bereits im dritten Monat einer, im Verhältniss zur Erkrankung ungemein erfolgreichen Cur befand, zeigten sich nach einem einzigen anstrengenden Gange (die zweite Hälfte bergan) ausser den gewöhnlichen Symptomen noch quälende psychische Zustände und sehr unruhiger Schlaf. Est nach einer Reihe von Wochen grösster Ruhe konnte wieder an die Lebensweise vor dem Anfall angeknüpft werden."

Die Angabe: „anstrengender Gang, die zweite Hälfte bergan" giebt wohl den Schlüssel dazu, warum Dettweiler alljährlich wiederholt Fälle von Uebermüdung des Herzens sieht und ich nicht, trotz stärkerer Frequenz. Die von Dettweiler angegebene unzweckmässige Einrichtung der Wege in Falkenstein allein sind Schuld an den Vorkommnissen, die nach Dettweiler völlige Misserfolge der Cur bedingen.

Kein Spazierweg darf nach meiner Ansicht von der Anstalt bergab führen. Die Anstalt hat mit Menschen zu thun, sie muss wissen, dass der Mensch, und erst recht der Phthisiker, geneigt ist, seine Leistungsfähigkeit zu überschätzen. Hat der Lungenkranke die Möglichkeit, bergab führende Spaziergänge zu benutzen, so ist immer die Gefahr gegeben, dass er zu weit bergab geht, auf dem Rückwege sich zu sehr anstrengt, ermüdet, die Lunge durch forcirtes Athmen zerrt und — sich so ruinirt. — Desshalb muss die Anstalt nicht am Bergabhang, sondern an der tiefsten Stelle des, selbstverständlich als immun bewiesenen, Thales liegen, so dass alle Spazierwege, ausser den ebenen, von der Anstalt mässig bergan führen. Man muss eben den Lungenkranken die Möglichkeit nehmen, Thorheiten zu begehen. Deshalb müssen auch an den Wegen massenhaft Bänke stehen, damit diese gleichsam immer und immer wieder an die Ordination erinnern: bitte, sich zu setzen. So stehen an den Promenaden-Wegen meiner Anstalt Bänke in einer Entfernung von je 20 Schritt und zwar haben diese Wege eine Länge von circa 7 Kilometer und führen bis auf den Gipfel eines Berges mit einer grossen Fernsicht, immer durch den der Anstalt gehörenden Tannen-Hochwald. Allerdings ist es nöthig, dass das Terrain Eigenthum der Anstalt ist; denn nur dann macht der Besitzer zweckmässige Wege und stellt an ihnen Bänke auf. Auf fremdes Eigenthum, auf fremden Wald, auch wenn er dem Fiskus gehört, darf eine Anstalt sich nicht stützen. Einmal kann man in fremdem Wald nicht beliebig Wege machen, man kann auch nicht an diesen eine genügende Anzahl Bänke aufstellen, weil bei Bemessung der Zahl derselben auch die Benutzung derselben durch Nicht-Patienten berücksichtigt werden müsste, die Patienten auch vor Ungebührlichkeiten durch andere Personen auf fremdem Grund und Boden nicht geschützt werden können etc. etc. Endlich aber kommt nach den Gesetzen der Forstwirthschaft auch der an der Anstalt belegene Schlag einst zum Umholzen an die Reihe, selbst bei fiskalischen Wäldern. Es verschwindet also der Wald, dem die Anstalt zum guten Theil ihre Resultate mitverdankt. Wird damit auch die Anstalt zu bestehen aufhören? Ich bin überzeugt, sie wird vom Besitzer nicht geschlossen. Die Patienten zahlen die Zeche, weil — der Anstalts-Besitzer nicht genügenden Grund und Boden erworben hat.

Desshalb muss jede Heilanstalt für Lungenkranke einen grossen zusammenhängenden Grundcomplex als Eigenthum haben, namentlich einen bedeutenden Tannenwald, der für immer den Patienten bleibt. Allerdings erfordert dieses ein grosses Anlage-Capital, was eine kleine, nur mässig besuchte Anstalt nicht anlegen kann. Die Pensionspreise würden sonst unerschwinglich sein. Daraus folgt, dass zweckentsprechende Anlagen für Lungenkranke nur in einer grossen, sehr frequentirten Anstalt möglich sind, die ihre grossen Ausgaben für Anlage-Capital und Unterhaltung der Anlagen auf eine grosse Zahl von Patienten vertheilen und so trotz der vielleicht sonst nirgends in gleicher Weise gebotenen zweckmässigen Anlagen doch sehr mässige Preise stellen kann. Je kleiner die Anstalt ist, desto mangelhafter und unzweckmässiger werden die Anlagen derselben sein.

Desshalb hat Dettweiler sehr unrecht, wenn er sagt:*) „Ich verfolge mit Besorgniss die in Davos, wie in der Heilanstalt Görbersdorf zu Tage tretenden, expansiven Tendenzen, namentlich in Bezug auf Frequenz."

Diese „Besorgniss" (??) ist vollständig unberechtigt. Gute, zweckmässig eingerichtete Anlagen sind eben nur in einer sehr frequentirten Anstalt möglich; wer solche Anlagen den Kranken bieten will, und sie sind nothwendig, um Ermüdung des Herzens und Anstrengung der Lunge fast unmöglich zu machen, der muss eine stark frequentirte Anstalt leiten. Mit Besorgniss darf man nur die Vorgänge in kleinen Anstalten verfolgen, in denen eben wegen der fehlerhaft angelegten und ausgestatteten Wege man „alljährlich Störungen eintreten sieht, durch welche Misserfolge der Cur vorkommen müssen."

Die Besorgniss, dass etwa der Dirigent einer Anstalt die genaue Uebersicht verlieren könnte, dies kann Dettweiler nicht gemeint haben, denn in Davos ist keine Anstalt mit einem Dirigenten an der Spitze. Und was meine Anstalt in Görbersdorf betrifft, so weiss Dettweiler aus der Zeit, in welcher er hier Patient und später Assistenzarzt war, wohl sehr gut, dass mir selten etwas verborgen geblieben ist.**)

Als aber in Falkenstein die Frequenz grösser wurde, da suchte die Actiengesellschaft Falkenstein die Ansprüche vollauf

---

*) Dettweiler l. c., pag. 126.

**) Anm. Auch kann sich nur eine Anstalt mit ausgedehntem Grund und Boden gegen die Benachtheiligung durch die Nachbaren schützen, wie es z. B. durch Tischler-, Schlosser- und Schmiede-Werkstätten oft genug der Fall ist, ebenso gegen den Rauch aus den tiefer liegenden Häusern.

zu befriedigen, welche die grössere Frequenz stellte, genau so wie Görbersdorf und Davos.

Abgesehen davon, dass zweckmässige und darum aus- Wissenschaft-
licher Vortheil
einer grossen
Heilanstalt.
gedehnte Anlagen nur bei einer stark frequentirten Anstalt ge-
schaffen werden können, so hat eine grosse, stark frequentirte
Anstalt auch noch einen wissenschaftlichen Vortheil. Sie erweitert den Blick, sie erweitert das Wissen, sie erweitert die
Einsicht in den Krankheitsprocess, sie gewährt also auch dem
Kranken keinen Nachtheil, sondern einen Vortheil. Dies hat
König so schön in der Vorrede zu seinem Buche: „die Tuberculose der Knochen und Gelenke" gesagt, so dass ich es mir
nicht versagen kann, die betreffende Stelle wiederzugeben. —
König schreibt darin an Volkmann:

„Es sind jetzt fast 12 Jahre verflossen, seit ich bei
einem Besuche in Halle eine Reihe von mir bis dahin
unbekannter Thatsachen kennen lernte, welche vollkommen
neue Gesichtspunkte in Beziehung auf die der Chirurgie
zufallenden Krankheitsprocesse, die wir heute als zur
Tuberculose gehörig erkannt haben, eröffneten. Es war
Dir zu jener Zeit in Beziehung auf das Wesen dieser
Krankheitsprocesse schon manches klar, was mir und
anderen Arbeitern auf gleichem Gebiete erst viel später
klar wurde, und ich danke es Dir aus jener Zeit, dass
Du mir den Weg gezeigt hast, auf welchem uns jetzt
gemeinsame Arbeit weiter gefördert hat."

„Bei dem kleinen Material, welches mir damals noch
in der Rostocker chirurgischen Klinik zu Gebote stand,
war es, wie Du mir selbst sagtest, nicht möglich, ein
Urtheil über diese Dinge zu bilden. Ein solches Urtheil,
welches mit einer grossen Anzahl der uns gewordenen

Ueberlieferungen brach, konnte nur begründet werden durch die breiteste klinische Unterlage. Mit meiner Uebersiedelung nach Göttingen kam ich in die Lage, eine solche zu gewinnen."

Die breiteste klinische Unterlage schafft eben einen weiteren Blick, und dieser fördert wiederum die Behandlung der Krankheit, also das Interesse des Patienten. Diese breite klinische Unterlage fehlt natürlich den Dirigenten kleiner Anstalten. Sie allein scheint es mir einigermaassen zu erklären, dass Dettweiler das betr. Gutachten in dem von mir beobachteten Fall einer traumatischen Phthise abgab, das ich in meiner Aetiologie Seite 399 angegeben habe. *)

Die Lehre von der Tuberculose und auch die Therapie derselben kann eben, wie König sehr richtig anerkennt, nur mit Hilfe der breitesten klinischen Unterlage gefördert werden, wie sie eben nur eine stark frequentirte Klinik oder Heilanstalt bietet. Grosse Heilanstalten für Lungenkranke sind also aus innern wissenschaftlichen Gründen, wie aus äusseren, ökonomischen Gründen eine Nothwendigkeit.

Bei den Park- und Promenade-Wegen einer Heilanstat für Lungenkranke ist nicht blos auf die verschiedenen Steigungsverhältnisse und sehr zahlreiche Bänke Rücksicht zu nehmen, sondern auch auf eine richtïge Vertheilung von Schatten und Sonne. Der Sonne muss freier Zutritt in unmittelbarer Nähe der Anstalt gestattet sein, damit die hochgradig anämischen Patienten, denen weitere Spaziergänge unmöglich sind, sich in

---

*) Anm. Nach Dettweiler „muss die Wirkung eines Stosses auf die Brust in der Brustwand deutlicher sein als in den tieferen Geweben. — Das bewegliche schwammige Gewebe der Lunge ist im Stande, dem Stoss leicht auszuweichen und ihm nachzugeben, ohne zu leiden."

ihr aufhalten können, ebenso die Kranken, deren Fieber mit mehr oder weniger stark ausgeprägtem Schüttelfrost eingeleitet wird. An diese sonnige Orte müssen sich halbsonnige Plätze anschliessen, die leicht aufgesucht werden können, wenn die Bergsonne auch den hochgradig blutleeren Lungenkranken zu warm scheint, oder bei den Fiebernden statt der Kälte das Hitzstadium eingetreten ist. Erst an diese halbsonnigen Plätze reihen sich die schatten-gebenden Park- und Waldanlagen. Trotzdem aber muss es mindestens einen Weg geben, der direct von der Heilanstalt aus im Schatten bis nach dem nahen Walde führt. Denn es giebt doch viele Phthisiker, die im Sommer die Einwirkung der Bergsonne vermeiden sollen, namentlich wenn dieselbe viele Tage hintereinander scheint. Dazu gehören nach meiner Erfahrung alle Phthisiker, welche Neigung zu Haemoptoë haben.

„Wandelbahnen" werden von jenen Speculations-Etablisse- *Wandelbahnen sind schädlich,* ments annoncirt, welche mit Vorliebe auch Lungenschwindsüchtige aufnehmen. Sind diese für die Cur nothwendig? Der Laie hält sie für nothwendig, man findet sie ja in allen Bädern und sie ermöglichen das Spazierengehen auch bei schlechtem Wetter. Letzteres ist richtig, obschon mir bekannt ist, dass kein Bad eine Wandelbahn besitzt, die gross genug wäre, dass alle zur Zeit anwesenden Badebesucher in derselben promeniren könnten. Aber was beweist denn das? In den Badeorten, die auf eine Wandelbahn einen grossen Werth legen, wird Brunnen getrunken. Ein solcher Badeort muss seinen Besuchern die Möglichkeit geben, auch bei schlechtem Wetter, während des Trinkens, seine Brunnen-Promenade machen zu können: daher die Colonnade. Dieser Grund fällt aber in Heilanstalten fort; sie haben ja keinen Brunnen, der getrunken werden soll. Die

Wandelbahn ist also unnöthig, nach meiner Ansicht sogar schädlich und die directe Negation des Prinzips der Schwindsuchts-Behandlung. Jeder Arzt betont: ständigen Genuss von reiner, mindestens von frischer Luft. Ist denn aber in der Wandelbahn reine, frische Luft zu finden? belehrt uns nicht stets unsere Nase, dass wir dort eine unreine und keine frische Luft einathmen, selbst wenn die Wandelbahn nur von **zwei** Seiten, und nicht, wie in den meisten Fällen, von **drei** Seiten geschlossen ist?

Lagert man nun noch obenein in solche Wandelbahnen oder Hallen die Kranken ziemlich dicht nebeneinander, so bin ich der Ansicht, der Kranke, der in seiner **geräumigen** Stube allein bei geöffneten Fenstern liegt, geniesst in seinem Privatzimmer mehr reine Luft, als jeder einzelne in dem **Massenquartier** der Halle, die doch nur eine **von Kranken überfüllte** Stube ist, der die vierte Wand fehlt.

Wandelbahnen sind also nach meiner Ansicht für Lungenkranke zu verwerfen, und wo sie existiren, lehren sie, **dass der Dirigent mit der Forderung einer Freienluftcur in Conflict gerathen ist,** dem thörichten Vorurtheil von Laien zu Liebe. Meine Heilanstalt hat daher keine Wandelbahn, wohl aber hat sie eine andere Einrichtung. Zunächst sind die Wege so gebaut, daß sie in Folge einer starken Steinschüttung auch nach stärkerem Regen trocken sind, so dass man während oder nach dem Regen bequem gehen kann; dann sind an den Wegen auch offene und gedeckte Pavillons erbaut, so dass der Patient auch bei schlechtem Wetter ausruhen kann. Selbst die 150 Meter über dem Niveau der Anstalt befindliche Katharinen-Höhe ziert ein theils offener, theils gedeckter schöner Pavillon, der im Winter sogar geheizt wird.

Auf diese Weise ermögliche ich es, dass meine Patienten auch bei schlechtem Wetter spazieren gehen können. Und ich erlaube fast bei jedem Wetter das Ausgehen, mit Ausnahme von heftigem Winde. Heftiger Wind weht aber Dank der Lage meiner Heilanstalt so ausserordentlich selten, dass dadurch der Aufenthalt im Freien fast nie unterbrochen wird.

Dies sind die äusseren Einrichtungen, die nach meiner Ansicht in einer Heilanstalt für Lungenkranke vorhanden sein müssen, um mit gutem Gewissen Lungenkranke aufnehmen zu können, da nur durch sie die grösste Wahrscheinlichkeit auf Erfolg gegeben ist, Einrichtungen, wie ich sie auch in meiner Anstalt nach Kräften geschaffen habe. Sie ergeben sich einfach als logische Consequenz aus dem Wesen der Phthise von selbst.

Von diesen Erfordernissen kann n i c h t s fortgelassen werden, die Möglichkeit der Genesung würde dadurch sofort erschwert, vielleicht gar vernichtet. Wir haben ja oben gesehen, welche traurige Folgen die Ueberanstrengung des Herzens und auch der Lunge für die Phthisiker hat. Ich beklage es daher so sehr, dass die Hausärzte sich so wenig um die Einrichtungen der Heilanstalten kümmern und ihre Kranken an Orte, sogar in Anstalten schicken, welche nichts davon haben. Es ist ein J a m m e r z u s e h e n, wie solche Kranke auf der bänke-leeren, schmutzigen oder staubigen und sonnigen Landstrasse spazieren gehen, oder auf den gewöhnlichen steilen sonnigen Holzwegen die Berge hinaufkeuchen müssen, **ohne jeden Ruhepunkt,** um nach 30—40 Minuten einen Wald zu erreichen. Wahrlich, solchen Kranken wird damit viel mehr geschadet, als sogar die event. immune Lage ihnen nützt.

Wie ungemein nothwendig es ist, dass sich die Aerzte um die Einrichtungen der s. g. Heilanstalten bekümmern, liegt zwar auf der Hand, aber hier ein lehrreiches Beispiel: Mader erwähnt in seinem Bericht der k. k. Krankenanstalt Rudolph-Stiftung in Wien eines Falles von acutem Morbus Brightii nach Scabies mit theerhaltiger Salbe, in welchem der Tod erfolgte, nur lässt es Mader ungewiss, ob die Nephritis in dem gesunden, kräftigen Burschen durch Theerwirkung (bei dem Bestehen vieler Pusteln) hervorgerufen wurde, oder vielleicht durch Verkühlung nach den Bädern, zu welchen die Kranken ziemlich weit durch kalte Gänge gehen müssen.*)

Und an wieviel s. g. Heilanstalten bestehen ähnliche Miss-stände, weil sich kein Arzt um die Einrichtungen kümmert?!**)

Freilich, um sagen zu können, dass Alles beseitigt ist, wodurch der Patient sich schaden kann, müsste die Heilanstalt, also auch meine Heilanstalt, nicht bei einem Dorfe, sondern so liegen, dass sie von jeder menschlichen Niederlassung min-destens 7 Kilometer entfernt wäre. Denn das Völklein der Lungenkranken ist ein ungemein leichtsinniges Völklein, das schwer zu zügeln und abzuhalten ist von den s. g. Genüssen, die häufig genug die Gesunden krank gemacht haben, nament-lich von der Kneipe. Aber diese Lage ist leider nicht zu erreichen. Denn, wollte man je in einer Einöde eine Heilanstalt errichten, so würde das erste Desiderat damit verneint werden, nämlich der Nachweis, dass der Ort sich wirklich der Immunität erfreut. Wir müssen also den Nachtheil

---

*) Med. Central-Zeitung 1886, pag, 1264.

**) Die Einrichtungen mancher Heilanstalten sind auf Grund eigner Erfahrung geschildert in: „Ueber die Wahl des Winter-Aufenthaltes für Lungenkranke" von Reinh. Ortmann, 1884. Leipzig, Grieben's Verlag.

der Kneipe mitnehmen, da jede Heilanstalt in einem bewohnten Orte liegen muss. Dagegen ist nur durch Belehrung zu wirken, die sicherer wirken würde, wenn die Aerzte aufhören würden, den Phthisikern Biertrinken, also Kneipenbesuch, zu verordnen: eine Verordnung, die nebenbei bemerkt, auch die stricteste Negation des Princips der heutigen Therapie ist: ständiger Genuss von reiner, frischer Luft.

Anführen will ich hierbei auch noch eine Beobachtung von mir. Ich habe ja auf Grund meiner breitesten, klinischen Unterlage die Möglichkeit zu sehen, wie der Verlauf der Schwindsucht bei den verschiedenen Nationalitäten ist, nachdem die betr. Patienten wieder zu Hause angekommen sind. Da machte ich denn die Beobachtung, dass von allen Nationalitäten die Finnländer sich am besten zu Hause halten.

Die phthisischen Finnländer halten sich zu Hause besser als irgend eine andere Nation.

Als ich mit einem höchst intelligenten Finnländer darüber sprach, so theilte mir derselbe mit, dass in Finnland ein solches Kneipenleben, wie anderswo, und speziell in Deutschland, nicht existirt. Es giebt dort auch Kneipen, aber sie werden nur von den Unverheiratheten oder von denjenigen besucht, die momentan einen eigenen Haushalt nicht haben; aber auch von diesen bleibt Niemand länger in der Kneipe sitzen, als es nöthig ist, um das Essen nebst Getränk einzunehmen.

Ich glaube der Mann hat recht. Der gewohnheitsgemässe Genuss von Alkohol in den verschiedensten Formen ist ein Unglück für die Generation.

Dies über die Lage und Einrichtungen der Heilanstalten für Lungenkranke.

Von grosser Wichtigkeit ist ferner die Ernährung der Schwindsüchtigen, deren Körperfülle ja durch die Krankheit

Diätetische Therapie.

schwindet. Würden doch manche Fälle von Schwindsucht in ihren Anfängen schneller erkannt werden können, wenn die Menschen lernen möchten, auf ihr Körpergewicht zu achten und ständige Abnahme desselben zu beachten.

Das Ziel der Ernährung muss bei Schwindsüchtigen selbstverständlich darauf gerichtet sein, das Schwinden der Körperfülle zu beseitigen, an dessen Stelle sogar eine Zunahme der Körperfülle zu setzen, aber ohne Mastung.

Dieser Indication setzt aber die meist bestehende, hochgradige Appetitlosigkeit der Phthisiker eine grosse Schwierigkeit entgegen; viele der Kranken haben directen Ekel vor dem Essen, können es kaum sehen. Auch haben sie ferner, ja auch von Kindheit an, immer wenig gegessen und diese Eigenthümlichkeit häufig sogar von ihren Eltern geerbt.

Ueber diese Schwierigkeit hilft die Uebersiedelung nach dem immunen Orte sehr gut und oft ganz plötzlich hinweg. Und wenn der Dirigent einer Heilanstalt, die zwar im Gebirge, doch an einem nicht immunen Orte liegt, aber mit Vorliebe auch Phthisiker aufnimmt, sagt:

„Ist es die Gebirgsluft, ist es die Reichhaltigkeit und Güte unseres Tisches oder ist es wiederum die Methode etc.": so ist darüber kein Arzt, der in einer immunen Gebirgsgegend ordinirt, im Zweifel. Die „Methode" kann es doch nicht sein, wenn Patient kurze Zeit nach Ankunft freudiger und mehr isst als zu Hause, die Güte des Tisches ist es auch nicht, denn die Meisten huldigen doch dem Grundsatze: bei Muttern ist es am besten.

Es ist eben nur die Wirkung der Gebirgsluft, dass bei so vielen Schwindsüchtigen sofort der Appetit gesteigert ist.

Und Rossbach irrt sehr, wenn er behauptet*) „die gute Ernährung kann selbstverständlich auch von dem in der Stadt
Bleibenden mindestens gerade so gut durchgeführt werden, wie
bei dem aus der Heimath Geschiedenen."

Zur Zeit, als wegen mangelnder Einrichtungen, in meiner
Heilanstalt die so erfolgreiche Wintercur noch nicht bestand,
wurde ich vielfach zu früheren Patienten gerufen, die, in
glänzenden Verhältnissen lebend, den Appetit verloren hatten,
abmagerten etc. Trotz aller Bemühungen meinerseits und der
Kochkunst der Familie blieb der Ekel vor dem Essen, und —
in meiner Anstalt angekommen, änderte sich die Situation wie
mit einem Zauberschlage. Die Appetitlosigkeit war nicht mehr
da, oft genug konnte der Patient in nicht langer Zeit erstaunliche Mengen (bis 7 Beefsteak) vertilgen. Arzt und gute Küche
waren dieselben, nur der Ort war gewechselt, es muss also
der Ort die Ursache der zauberhaften Wirkung sein.

Erhöhung der Esslust und auch die Möglichkeit bedeutend
grössere Quantitäten von Speisen zu verdauen, ist unbedingt
eine Wirkung der Gebirgsluft und in noch höherem Maasse der
immunen Höhe. Aber auch noch eine andere Wirkung, der
auffallender Weise noch nie Erwähnung gethan ist, habe ich
hier beobachtet. Es regulirt sich hier nämlich der Stuhlgang,
so dass die habituelle Stuhlverstopfung ebenfalls sehr oft ohne
jede Ordination aufhört. Es ist selten, dass zu dem Zwecke
irgend eine Verordnung noch nothwendig ist, aber dann warne
ich vor dem Karlsbader Salz. Es scheint mir den Ernährungsprocess zu ungünstig zu beeinflussen.

Trotz des günstigen Einflusses, den das Clima des immunen

---

*) Rossbach, l. c. pag. 73.

Ortes auf den Appetit und die Verdauung ausübt, muss doch
der Arzt eingedenk bleiben, dass die Phthisiker nie viel gegessen haben und dass sie diese Eigenschaft oft schon von den
Eltern geerbt haben. Ich habe desshalb für die Lungenkranken
in meiner Heilanstalt fünf Mahlzeiten eingeführt,*) von der
Ansicht ausgehend, dem Kranken oft Nahrung zu bieten, ohne
Anstrengung des Magens. Dadurch kann man auch eine ziemlich hochgradige, langdauernde Anorexie allmälig beseitigen.
In den seltenen Fällen, dass die Patienten nicht mehr essen
mögen resp. können, helfe ich mir mit Milch und zwar mit
der Verordnung, dass der Patient genau nach der Uhr in jeder
Viertelstunde $\frac{1}{16}$ Liter Milch trinkt, süsse oder saure. Auf
diese Weise nimmt der Patient täglich bis 4 Liter Milch zu
sich, wodurch der durch die Krankheit bedingte Verbrauch
mehr als ersetzt wird. Allmälig kann man sogar den Milch-
consum vermindern, wenn die Ernährung dadurch besser geworden ist, um endlich zu der gewöhnlichen Diät überzugehen.
Dieselbe Verordnung besteht bei mir bei Anorexie im Fieber,
ferner auch nach stärkeren Lungenblutungen. Dadurch verhüte
ich eine Abmagerung der Patienten, habe umgekehrt trotz
länger andauernden Blutungen und Bettliegen oft genug eine
bedeutende Zunahme am Körpergewicht constatirt.

Im Allgemeinen habe ich den Grundsatz, die Patienten
zu der Diät zurückzuführen, wie sie im alltäglichen Leben
Sitte ist. Die diätetischen Vorschriften so vieler Aerzte, nur
s. g. weisses Fleisch essen zu lassen, entbehrt nach meiner Ansicht der wissenschaftlichen Basis. Ich habe wenigstens in den
Büchern über Ernährung einen Grund hiefür nicht finden können.

---

*) Die später entstandenen Anstalten haben dieselbe Eintheilung der
Mahlzeiten auch acceptirt.

Jedenfalls wird aber gerade durch solche ärztliche Verordnungen die Ernährung des Kranken, die wir doch auf jede Weise zu fördern haben, wesentlich erschwert. Die so nothwendige Abwechslung in den Speisen ist dadurch häufig ganz unmöglich. Und doch ist Abwechslung mit der oberste Grundsatz in der diätetischen Behandlung der Phthise.

Auch kann ich die diätetischen Vorschriften von Eichhorst*) nicht billigen. „Der Kranke geniesse am Morgen mehrere Tassen Milch oder Cacao oder Kaffee mit Ei. Zum zweiten Frühstück weiches Ei, geschabten Schinken, zarte (? Dr. B.) Fleischwurst, Weissbrot mit Butter, ein Glas Portwein. Zum Mittagbrot Fleischsuppe, gutes Fleisch, abgekochtes Obst und eine halbe Flasche guten Rothweins. Nachmittags Milch oder Cacao. Am Abend einen Gries- oder Roggenbrei, weiches Ei, Schinken, kaltes Fleisch, Weissbrot mit Butter, ein Glas guten bairischen Bieres."

Ich vermisse darin die dringende Empfehlung von Gemüsen und — nach meiner Ueberzeugung kommt man bei der Ernährung der Lungenkranken ohne Gemüse nicht viel vorwärts. Bei der Appetitlosigkeit, die so häufig bei der Lungenschwindsucht repetirt, beruht die Schwierigkeit trotz des besten Willens zu essen darin, dass der Patient, nachdem er das Fleisch mühsam gekaut hat, es von einer Seite des Mundes auf die andere wirft, und — nicht hinunterschlucken kann. Da hilft das Gemüse, dies braucht der Patient nicht zu kauen, sondern nur in den Mund zu stecken, die Zunge an den Gaumen zu drücken und — es rutscht von selbst in den Magen. Dadurch kommt man doch wieder vorwärts in der Ernährung,

---

*) Eichhorst, Lehrbuch etc. tom. IV, pag. 485.

der durch höhere Milchverordnung noch nachgeholfen werden kann, und man kann bald wieder zur gewöhnlichen Diät zurückkehren. Gemüse enthält ja — namentlich die Leguminosen — Stickstoff und die von Strümpell und Eichhorst auch empfohlenen Kohlehydrate. Nur lassen sie sich im Gemüse auf die Dauer leichter nehmen als in „den Mehlspeisen" und „dem Gries- oder Roggenbrei". Desshalb wird in meiner Heilanstalt täglich Gemüse verabreicht. Das Mittagessen besteht bei mir aus: Suppe, Gemüse mit Beilage, Braten und Compot, Salat, öfter auch Fisch und Mehlspeise. Ich bin kein Freund der grossen table d'hôte, deren Ungehörigkeiten für Kranke Braun so trefflich geschildert hat. Auch vertragen sie sich nicht mit der s. g. Luftcur; denn das, was die Menschen in der Zeit der langen Diners einathmen ist doch das Gegentheil von reiner frischer Luft, und im Sommer dabei oft genug eine Schwitzcur, von der ich bei Lungenkranken unter keiner Bedingung ein Freund bin. Für Luft und Kühlung beim Essen sorgen leider auch die Heilanstalten nicht, welche mit Vorliebe die „freie Luftcur" im Munde führen; desshalb möchte ich so sehr die von mir zu dem Zwecke in den Speisesälen eingeführte Kosmos-Ventilation dringend empfehlen. Vermittels derselben wird — wie ich schon oben erwähnt habe — die Luft in den betr. Sälen in einer Stunde fünfmal erneuert und gleichzeitig die Lufttemperatur darin so abgekühlt, dass bei einer Aussentemperatur von 30° C. (24° R.) die Temperatur im Saale während des Essens nie 20° C. (16° R.) übersteigt. Freilich ist die Kosmos-Ventilation in der Anlage sehr kostspielig. Dies mag der Grund sein, warum ich darin noch keine Nachahmung gefunden habe. Denn es ist ja leider ein wahrer Satz, dass dadurch die Anstalt nicht mehr frequentirt,

Keine grossen Diners.

die Rentabilität derselben also durch solche Verbesserungen umgekehrt vermindert wird.

Obschon ich in meiner diätetischen Behandlung das Ziel verfolge, den Lungenkranken von jeder Ausnahme-Diät zu emancipiren, so ist die in meiner Anstalt eingeführte Diät doch eine fettreichere als die gewöhnliche. Die Gründe, die mich schon vor mehr als 30 Jahren zur fettreichen Diät führten, sind im Ganzen dieselben, die Voit jetzt anführt. Er sagt*): „Um die hohe Bedeutung des im Körper ab-gelagerten und ihm in der Nahrung zugeführten Fettes zu würdigen, muss man bedenken, dass der hungernde Organismus neben Eiweiss Fett einbüsst, und zwar von letzterem mehr wie doppelt so viel als von ersterem; es muss also in der Nah-rung etwas geboten werden, wodurch die Fettabgabe verhindert wird. Dies kann nach unseren früheren Erfahrungen vorzüg-lich geschehen durch Eiweiss, Fett und Kohlehydrate. Man ist im Stande einen schon fetten Körper durch Zufuhr von Eiweiss allein nicht nur auf seinem Eiweiss- sondern auch auf seinem Fettbestande längere Zeit zu erhalten, aber man hat dazu grosse Quantitäten von Eiweiss nöthig; ist der Körper fettarm, so gelingt dies **nicht,** da dazu übermässige Mengen von Eiweiss gehören, mehr als der Darm zu resorbiren vermag. Giebt man aber einem Fleischfresser neben dem Eiweiss noch Fett, so wird der Vorrath des circulirenden Eiweisses und damit die Eiweiss-zersetzung **geringer;** man braucht daher in diesem Falle wesentlich kleinere Mengen von Eiweiss, um die Eiweissabgabe zu verhüten, und ist zugleich im Stande, auch den Fettverlust

*) Herrmann, Lehrbuch der Physiologie, tom VI, pag. 405.

zu hindern. Es ist ferner nicht möglich, mit Eiweiss allein einen mageren Organismus reich an Eiweiss und Fett zu machen, nur bei einem Zusatz von Fett (oder Kohlehydraten) kommt Eiweiss und Fett in grösserem Umfang zur Ablagerung."

„Für die Erhaltung und Vermehrung von Eiweiss und Fett am Thier kommt es vor Allem auf das richtige Verhältniss der beiden Stoffe im Körper und in der Nahrung an; ein Ueberschuss von Fett macht, dass wesentlich mehr davon zu den gedachten Zwecken nöthig ist."

„Dadurch tritt die hohe Bedeutung des Fettes in der Nahrung und im Körper hervor. Das leicht zerlegliche gelöste Eiweiss ist es, welches den Gang der Zersetzung bestimmt; aber das Fett soll durch seine Wirkung auf den Vorrath des circulirenden Eiweisses, den Verbrauch in Bedarf an Eiweiss auf das richtige Maass herabsetzen, so dass nur ein Theil der Zellen zur Spaltung des Eiweisses verwendet wird und der Rest dazu dient, Fett zu zerlegen."

„Das im Körper unter dem Einflusse von Fett abgelagerte Fett bedingt nicht allein einen geringeren Zerfall von Eiweiss, sondern es dient auch als ausgiebiges Reservoir für Zeiten der Noth, namentlich für den Arbeiter", und für den Menschen in der Krankheit, füge ich hinzu.

Und Seite 500 sagt Voit weiter: „Auf den Gehalt der Nahrung und des Körpers an Fett hat man bis jetzt zu wenig Rücksicht genommen und erst in letzter Zeit ist man darauf aufmerksam geworden, dass dasselbe in der Nahrung und am Körper eine wichtige Rolle spielt und nicht in jeder Beziehung durch Kohlehydrate ersetzt werden kann. Die bessere Kost des Menschen (die geschmalzene) enthält daher stets reichlich Fett und zwar um so mehr, je intensiver gearbeitet wird (resp. je mehr auch event. durch die Krankheit consumirt wird. Dr. B.). Ein Uebermaass von Fett in der Nahrung ist überdies nicht nutzlos, da dasselbe im Körper abgelagert wird und später zur Verwendung kommen kann; aber ein Ueberschuss von Kohlehydraten, über die Menge hinaus, welche erforderlich ist, um den Verlust von Fett zu verhüten oder einen Ansatz von Fett zu Stande zu bringen, ist vollkommen nutzlos, da er einfach zerstört wird. Um eine richtige Mischung der beiden Stoffe zu erzielen, wählt der Mensch meist eine aus animalischen und vegetabilischen Substanzen gemischte Kost; die Fleischkost allein lässt eine richtige Mischung nicht zu."

Ich habe diese wissenschaftlichen Principien einer reichlichen Fettdiät so ausführlich wiedergegeben, weil das Vorurtheil dagegen unter Laien und Aerzten noch unglaublich gross ist. Selbst Aerzte, die lungenkrank in der Anstalt sind, schneiden sich von Fleisch jedes Bischen Fett ab. Desshalb wird auch bei mir nicht blos Fleisch von gemästeten Thieren gereicht, sondern auch die Saucen und Gemüse fettreich zubereitet, damit der Patient doch, trotz seines Unverstandes, die Wohlthat der fettreichen Diät hat, und so gehindert wird, vollständig das Opfer seines thörichten Vorurtheils zu werden. Die Heilanstalt für Lungenkranke muss ja so eingerichtet sein, dass sie den Lungenkranken nicht blos das Gute bietet, sondern sie auch thunlichst hindert, Thorheiten zu begehen.

Neben der fettreichen gemischten Diät besteht noch für jeden Patienten die Verordnung, circa $1\frac{1}{2}$ Liter Milch täglich zu trinken.

Für die Ernährung des Menschen ist es endlich wichtig, dass er mit der Nahrung s. g. Genussmittel verzehrt. „Ohne Genussmittel, sagt Voit Seite 424, besteht kein Mensch, kein Thier. Selbst die einfachste Kost, auch die Pflanzenkost, enthält Genussmittel genug, welche uns dieselbe angenehm machen und den Appetit erregen. Die Vegetabilien schmecken uns nur wegen ihres Gehaltes an Genussmitteln; in den Früchten finden sich die wohlschmeckenden Pflanzensäuren, die ätherischen Oele u. s. w.; ja es kommen die meisten Genussmittel aus dem Pflanzenreiche. Jeder Mensch liebt den Wohlgeschmack der Speise. — Besonders für Kranke und Reconvalescente sind die Genussmittel in den Speisen von wesentlicher Bedeutung; man muss denselben durch die angenehme Empfindung geradezu die Speisen einzuschmeicheln suchen und dadurch nach und nach die Lust am Essen erwecken, sowie dem lange unthätigen Darme die Fähigkeit wieder geben, Nahrungsstoffe zu verändern und zu resorbiren."

Die Genussmittel werden in der Nahrung von den Menschen verzehrt; es giebt aber auch Genussmittel, die neben der Nahrung consumirt werden. Dazu gehören vor allen Dingen die gegohrenen, also alkoholhaltigen Getränke.

Ich habe den Wein zuerst in die Behandlung der Lungenschwindsucht eingeführt und zwar als Heilmittel, weil er die Herzcontraction vermehrt und verstärkt, und dann auch als Sparmittel für die Ernährung. Leider ist er von meinen Nachfolgern jetzt meist nur als Genussmittel und zwar in einem solch excessiven Maasse angewendet worden, dass ich diese Anwendung nicht mehr als Theil meiner Heilmethode, sondern nur als Auswuchs derselben betrachten kann.

Die wissenschaftlichen Untersuchungen über die Wirksamkeit des Alkohols ergeben im Allgemeinen, „dass mittlere, eine erregende Wirkung ausübende Dosen den Eiweisszerfall um 6—7 Procent vermindern, dass aber grössere Dosen, welche einen Depressionszustand und Betäubung hervorrufen, die Zersetzung des Eiweisses um 4—10 Procent steigern."

Diese Versuche sind mit reinem Alkohol gemacht und dann auf die alkoholhaltigen Getränke übertragen worden, so dass man auch, wie die Lehrbücher von Strümpell und Eichhorst zeigen, Wein und Bier gleichzeitig den Phthisikern empfiehlt. Strümpell scheint sogar dem Bier einen Vorzug zu geben. Denn er sagt: „Es sind namentlich die an Nährstoffen relativ reichen Biersorten (Porter) zu empfehlen. Kleine Mengen guten Weines können zur Besserung des Appetits und des Allgemeinbefindens beitragen."

Und doch besteht ein grosser Unterschied zwischen Wein und Bier für Phthisiker, so dass ich in meiner Heilanstalt stets den Biergenuss bei Lungenschwindsüchtigen ausgeschlossen habe, noch ehe die Gründe dafür wissenschaftlich festgestellt waren. Mir genügte die Beobachtung, wie verschieden der Alkohol im Bier und im Wein auf den Menschen wirkt, die man machen kann, wenn man den wirklichen Bayer in München und den Bayer in der Rheinpfalz als Vergleichsobjecte benützt.

Unterschied zwischen Bier und Wein.

Der von Strümpell betonte Nährwerth des Bieres besteht zwar, aber durchaus nicht in dem Maasse, dass desshalb das Bier empfohlen werden müsste. Voit sagt*): „Das Kohlehydrat (in der äusserst günstigen Form von Dextrin und Zucker) macht das Bier zu einem Nahrungsmittel, welches

---

*) Herrmann, Lehrbuch tom. VI, pag. 432.

jedoch theuer zu stehen kommt; denn 30 Gramm desselben in einer Semmel kosten nur 3 Pfennige, in einem halben Liter Bier 13 Pfennige."

Es ist also eine sehr schlechte Wirthschaft, aus dem Bier Nährstoffe aufnehmen zu wollen, und könnte höchstens in Frage kommen, wenn auf keine andere Weise ein Mensch ernährt werden könnte, auch nicht vermittelst der Schlundsonde. Denn das Bier hat doch noch directe andere nachtheilige Wirkungen, wie die wissenschaftlichen Forschungen ergeben.

Buchner hat darüber Versuche angestellt und daraus folgende Schlüsse*) gezogen:

1) Alkohol als solcher hat bis zu 10 Procent keinen Einfluss auf die künstliche Ernährung.

2) Bis zu 20 Procent zugesetzt verlangsamt er den künstlichen Verdauungsprocess.

3) Bei noch höherem Procentsatze hebt er denselben gänzlich auf.

4) Bier hindert, wenn unverdünnt, den künstlichen Verdauungsprocess gänzlich; mit Wasser verdünnt verzögert es ihn.

5) Ebenso die Roth- und Süssweine, während Weissweine auch unverdünnt nur eine Verzögerung zur Folge haben.

6) Bei natürlicher Magenverdauung scheint das **Bier** eine verdauungsverschlechternde Einwirkung zu besitzen (auch schon in kleinen Quantitäten).

7) Ebenso der Wein.

8) Bei gestörten Resorptions- und Secretionsverhältnissen der Magenschleimhaut wird sich diese Einwirkung bis zur

*) Deutsches Archiv für klinische Medicin, tom. 29, pag. 354.

völligen Behinderung des Verdauungsprocesses steigern können.

Diese Schlüsse sind durch folgende Arbeiten in Rücksicht des Weines corrigirt, in Rücksicht des Bieres aber vollauf bestätigt worden.

So ergeben die Untersuchungen Simanowsky's folgendes*):

1) Wie im menschlichen Magen wird auch in vitro der Verdauungsprocess durch Bier gestört.

2) Der Gehalt des Bieres an Wasser, Salzen und Alkohol, ebenso an Hopfenbestandtheilen scheint für die künstliche Verdauung nur von ganz untergeordneter oder gar keiner Bedeutung zu sein.

3) Die Bestandtheile des Malzextractes sind das die Verdauung störende Princip im Biere; welcher organische Bestandtheil des Malzextractes es ist, erheischt weitere Studien.

Und Ogata beweist in seiner Arbeit über den Einfluss der Genussmittel auf die Verdauung**), „dass Bier, Wein und Schnaps im Anfang (bis sie resorbirt sind) die Verdauung beträchtlich verlangsamen, und zwar wirken beim Bier neben dem Alkohol die Extractivstoffe, was damit stimmt, dass Bier die Verdauung stärker verlangsamt als eine Quantität Wein von gleichem Alkoholgehalt".

Ich glaube daher, dass ich recht daran thue, meinen Patienten das „Bier" zu verbieten. Wir sind doch unbedingt verpflichtet, die Verdauung der Schwindsüchtigen nicht zu ver-

---

*) Archiv für Hygiene, tom. IV, pag. 19.
**) Archiv, tom. III, pag. 214.

langsamen und zu erschweren. Bier ist also kein Getränk für Lungenkranke.

Wenn ich Alkohol für indicirt erachte, so reiche ich ihn in dem Getränk, das ungünstige Nebenwirkungen nicht hat. Ich reiche also Wein und nicht Bier. Aber auch Wein gebe ich nur in kleinen Dosen. Alkohol ist und bleibt doch kein indifferentes Mittel. Er täuscht in seinen Wirkungen, wie man an den Potatoren studiren kann. Sie sind relativ von Phthisis frei; sobald sich jedoch die Folgen des täglichen Genusses von Alkohol geltend machen, werden sie phthisisch und gehen daran rapid zu Grunde. Ich gestatte meinen Patienten täglich ungefähr $\frac{1}{3}$ Liter und sehe dabei gute Resultate ohne die Nachtheile des Alkohols. Nur im Fieber überschreite ich diese Grenze, gebe aber auch dann nur ungern mehr als $\frac{2}{3}$ Liter täglich, obschon Fiebernde ganz gut Quantitäten vertragen, die sie ohne Fieber, ohne Störung, ohne Rausch nicht consumiren könnten.

Alkohol soll nur Heilmittel sein. In diesem Punkte beklage ich sehr die Abweichung von meiner Methode. Die Aerzte, welche viel Alcoholica trinken lassen, helfen sich darüber wunderbar schnell hinweg. So versichert Dettweiler*); „Der Alkohol besitzt in richtiger (? Dr. B.) Verdünnung die Fähigkeit, die Absonderung der Magen- und reflectorisch auch anderer Drüsen anzuregen. So ist er im Stande, eine schlechte Magenverdauung günstig zu beeinflussen und die Peristaltik anzuregen."

Dies versichert eben Dettweiler. Damals waren freilich alle obigen, dieser Versicherung widersprechenden Untersuchungen noch nicht bekannt, wohl aber die klinischen Mit-

---

*) l. c. pag. 71.

theilungen Buchner's*), „dass man bei krankem Magen also doppelt vorsichtig sein muss bei Verabreichung der Alcoholica (wie auch Prof. Leube seit Jahren Alcoholica bei Magencatarrhen ganz vermeidet oder dieselben wenigstens per rectum einführt).“

Nach Dettweiler's Versicherung **) „bleibt jede üble Nach- und Nebenwirkung aus, wenn man in kleinen Gaben nur gerade so viel reicht, dass weder Herz, Gehirn, noch Magen nachweisbar***) afficirt werden. Ausser höchstens einem angenehmen, subjectiven Wärmegefühl und ganz leichter Anregung des Allgemeinbefindens, muss jede Rauschwirkung gänzlich vermieden werden. Geschieht dies wirklich, so kann man sich in beliebiger (!! Dr. B.) Wiederholung einen Effect verschaffen, der nur (?! Dr. B.) ein wohlthätiger ist“.

„Ich operire bei jedem Individuum anders mit dem Alkohol und, wie ich glaube, nur mit gutem Erfolge. Ich bestimme selbst genau die Form des alkoholischen Getränkes, die Menge und die Zeit der Einverleibung. Bei dem chronischen Phthisiker, der guten Apetit hat und nicht fröstig ist, kommt man vollständig aus, wenn man ihm im Tage $^3/_4$—1 Flasche Rothwein ($^7/_{10}$ Liter) mittelst starken Rhein- oder Bordeaux-Weines und zwar vorzugsweise zu den Mahlzeiten nehmen lässt. Besteht aber eine nur irgend stärkere Blutarmuth, sind die Hautdecken kühl, ist leichtes Frostgefühl vorhanden, oder ziehen sich die morgendlichen Untertemperaturen lange in den Tag

---

*) Deutsches Archiv für klinische Medicin, tom. 29, pag. 353.

**) l. c. pag. 74.

***) Nach der Versicherung Dettweiler's soll aber doch die Absonderung des Magens und reflectorisch auch andere Drüsen angeregt werden. Dies muss dann doch auch nachweisbar sein. Dr. Brehmer.

hinein, so interponire ich sofort noch eine Art Cognac-Cur, von deren ganz vortrefflicher Wirkung ich täglich mehr überzeugt werde. Ich lasse solche Kranke vom ersten Frühstück an bis zum Abend 1—2 stündlich einige Theelöffel von feinem Cognac nehmen, so dass, ausser dem bestimmten Weinquantum bei den grösseren Mahlzeiten, circa 75—80 Gramm ($^1/_{12}$ Liter) des genannten Getränkes zugeführt werden. Sind irgendwie Gründe vorhanden, von dem Cognac abzusehen, so tragen die Kranken in bequemen kleinen Taschenfläschchen reinen, starken Rheinwein oder ebensolchen Ungarwein mit sich, den sie sich nun in gleicher Weise, nur in etwas grösserer Quantität jedesmal zuführen. Das Gefühl der Erwärmung, einer leichten Erregung, das Verschwinden des so lästigen Flimmern vor den Augen (über das meine Patienten nie klagen, Dr. B.), selbst eines mässigen Schwindels oder Kopfdruckes sind mir stets als die unzweifelhaft guten Erfolge dieser Medication erschienen."

„Es ist selten nöthig, die erwähnte Cur länger als einige Wochen durchzuführen, doch sehe ich es gern, wenn auch im weiteren Verlaufe der Behandlung bei kühlem Wetter, nach grösseren Spaziergängen, denen ein Blasswerden der Haut folgt, eine mässige Alkoholzufuhr in kleinen Quantitäten beibehalten wird. Ich habe bis jetzt aus der Befolgung dieser Verordnung noch niemals eine Leidenschaft zum Trinken entstehen sehen. Wegen der schwachen Wirkung auf das Nervensystem, des Fehlens jeder angenehmen (? Dr. B.) Rauschwirkung ist eine verderbliche Gewöhnung nicht zu fürchten."

Was ist eine „verderbliche" Gewöhnung? Ich halte jede Gewöhnung an ein so zweischneidiges Genussmittel wie den Alkohol für verderblich; für „verderblich" halte ich jeden Spaziergang, der so weit ausgedehnt wird, dass er eine Alkoholzufuhr wünschenswerth macht. Nach den Grundsätzen meiner Heilmethode darf kein Spaziergang Ermüdung oder Anstrengung bringen.

Ich halte es für „verderblich," wenn man sich in beliebiger Wiederholung einen Effect des Cognac verschaffen kann, der nur ein wohlthätiger (?) ist. Denn ich kenne noch von der Mechanik her das Capitel von den kleinen andauernden Ursachen und den dadurch erzielten grossen Wirkungen, eine Lehre, die freilich von jedem Arzte mehr beherzigt werden sollte, auch wenn er nie Mechanik studirt hat. Denn jeder kennt die Wahrheit des Satzes: „Der Tropfen höhlt den Stein."

Für verderblich halte ich es, täglich die Quantität von Alkohol zu sich zu nehmen, die Dettweiler zugesteht; diese geht nach meinen Erfahrungen weit über das Maass des Nothwendigen. Und nur das „Nothwendige" von Alkohol soll man verordnen. Allerdings versichert Dettweiler*) nochmals, „dass eine Flasche guten Rhein- oder Bordeaux-Weines und 70—80 Gramm Cognac im Durchschnitt täglich und in gebrochenen Gaben genommen, dem Phthisiker nur Nutzen und niemals Schaden bringen."

Mit der Verurtheilung dieser Ordination, Cognac trinken zu lassen, je nach dem Empfinden des Patienten, stehe ich nicht allein. Volland in Davos sagt, ohne Falkenstein und Dettweiler zu nennen:**) Wenn ich mir die Folgen des zu therapeutischen Zwecken genossenen Cognacs und anderer Schnäpse vergegenwärtige, welche ich hier bei Phthisikern sah,

---

*) l. c. pag. 76.
**) Volland, Die Behandlung der Lungenschwindsucht im Hochgebirge, 1889, pag. 16.

so muss mein dringender Rath durchaus dahin gehen, dass von dem ärztlichen Verordnen des in das Ermessen des Patienten gestellten Gebrauchs von gebrannten hochprocentigen Wässern wieder abzustehen sei. Es hat sich dadurch schon vielfach nicht nur unter dem phthisischen, sondern auch unter dem gesunden Publikum die verhängnissvolle Meinung verbreitet, dass das Cognactrinken gesund sei. Welcher unbefangene Arzt hält aber wohl das habituelle Schnapstrinken für gesundheitsförderlich? Giebt es jetzt etwa nicht einen sehr angesehenen Verein gegen den Missbrauch geistiger Getränke? Ist es aber nicht ein Missbrauch, wenn der Phthisiker und sein Fläschchen immer beisammen sind?"

Ich glaube, dass Dettweiler niemals Schaden davon gesehen hat, obschon ich weiter unten zeigen werde, dass der Schaden doch aus Dettweiler's Angaben bemerklich ist, aber daraus folgt nicht, dass aus solchem Alkohol-Trinken dem Menschen überhaupt kein Schaden entsteht.

Nachtheil von grösseren Alkoholmengen. Den Beweis dafür, dass dadurch der Mensch wirklich beschädigt wird, liefern uns die Chirurgen.

König hebt darüber ausdrücklich folgendes hervor*): „Jahre lang werden kleine Mengen von Alkohol, 6—10 Schnäpse pro Tag, ohne Störung vertragen. (Der von Dettweiler erlaubte tägliche Cognac ist gleich 5—6 Liqueurgläschen, aber Cognac enthält 60 Procent und Schnaps 40—45 Procent Alkohol.) Dann beginnen zuerst Störungen der Verdauung; Patient kann keine ordentliche Mahlzeit mehr geniessen etc. . . . . . . „Der Chirurg hat meist mit Potatoren zu thun, die durchaus noch

____

*) Lehrbuch der allgemeinen Chirurgie, 1885, pag. 222.

nicht kachectisch, sondern noch arbeitsfähig sind. Es gehören nicht blos Leute aus dem Proletariat dazu, sondern alle Stände sind vertreten, wenn wir's auch oft nur beim Chloroformiren spüren. Viele Menschen, die ein lustiges Studentenleben hinter sich haben, die regelmässig ihre Stammkneipe besuchen, ohne jemals unmässig gewesen zu sein, machen ihre deutlichen Geständnisse beim Beginn der Narkose durch heftige Erregung; wehe dem, der nicht sofort das Chloroform fortlässt, wenn Patient den Kopf in das Kissen bohrt, während der ganze Körper in tetanischer Starre auf Kopf und Fersen steht; noch während des Riechens werden die Pupillen weit und das Herz schlägt nicht mehr, wenn die Respiration noch nicht aufgehört hat. — Auch bei solchen Patienten kommen nach Operationen und Verletzungen eigenthümliche Zustände von Aufregung vor, die noch lange kein Delirium tremens sind, aber bei ganz soliden Menschen doch vermisst werden, und doch haben sie weiter nichts gethan, als täglich einige Schoppen Bier*), resp. einige Gläser Wein consumirt."

Solche Beobachtungen zeigen doch unwiderleglich, wie vorsichtig man mit dem Alkohol umgehen und ihn auf das Maass reduciren muss, das zur Heilung unbedingt nöthig ist. Der Alkohol muss also bei Phthisikern nur Heilmittel bleiben und nicht ein Genussmittel werden, um sich eine angenehme Erregung zu verschaffen. Und ich kann versichern, dass ich mit 2—3 Weingläser Wein täglich sehr gut auskomme. Dafür habe ich freilich auch die Freude, dass beim event. Chloroformiren wegen chirurgischer Operation bei meinen Patienten die Erscheinungen nicht beobachtet wurden,

---

*) Der von Dettweiler gebilligte Alkohol-Consum entspricht aber ungefähr 2½ Liter Bockbier täglich! Dr. B.

die König berichtet, auch wenn die Phthisiker bereits Jahr und Tag meinem Anstalts-Regime unterworfen waren. Man muss lieber auf eine Euphorie der Patienten verzichten, um sich dass Bewusstsein zu erhalten, von ihnen Alles abgehalten zu haben, was ihnen schaden könnte.

Dies ist die allgemeine Therapie der Phthise, wie ich sie aufgestellt habe und in meiner Heilanstalt übe. Allgemein nenne ich sie desshalb, weil jeder Phthisiker ihr unterworfen wird, sei es durch Einrichtungen der Anstalt oder durch andere Maassnahmen, durch welche das Vortheilhafte ihnen geboten oder durch welche das Nachtheilige nach Möglichkeit von ihnen ferngehalten wird.

Sie haben ferner noch das Gemeinsame, dass sie in gewissem Sinne noch die Indicatio causalis zu erfüllen trachten, nämlich Herbeiführen einer möglichst normalen Ernährung der Lunge durch Erhöhung der Leistungsfähigkeit des Herzens. Freilich sagt Rühle*) „welchen Einfluss die Grösse resp. Leistungsfähigkeit des Herzens für die Entstehung und Heilung der Lungentuberculose haben soll, liegt wohl allzusehr auf dem Gebiete der Hypothese und Vorstellung als dass es ernstlich discutirt werden könnte."

Ich will nicht sagen, dass ich glaube den Zusammenhang oben nachgewiesen zu haben, aber Rühle ist in seinem Bestreben „den alten Most auf neue Schläuche zu füllen", die Thatsache entfallen, auf welche Traube — nach mir — aufmerksam gemacht hat, dass alle Zustände, welche die Lunge reichlich mit Blut versehen, vor Erkrankung an Tuberculose schützen, und umgekehrt, dass alle Zustände, welche wenig

---

*) l. c. pag. 132.

Blut in die Lunge gelangen lassen, zur Tuberculose der Lunge disponirt. — Es ist ihm entfallen, worauf v. Ziemssen noch besonders aufmerksam gemacht hat, dass gesunde Menschen nicht tuberculös werden, d. h. also Menschen, die auch ein normales Herz haben; es ist ihm entfallen, dass Hypertrophie des Herzens, ausser bei den Potatoren, relativ ebenfalls vor Erkrankung der Phthise schützt. Was nun gar die Heilung betrifft, so ist es doch ein alter klinischer Erfahrungssatz, dass die Resorption um so sicherer erfolgt, je leistungsfähiger das Herz und somit der Circulations-Apparat ist, und dass die meisten Pneumoniker an der Insufficienz des Herzens sterben. Herstellung der Sufficienz des Herzens bleibt daher auch für die Therapie der Phthise die erste Aufgabe trotz alledem.

Die folgenden Zeilen gehören dagegen der symptomatischen Behandlung an, je nachdem dies oder jenes Symptom eine specielle Behandlung erfordert.

Das erste Symptom ist der Husten. Dieser erfordert eine Behandlung einmal insofern, als er ein trockner, quälender ist, so dass Patient fast ununterbrochen hustet. In diesem Falle ist in erster Linie eine pädagogische Behandlung nothwendig, d. h. man muss den Patienten lehren, wie er zu husten hat, dass es namentlich den Husten verstärken heisst, wenn man jedem Hustenreiz nachgiebt und glaubt, durch kräftiges Husten den Hustenreiz zu überwinden. Umgekehrt, das Flimmerepithel besorgt von selbst die Materia peccans herauf, so dass gerade die möglichst lange Unterdrückung des Hustens am besten den Hustenreiz beseitigt, event. lasse ich schluckweise kaltes Wasser trinken oder verordne heisse Milch mit Selterswasser. Unter keiner Bedingung sollte man Morphium geben, was leider noch so vielfach geschieht, damit der Patient glaubt, der Husten sei curirt. Dies Verfahren steht eigentlich mit chronischer Vergiftung auf gleicher Stufe. Denn in der Lunge und auch im Auswurf sind ja die Bacillen, die des Menschen Dasein vergiften und bedrohen, diese sollen daher nicht im Patienten bleiben, sondern durch Husten herausbefördert und ausgeworfen werden. Desshalb sollen auch die Patienten ausserdem verständig sich Bewegung machen und in obigem Sinne steigen, weil dadurch der Auswurf befördert wird.

Morphium gebe ich nur dann, wenn Patient nicht mehr trockenen Husten hat, sondern so viel Husten mit Auswurf, dass die Nachtruhe nicht nur gestört, sondern andauernd gestört wird, so dass Patient fast gar nicht schlafen kann. In diesem Falle halte ich die schlaflose Nacht für einen grösseren Nachtheil als das Morphium mit seiner Wirkung, dass die Bacillen einige Stunden später expectorirt werden. Haben mich doch wiederholte Messungen belehrt, dass die Quantität des Auswurfes ziemlich dieselbe bleibt, ob sie successive in der Nacht oder auf einmal beim Aufstehen ausgehustet wird. In diesem Falle lasse ich gern auch über Nacht Terpentinöl oder Knieholzöl im Zimmer verdunsten, so dass der Schlafende diese Dünste einathmet. Für den Tag genügen unsere herrlichen Tannenwälder dieser Indication, so dass ich nur selten auch am Tage Inhalationen von Terpentinöl oder Knieholzöl zu verordnen genöthigt bin.

Blutungen. Viel grössere Beachtung als der Husten an sich verdient der Bluthusten und der Blutsturz, ein Symptom, das nach meiner Statistik nur $^1/_3$ der Lungenkranken nicht zeigt.

Ist nun auch der Blutauswurf an sich kein Zeichen dafür, dass der Krankheitsprocess fortgeschritten ist, so ist die Haemoptoë namentlich bei unrichtiger Behandlung oft genug

ein Mark- und Wendestein für den Verlauf der Lungenschwindsucht; sie verwandelt zuweilen die bisher relativ günstige
Prognose in eine zweifelhafte oder ungünstige. Da nun
Blutspucken durch einige Tage einer Haemoptoë vorausgehen
kann, so ist selbstverständlich jedem blutig gefärbten Auswurf die grösste Aufmerksamkeit zu widmen. Desshalb
müssen meine Patienten auch die kleinste blutige Beimischung
im Sputum dem Arzte melden, damit er das Weitere verordnen und auch event. physisch auf den Patienten einwirken kann.

Was nun die Behandlung dieses so gewichtigen Symptomes
betrifft, so sind die klinischen Lehrer, die Lehrbücher geschrieben haben, darüber unter sich einig. Auffallender Weise
sind dies aber die Dirigenten der Anstalten unter einander
nicht und stimmen auch nicht mit den in den Lehrbüchern
empfohlenen Verfahren überein, ohne aber den Grund ihrer
abweichenden Maximen anzugeben.

Strümpell sagt*): „Wichtig ist die Behandlung einer
eingetretenen Haemoptyse. Da geringe Blutmengen im Auswurf oft einer stärkeren Haemoptyse vorhergehen, so ist beim
Auftreten von Blut im Auswurf stets Vorsicht nothwendig.
Die Kranken müssen sich körperlich möglichst ruhig verhalten,
heisse Getränke und Alkoholica meiden. Beim Eintritt einer
stärkeren Lungenblutung ist absolute Bettruhe vor Allem
nothwendig. Eine genauere Untersuchung der Lungen, namentlich alles stärkere Percutiren ist zu unterlassen. Auf die
Lunge derjenigen Seite, von woher man die Blutung vermuthet, legt man eine flache, nicht zu schwere Eisblase.

---

*) l. c. pag. 342.

Die Kälte wird meist gut vertragen. Nur zuweilen erregt sie stärkeren Hustenreiz und muss dann fortgelassen werden. Das Verschlucken kleiner Eisstücke ist ebenfalls zu empfehlen. Von innerlichen Mitteln sind Narcotica (Morphium) am zweckmässigsten, da sie durch Unterdrückung der stärkeren Hustenreize den Stillstand der Blutung begünstigen. Unter den Mitteln, welche blutstillend wirken sollen, ist zunächst das Ergotin zu nennen (stündlich 2—3 Pillen zu 0,05), ferner die Sclerotinsäure (subcutan 2—3 Pravaz'sche Spritzen in 24 Stunden von einer vierprocentigen Lösung) und das Plumbum aceticum (zweistündlich Pulver zu 0,05—0,1), zuweilen mit Morphium verbunden. Der ebenfalls empfohlene Liquour ferri sesquichlorati (2,0 auf 100 Wasser, 1—2 stündlich ein Esslöffel) ist in dieser Form wahrscheinlich ganz unwirksam. Ein Mittel, welches zuweilen von Nutzen zu sein scheint und welches man ausserdem fast immer zur Hand hat, ist das Kochsalz. Man lässt davon einen oder zwei Theelöffel voll mit etwas Wasser nehmen. Die Darreichung von Säuren (Citronenlimonade, Elexir acidum Halleri) ist ebenfalls ein beliebtes Hausmittel bei Lungenblutungen."

„Auch wenn die Blutung aufgehört hat, müssen die Kranken noch längere Zeit hindurch äusserst vorsichtig gehalten werden, da Wiederholungen der Blutung häufig vorkommen."

Eichhorst sagt*): „Ist Haemoptoë eingetreten, so ist die therapeutische Aufgabe zu erfüllen, die Blutung zu stillen. Man bringe den Kranken sofort in das Bett, spreche ihm Muth ein und mache ihn eindringlich aufmerksam darauf,

---

*) l. c. tom. I, pag. 354.

sich jeder körperlichen Bewegung und des Sprechens zu enthalten. Der Arzt nehme von einer eingehenden Untersuchung zunächst Abstand, namentlich sind Percussionserschütterungen geeignet, Haemoptoë zu steigern oder gestillten Bluthusten von Neuem anzufachen. Man darf dies um so eher thun, als die therapeutische Aufgabe bei allen Formen von Haemoptoë dieselbe bleibt.“

„Der Patient darf nur Flüssiges geniessen und Alles nur in abgekühltem Zustande, beispielsweise Eis mit Milch oder Eiswasser. Man lege eine Eisblase auf diejenige Stelle, von woher man die Blutung vermuthet, und lasse kleine Eisstückchen herunterschlucken. Man spritze Morgens und Abends Ergotin unter die Brusthaut (am zweckmässigsten Ergotinum Bombellon, jedesmal eine halbe Pravaz'sche Spritze, die andere Hälfte mit lauem Wasser gefüllt). Sollte starker Hustenreiz bestehen, so gebe man noch ein Narcoticum (Morph. hydroch. 0,005 dreistündlich) oder Opium purum (0,02 zweistündlich). Nur dann, wenn die Blutung so reichlich ist, dass die Bronchialwege verstopft werden und Erstickungsgefahr eintritt, fordere man den Patienten auf, kräftig zu husten und reiche ein Expectorans.“

„Ist kein Mittel zur Hand, und Noth an Mann, so lasse man einen oder mehrere Theelöffel voll Kochsalz hinunterschlucken, welches bei manchen Menschen so regelmässig die Blutung stillt, dass die Hilfe des Arztes nicht in Anspruch genommen wird.“

Beide Kliniker sind also darin einig, keine Untersuchung der Brust, da die therapeutischen Maassnahmen doch bei allen Formen dieselben bleiben.

Anders Driver in Reiboldsgrün und Dettweiler in

Falkenstein. Driver sagt:*) „Die meisten grösseren und kleineren Lungenblutungen entstehen nach meiner Ansicht auf die oben geschilderte Weise durch nervöse Stauung (nämlich dadurch, dass die vorhandene Herzschwäche nicht im Stande ist, die Blutmasse durch die verkleinerte Blutgefässbahn mit hinreichender Kraft zu treiben). Desshalb fühlen viele Lungenkranke selbst Tage lang vorher, dass wieder Bluthusten erfolgen wird (?! B.). Solche Blutungen aus Stauungsursachen**) hören gewöhnlich von selbst auf, wenn eben die Stauung beseitigt ist, und desshalb muss auch bei schon eingetretener Blutung es unsere Sorge sein, der Stauung entgegenzutreten. Meine Verordnung besteht meistens, wenn ich die Blutung als eine aus Stauung entstandene erkannt (woran? B.) und nachdem ich dem Kranken Muth eingesprochen habe, darin, dass ich denselben ein tüchtiges Glas Wein trinken, alsdann langsam bergaufspazieren und langsam tief athmen lasse. Dann hört die Blutung fast momentan auf. Ist dieselbe jedoch stärker (als?? B.) und der Kranke muthlos, dann ist es schon besser, denselben zu Bett zu bringen, Wärmflasche an die Füsse zu geben und nun zum Tiefathemholen aufzufordern. Es giebt gar kein Mittel, welches auf den Blutgehalt der Lunge so regulirend einwirkt, wie tiefe Athemzüge mit Athemanhaltung. Werden dieselben lange und intensiv genug (!! B.) fortgeführt so sind dieselben allein im Stande, Stauungsblutungen zu beseitigen. Zugleich sorgen tiefe Ein- und Ausathmung dafür, dass das in die Luftröhre ergossene Blut prompt nach oben quillt und sofort ausgeworfen wird.“

---

*) Driver, Rathgeber pag. 78.

**) Nämlich allein nach Drivers Ansicht beurtheilt; denn Kennzeichen dafür werden nicht angegeben. B.

D r i v e r hat einen Arzt nur desshalb an Hämoptoë sterben sehen, weil er das vergossene Blut in den Luftröhren zurückzuhalten bestrebt gewesen ist (?? B.).

Dies ist die D r i v e r "sche Behandlung bei Stauungs-Lungenblutungen, die also doch so bedeutend sein können, dass ein Arzt d a r a n, oder nach D r i v e r an der falschen Auffassung sterben kann.

Ausser den Stauungs- oder passiven Blutungen, nennt D r i v e r noch die activen. „Es sind dies jene Blutungen, hervorgerufen dadurch, dass der geschwürige Schwindsuchtsprocess sich auf die durch den leidenden Theil verlaufenden Blutadern mit erstreckt, die Wandungen desselben angefressen hat und dieselben zum Durchbruch bringt, bevor die s. g. reactive Entzündnng Zeit gehabt hat, die lichte Weite des betr. Blutgefässes zur Erstarrung (! B.) zu bringen" etc.

„Hat man die Blutung als eine a c t i v e erkannt, — und das ergiebt sich einmal aus der Natur (! B.) und dem Stadium der Erkrankung, sodann aus der Plötzlichkeit und Massenhaftigkeit des Blutauswurfs ohne alle und jede Vorboten, — so ist unbedingt Ruhe des Körpers erste Pflicht,*) Eisblase aufs Herz und die kranke Stelle (woher ist diese bekannt? B.), Unterdrückung der Brusterschütterung durch Hustenstösse mittelst aller zu Gebot stehenden Mitteln, auch durch Morphiuminjection."

Ausserdem empfiehlt D r i v e r noch Ergotin-Einspritzungen.

D e t t w e i l e r sagt**): Eine Blutung wird erfolgen, ent-

---

*) Welcher Unterschied in der Behandlung, blos fussend darauf, ob D r i v e r die Blutung für eine passive oder active hält! Und beide können tödtlich sein. D e r V e r f a s s e r.

**) l. c. pag. 103.

weder bei Eröffnung kleinerer oder grösserer arterieller Gefässe und zwar, meiner Meinung nach, selten durch Unterdruck, sondern fast immer nur in Folge destructiver Vorgänge, die räumlich ausserordentlich beschränkt sein können; oder aber sie erfolgt durch Stauung und zwar wird diese vorzugsweise im Capillargebiet und den Anfängen der venösen Region zu suchen sein. Schliesslich kann eine Färbung der Sputa durch Diapedesis einzelner rother Blutkörperchen zu Stande kommend gedacht werden. Die mich bei der Behandlung leitenden Gesichtspunkte, die natürlich nur eine Wahrscheinlichkeits-diagnose zulassen, sind kurz folgende: Treten bei völligem Wohlsein Sputa auf, von durchaus homogener Färbung, in Nuance orange-rosa oder bräunlich-roth, ist also der Blutfarb-stoff mehr oder weniger aufgelöst, so ändere ich an dem bisherigen Verhalten der Kranken gar nichts; für mein Theil ignorire ich sie soweit, dass ich die Betreffenden nur vor Excessen jeder Art warne. Ist die Blutfarbe deutlicher ausgesprochen in dem immer noch vermischten, dunkelbraunrothen Sputum, besteht eine gewisse Oppression über die ganze Brust oder nur eine Seite, ein nicht ganz befriedigendes Athembedürfniss ohne Erregung des Herzens, so nehme ich eine grössere Stauung an und verordne Ableitung auf die Haut (trockne Schröpfköpfe, Sinapismen, Priessnitz, starke Frottirungen), lasse selbst die Douche nicht aussetzen. Besonders hülfreich erweist sich gerade bei diesen Zuständen das tiefe Athmen, ein mässiges methodisches Bergsteigen."

„Werden hellrothe Sputa aus mehr oder weniger reinem Blute ausgeworfen, besteht Frequenz, Härte und Gespanntheit des Pulses, so nehme ich auch bei mässigen Quantitäten eine arterielle Blutung an (obgleich es eine solche nicht sein muss) und instituire ein sehr vorsichtiges Verfahren, da man hier am wenigsten (?? B.) weiss, welchen Umfang der Blutaustritt nehmen kann. Je nach dem Grade der Erscheinung wende ich dann, ausser absoluter Ruhe, den ganzen, leider so oft im Stiche lassenden gebräuchlichen Apparat an: Atropin, Ergotin, Blei. Eis, Beruhigung der Herzthätigkeit, kühle, blande Diät u. s. w. Als das beste Hämostaticum erweist sich in vielen Fällen das Morphium. Seiner Verwendung hat aber eine sehr sorgsame Erwägung der Umstände vorauszugehen, ebenso der Verordnung, ob der Hustenreiz zu unterdrücken oder demselben freier Lauf zu lassen ist."

„Ich muss gestehen, dass ich bei stärkeren Blutungen oft einige Zeit recht im Zweifel bin über diesen Punkt. Ist die Ergiessung eine noch mässige, gerinnt das Blut rasch und finde ich bei der Auscultation (!! B.) nur unter einer beschränkten Stelle dünnflüssiges Rasseln, so gebe ich dreist Morphium und lasse den Hustenreiz durch Willenskraft, Eispillen, Eismilch und Eiswasser unterdrücken, in der Absicht, gewissermaassen einen kleinen Bronchialtrombus zu erzielen, dessen Expectoration doch später zu erwarten ist. Fliesst aber das dünne Blut augenscheinlich zurück, ist Aspiration nach anderen Regionen durch verbreitetes Knistern und feines Rasseln zu constatiren, besteht eine stärkere Spannung in der Brust, so fordere ich unbedingt zum Husten auf und gebe kein Morphium. Denn wenn auch das zurückfliessende Blut viel seltener eine Art Fremdkörper-Pneumonie veranlasst als Viele annehmen, so haben doch verschiedene Beobachtungen mich von der Möglichkeit dieses Vorganges überzeugt. Eine nachfolgende Verdichtung in einem ganz andern, seither gesunden Lappen, mit hohem Fieber, ist bei Ausschluss anderer

Wahrscheinlichkeit kaum anders (??! Dr. B.) zu deuten, namentlich wenn die eigentliche Quelle der Blutung gleich im Anfange festgestellt und der weitere Vorgang auscultatorisch verfolgt werden konnte. Dem instinctiven Bestreben mancher fassungslosen Kranken, das Blut gewaltsam zurückzuhalten, habe ich mehrmals völlige Suffocation folgen sehen. Ich habe bei Zweien, die bereits blau und pulslos geworden, durch rücksichtsloses Eingehen mit den Fingern bis tief in den Schlund und Kehlkopf lange Würste geronnenen Blutes entleeren sehen. Der Eine starb zwar wenige Wochen später, der Andere aber, der unbedingt dem Tode verfallen schien, lebte noch 4 Jahre."

Abweichung also in der Therapie der Lungenblutung sowohl zwischen Driver und Dettweiler — Ersterer giebt bei Stauungs-Blutungen sogar Wein und die Blutung steht — als auch zwischen beiden und den genannten Klinikern, die namentlich vor der Untersuchung der Brust warnen, da bei jeder Lungenblutung die Behandlung dieselbe ist.

Ich selbst theile die Ansicht der beiden Kliniker. Die Untersuchung der Brust ist durchaus zu unterlassen, bei profusen Blutungen ist sie überdies gar nicht möglich. Die eigentliche Quelle der Blutung festzustellen, halte ich für eine Redensart, mit der man sich selbt getäuscht hat, oder mit der man die weniger bewanderten Leser täuschen will. Der Beweis dafür, dass man die eigentliche Quelle der Blutung durch Auscultation gefunden hat, könnte doch nur durch die Section geliefert werden; und ist die Blutung so stark, dass Patient daran stirbt, so hat der untersuchungslustige Arzt wohl nicht die Möglichkeit gehabt, zu auscultiren und zu hören „dass das Blut augenscheinlich zurückfliesst." Den

Beweis für meine Behauptung führe ich damit: Eine Dame, in deren Lungenspitzen kleine Cavernen waren, erlitt eine sehr profuse Lungenblutung; diese kam zum Stehen. Die Dame starb zwei Tage nach der Haemorrhagie, und in der Leiche konnten wir die eigentliche Stelle der Blutung nicht mehr feststellen. Was die Section nach zwei Tagen nicht zeigt, würde die Auscultation gewiss nicht ergeben haben.

Die Thatsache, dass nach der Blutung Verdichtung eines vorher gesunden Lappens mit Fieber beobachtet wird, beweist gar nichts dafür, dass diese Verdichtung durch das Blut entstanden ist. Koch betrachtet z. B. die tuberculöse Infiltration als die Folge einer „unglücklichen Störung der Respirationsbewegungen", also sogar ohne vorhergegangene Haemoptoë.

Ja ich gestehe offen, mir ist es unklar, wann der Arzt auscultiren soll, um das Zurückfliessen des dünnen Blutes zu hören." Man vergegenwärtige sich die Situation: der Arzt wird gerufen, weil ein Patient Lungenblutung hat. Er findet dann eins von den beiden folgenden Bildern: Bei dem einen liegt Patient und wirft kleinere oder grössere Mengen von reinem hellrothem Blut in kleineren oder grösseren Pausen aus, in diesem Falle mache ich eine Morphium-Injection und verordne Eisbeutel auf das Herz, um eine Beruhigung desselben zu erzielen, und event. auch noch einen Eisbeutel auf die mir wahrscheinliche Stelle der Blutung. Patient muss möglichst ruhig sich verhalten. Bei dem anderen Bilde sitzt der Patient und aus dem Munde, häufig auch noch aus der Nase, kommt das Blut herausgequollen, ununterbrochen oder in sehr kurzen Zwischenräumen, in der Brust kocht es. Dies sind die Fälle, in denen der Arzt event. zum Husten auffordern muss, energisch zu husten, damit das in den Bronchien gebliebene Blut nicht Erstickungsanfälle bedingt, und zwar sobald er die ersten Anfänge von Cyanose merkt. Oft muss er auch mit dem Finger tief in den Kehlkopf eingehen, um die Blutgerinnsel daraus mechanisch zu entfernen. Manchmal tritt damit sofort Erleichterung auf, wenn nämlich die Gefahr bedingt war durch diese Verstopfung des Kehlkopfes, in den Bronchien aber nur noch wenig Blut sich findet.

Ich erinnere mich namentlich eines Falles, wo Patient fast schon todt war, durch Entfernung bedeutender Blutgerinnsel aus dem Kehlkopfe wieder zu sich kam und — vollständig genas. Seitdem sind 14 Jahre verflossen und mein ehemaliger Patient hat als Staatsanwalt stundenlange Reden gehalten, und ist jetzt Richter. In der rechten Lungenspitze sind noch deutliche Erscheinungen geheilter Cavernen nachzuweisen, auch besteht noch etwas Auswurf, aber darin sind nie — Bacillen gefunden worden.

Nicht immer jedoch ist mit Entfernung der Blutgerinnsel die immanente Gefahr beseitigt, das Blut kocht weiter in der Brust, es fehlt die Kraft es auszuwerfen und die Athemnoth steigt: in solchen verzweifelten Fällen verordne ich selbst Champagner. Er ist mit seinem Alkohol- und Kohlensäure-Gehalt ein ganz vortreffliches excitirendes Expectorans. In vielen Fällen kann Patient darnach kräftig aushusten und — die momentane Gefahr ist beseitigt. Tödtliche Lungenblutungen habe ich im Ganzen 16 in meiner Anstalt, bei 14 000 Lungenkranken, beobachtet.

Steht die Blutung so weit, dass Patient wieder liegen kann, so ist die Behandlung dieselbe wie oben: Morphium, Eisbeutel, Ruhe und als Diät Milch.

Was die Eisbeutel betrifft, so halte ich nur die aus Pflanzenpergament hergestellten für brauchbar, nicht aber die so gebräuchlichen aus Guttapercha. Nur die aus Pflanzenpergament verfertigten liegen flach auf der Brust und bleiben so liegen ohne jede Befestigung, mit ihnen kann der Patient auch einschlafen, der Eisbeutel bleibt liegen. Von den aus Guttapercha gemachten kann man das nicht sagen: das sich in demselben vermehrende Wasser nimmt selbstverständlich den tiefsten Stand ein und zieht den Beutel nach unten, so dass er, namentlich im Schlafe, mehr auf dem Abdomen als auf der Brust resp. dem Herzen liegt.

Wo daher in dieser Schrift von Eisbeuteln die Rede ist, so sind immer nur die aus Pflanzenpergament gemachten gemeint.

Was die Diät betrifft, so besteht diese in meiner Anstalt bei Lungenblutungen nur aus Milch; denn es kommt darauf an, den Patienten reizlos, aber doch reichlich zu ernähren. Desshalb ordinire ich, um auch den Magen nie zu überladen, jede Viertelstunde $\frac{1}{16}$ Liter Milch, so dass bei genauer Befolgung dieser Verordnung der Patient etwas mehr als 3 Liter Milch trinkt. Manche, bei denen die Blutung täglich in geringerer Menge sich durch lange Zeit hinzieht, bringen es auch auf 5 Liter ohne jede Beschwerde. Damit verhüte ich trotz eventuell bedeutendem Blutverluste meistens jede Abmagerung, oft sogar erziele ich noch eine Körperzunahme.

Von Eismilch bin ich kein Freund. Sie widersteht den meisten Kranken und — erzeugt leicht Magencatarrh, den ich nach einer Blutung sehr fürchte.

Von Medicamenten verordne ich nur Ergotin als Injection bei etwas grösseren Blutungen; bei kleineren aber, durch Tage und Wochen sich hinziehenden Blutungen lasse ich es innerlich nehmen, besser noch Ext. Hydrastis canadensis. Liquor ferri sesquichl. innerlich zu geben, verträgt sich mit dem physiologischen Wissen wohl nicht. Denn in die Blutbahn aufgenommen, um endlich so an die blutende Stelle der Lunge zu gelangen, würde es sofort an der Eintrittsstelle das Blut zum Gerinnen bringen, Tromben bilden und die bedenklichsten Krankheitszustände erzeugen. Glücklicher Weise corrigirt die Natur diese Fehler gegen das physiologische Wissen; der liquor ferri sesquichlorati wird einfach mit dem Stuhlgang ausgeschieden. Freilich erzeugt er dann in den meisten Fällen Stuhlverstopfung, ein Symptom, das nicht zu vernachlässigen ist, obgleich keiner von den Autoren erwähnt, dass bei Lungenblutungen selbst, sowie während der Behandlung derselben auf Regulirung des Stuhlgangs zu halten und Verstopfung zu beseitigen ist. Desshalb ordinire ich auch nie das Plumbum aceticum, weil dies Obstruction erzeugt. In den ersten Tagen nach einer profusen Lungenblutung kann man eine Stuhlverstopfung anstehen lassen, nachher aber muss man unbedingt für leichten Stuhlgang sorgen, so dass der Patient selbst dabei nicht drängen darf. Zu dem Zwecke ist nichts so gut, als die von Traube eingeführten s. g. kleinen Klystiren. Ich lasse zu dem Zwecke ein kleines, d. h. ein halbes Klystir von warmem Wasser (32—34° R,) geben; dieses muss der Patient bei sich behalten, erst nach einer Stunde lasse ich ein volles Klystir folgen, damit leichter Stuhl ohne jede Anstrengung erfolgt. Jedes Pressen wird dem Patienten ausdrücklich untersagt, da dieses die Veranlassung zu neuer Blutung werden könnte.

Tritt nach der Blutung Fieber ein, so ist dieses so zu behandeln, wie überhaupt das Fieber bei Phthisis behandelt werden soll.

Das Fieber ist ein so häufig bei Phthisis vorkommender Begleiter, dass selten ein Lungenkranker, der eine Heilanstalt besucht, noch kein Fieber gehabt hat. Tritt es doch im Anfange der Krankheit, im Verlaufe der Lungenschwindsucht und gegen Ende derselben auf. Es ist desshalb nothwendig, der Behandlung des Fiebers eine besondere Besprechung zu widmen; hängt doch von der erfolgreichen Behandlung häufig der Ausgang der Phthise ab.

In Erörterung über das Wesen des Fiebers werde ich mich nicht einlassen, ebenso wenig über die Ursache desselben bei Phthise. Es ist so leicht, von „Resorptions-Fieber" oder vom septischen Fieber zu sprechen, da Eiterabsonderung besteht, aber bewiesen ist diese Auffassung nicht. Ich werde weiter unten klinische Thatsachen nennen, aus denen man schliessen kann, dass das Auftreten und die Form des hectischen Fiebers mindestens auch von anderen Ursachen abhängt, als von der angenommenen Eiter-Resorption.

Jedenfalls muss jetzt vorher die Frage erörtert werden, ob das Fieber überhaupt behandelt werden soll, ob man nicht vielmehr mit jeder Behandlung desselben mehr schadet als nützt. Schon R. v. Mayr, der bekanntlich zuerst das Prinzip von der Erhaltung der Kräfte aufgestellt hat, hatte die Behauptung ausgesprochen, dass das Fieber nicht schädlich, vielmehr nothwendig sei zur Heilung der Krankheit, eine Behauptung, die erst in neuester Zeit wieder Unverricht verficht. Danach soll gerade das Fieber nothwendig sein, um die Infectionskrankheiten zu heilen resp. die Folgen der durch die verschiedenen Bacillen gesetzten Ptomaïne aufzuheben.

Unterstützung fand diese Ansicht in neuester Zeit durch eine Arbeit, die Dochmann auf dem III. Congress russischer

Aerzte vorgetragen hat.*) Derselbe vergiftete Katzen mit Curare, setzte sie in den Warmkasten und unterwarf sie einer künstlichen Temperatursteigerung. Diese erholten sich sehr rasch von der Vergiftung, während das bei Controlthieren, die sich in gewöhnlicher Temperatur befanden, nicht der Fall war. Dochmann hält bei der nahen toxicologischen Verwandtschaft des Curare mit verschiedenen Ptomaïnen die Bedeutung dieser Experimente für die in Rede stehende Frage nicht für unwichtig, besonders da er ähnliche Resultate bei Thieren erhielt, denen faulende Substanzen injicirt worden waren.

Gegen die allgemeine Gültigkeit dieser Anschauung spricht entschieden die klinische Erfahrung. Wir wissen nicht nur, dass in den Hühnern bei 42° Eigenwärme der Tuberkelbacillus sehr gut gedeiht, sondern auch, dass der Lungenkranke um so sicherer zu Grunde geht, je höher das Fieber ist.

Die Hitze wirkt doch nicht blos auf den Bacillus, sondern auf alle Organe und bedingt dort die fürs Leben ungünstigen Veränderungen. Diese Veränderungen werden um so stärker werden, je länger die hohen Fiebertemperaturen andauern. Desshalb muss wohl nach wie vor die Bekämpfung des Fiebers ein Cardinalpunkt der Therapie der Phthise bleiben.

Wie erkennt man das Fieber?

Bevor ich jedoch über die Behandlung des Fiebers spreche, muss ich auffallender Weise noch die Frage erörtern, wie man das Fieber erkennt und wie man die Höhe der Temperatur misst.

Die gewöhnliche Antwort auf die erste Frage lautet dahin: Der Arzt constatirt das Fieber entweder aus der Beschaffenheit des Pulses — und daraus haben die älteren Aerzte

---

*) St. Petersburger medic. Wochenschrift 1889, pag, 19.

früher ausschliesslich das Fieber diagnosticirt, ehe die Thermometrie existirte — oder mit Hilfe des Thermometers. Dettweiler dagegen sagt*): „Wem es nicht gestattet ist, seinen Kranken, einerlei welchen Geschlechts (! Dr. B.), mit der Hand unter die Halskrause, auf Brust und Rückenfläche zu fahren, der sollte in vielen Fällen sich nicht erdreisten, zu entscheiden, ob Fieber vorhanden oder nicht."

Mich wunderts nur, wie Dettweiler so etwas behaupten kann, nachdem er unmittelbar vorher gesagt hat: „Oft findet man, namentlich zur Nachtzeit, eine glühende Haut, Unruhe und stürmisches Herz bei Temperaturen von 37—37,3, während man ein andermal bei kühlen, blutleeren Hautdecken der zugänglichen Theile durch Ziffern über 39,0 überrascht wird."

Wenn aber, wie Dettweiler sehr richtig bemerkt, das Gefühl der Hand durchaus nicht genügt, um die Frage, ob fieberhaft oder fieberlos, zu entscheiden, so ist es unfasslich, warum es dann dem Arzt gestattet sein muss, z. B. einem jungen Mädchen unter die Halskrause auf Brust und Rückenfläche zu fahren, um zu entscheiden, ob Fieber vorhanden ist oder nicht. Fühlen mit der Hand entscheidet ja darüber nicht!!

Mir ist diese Logik unfassbar. Möglich, dass ich damit allein stehe, denn die Kritiker der Dettweiler'schen Schrift haben nur Lob gehabt, also auch über diese Behauptung kein Wort der Entrüstung. Möglich freilich auch, dass die medicinische Kritik weniger auf dem Inhalte der Schrift basirt als auf Sympathie oder Antipathie gegen den Autor. Jedenfalls halte ich mich für berechtigt, zu erklären, dass diese Unter-

---

*) Dettweiler, l. c. pag. 88.

suchungs-Methode aus meiner Anstalt nicht stammt, dass vielmehr die Beschaffenheit des Pulses oder die Thermometrie ausschliesslich Aufschluss über das Fieber giebt, und dass jede
andere Manipulation am Patienten überflüssig und ungehörig ist.

Trotzdem erklärt Dettweiler aber noch, dass „man
leider das Thermometer nicht entbehren kann“ und „dass er
sich ganz ausser Stand fühlt, ohne Führung des Thermometers
rationell zu handeln.“

Wird durch diese Sätze das Fühlen auf Rücken- und
Brustflächen der Patienten, einerlei welchen Geschlechts, total
unbegreiflich, so muss es als selbstverständlich erscheinen, da
Dettweiler sich ohne Führung des Thermometers ganz ausser
Stande fühlt, rationell zu handeln, dass die Thermometrie von
ihm ausserordentlich exact gehandhabt wird. Jeder Fehler
im Messen muss ja die Führung beeinträchtigen.

Wie misst nun Dettweiler die Temperatur seiner
fiebernden Patienten? Jedenfalls im Anus, denn diese Methode
giebt die exactesten Resultate. Nein, Dettweiler sagt:
„Der Bequemlichkeit halber lasse ich die Temperatur unter
der Zunge bei geschlossenem Munde messen und lasse durch
einen kleinen Handspiegel die Ziffer ablesen. Es genügen, da
man ja nur das annähernde relative (?) Verhältniss zu wissen
nöthig hat, 7 Minuten vollständig. Die gewöhnlichen, billigen
Maximalthermometer habe ich beinahe vollständig verlassen,
sie werden bald sehr unsicher, indem die Quecksilbersäulen
sich vereinigen oder das Stäbchen sich in mehrere Theile
spaltet.“

Dettweiler, der sich ausser Stande fühlt, ohne Führung
des Thermometers rationell zu handeln, wählt also eine Methode,
welche die denkbar unzuverlässigsten Resultate giebt,

welche demnach zur Prüfung eines rationellen Handelns absolut untauglich ist.

Und die Kritik? Sie lobt! Und doch ist alles fehlerhaft, was Dettweiler über seine Methode der Thermometrie
angiebt.

Die erste Fehlerquelle besteht in der Methode des Ab-
lesens. Das Thermometer wird richtig abgelesen, indem man
den obersten Rand der Quecksilbersäule in gleiches Niveau
mit den Augen, also in die Sehebene bringt. Geschieht dies
nicht, so liest man falsch ab. Bei Thermometer, deren Kugel
im Munde liegt, ist das aber unmöglich, die Ablesung mit
dem Handspiegel giebt also mit Nothwendigkeit falsche
Zahlen.

Die zweite Fehlerquelle ist die Methode selbst: der Bequemlichkeit halber im Munde unter der Zunge zu messen.
Kein Lehrbuch docirt dies, kein Kliniker duldet es bei den
Studenten. „Im Munde liefert das Thermometer schwankende
und wenig genaue Resultate wegen der beständigen, durch die
Nasenhöhle stattfindenden Luftzüge, selbst wenn der Behälter
des Instrumentes unter der Zunge liegt und die Lippen fest
um den Stab des Thermometers gelegt werden." *)

Dass Dettweiler der „Bequemlichkeit halber" diese
verwerfliche Methode anwendet, ist um so unbegreiflicher, als
er mein Assistent noch zu der Zeit war, als ich meine Bei-
träge zur Lehre von der chronischen Lungenschwindsucht (1876)
veröffentlichte, und in diesen, Rohden gegenüber, nachwies,
dass er zu den wunderlichsten Anschauungen gekommen ist,
weil er Sortets Beobachtungen benutzte, der seine Tempe-

---

*) Alvarenga, Grundzüge der klinischen Thermometrie, pag. 39.

raturen bei Besteigung des Mont-Blanc im Munde mit dem Thermometer unter der Zunge gemessen hatte und die entgegengesetzte Forels u. a. ignorirte. Damals schon hatte Forel nachgewiesen, dass diese Methode ganz unzuverlässig ist.

Und diese Fehlerquellen bilden den Führer Dettweiler's für sein rationelles Handeln, das danach der wissenschaftlichen Schärfe entbehren muss, um daraus event. beweisen zu wollen, dass dies und jenes Heilmittel das Fieber um einige Zehntel vermindert.

In welchem Zweige der Naturwissenschaften wäre eine solche Methode möglich? Und doch zählt sich die Medicin gern zu den Naturwissenschaften, aber — in der Phthisistherapie ist ungestraft Alles möglich, ja, der Assistent Dettweiler's, Meissen, führt die Vertheidigung sogar in einem medicinischen Journal.*) Er bestreitet ganz einfach die Richtigkeit der Angaben von Alvarenga, Forel etc.; und obschon ich gesagt habe, dass dann diese Thermometerangaben „der wissenschaftlichen Schärfe entbehren müssen, um daraus beweisen zu wollen, dass dies und jenes Heilmittel das Fieber um einige Zehntel vermindert," so behauptet Meissen doch, „dass ich jedenfalls zugeben werde, dass die Behandlung des phthisischen Fiebers nicht von einer aufs Zehntel genauen Bestimmung abhängig ist."

Solche Oberflächlichkeit ist eben nur in der Phthisistherapie möglich. Mir kommt es bei Behandlung des Fiebers der Phthisiker sehr aufs Zehntel an. Das Mittel, das Verfahren, welches nach einiger Anwendung das Fieber um ein oder einige Zehntel vermindert, hat in der Behandlung für mich mehr Werth

*) Deutsche Medicinal-Zeitung 1887, pag. 382.

als die Mittel, welche die Temperatur um einen Grad oder mehr
herabdrücken. Beim Fallen des Fiebers um ein oder einige
Zehntel ist anzunehmen, dass das betr. Verfahren oder das
Mittel auf den Krankheitsprocess selbst günstig einwirkt; beim
Fallen der Temperatur durch Antipyretica um einen Grad und
mehr denke ich immer an den Vogel Strauss, der bei Gefahr
den Kopf versteckt und sich nun einbildet, die Gefahr besteht
nicht mehr, weil er sie nicht sieht.

Zuverlässige, beweisende Angaben des Thermometers sind
also unbedingt nöthig, und man erhält sie nur durch Messungen im Anus oder in der Achselhöhle mit guten, theuren
Maximalthermometern, die in richtiger Weise, also in gleicher
Höhe mit der Schebene abgelesen werden müssen. Diese Daten
allein können dann für die Therapie Nutzen leisten, da sie angeben, ob und in wie weit irgend ein Agens die Temperatur
erniedrigt oder nicht.

Nach dieser, zu meinem Bedauern aber nothwendigen Ab-
schweifung, kehren wir zu unserem Thema, der Behandlung
des Fiebers bei Phthise, zurück.

Eichhorst*) giebt nur die kurze Notiz „Gegen Fieber-
erscheinungen erweist sich Antipyrin am sichersten (4,0 in 50,0
Wasser als Clysma)." Wir können diese Vorschrift eben so
kurz als höchst gefährlich bezeichnen, so dass sie unter allen
Umständen vermieden werden muss. Denn selbst bei Fiebertemperaturen von 40 und mehr erzeugen 4,0 Antipyrin sehr
gefährliche Collaps-Erscheinungen.

Als das Antipyrin aufkam und 4,0 in den Journalen als
sehr ungefährlich geschildert wurde, gab ich bei 40,5° diese

Behandlung des
Fiebers nach
Eichhorst und
Strümpell.

---

*) Eichhorst, l. c. tom. IV, pag. 487.

Dose und — eine halbe Stunde hatte Patient 35,0. Nur mit grosser Mühe gelang es, die Folgen dieser Gabe zu beseitigen. In Lehrbücher sollten solche gefährlichen Angaben nicht übergehen.

Strümpell lehrt*): „Das hectische Fieber zeichnet sich durch seine grosse Renitenz gegenüber den antipyretischen Mitteln aus. Meist ist es vollständig nutzlos, dasselbe mit grossen Dosen Chinin oder mit salicilsaurem Natron bekämpfen zu wollen. Auch Antipyrin hilft nur vorübergehend. In hohem Grade empfehlenswerth sind aber kalte Abreibungen des ganzen Körpers zur Zeit der Fiebersteigerungen. Die Abreibungen werden fast immer vertragen und gewähren den Kranken eine sichtliche Erfrischung und Erleichterung.“

Damit ist die Therapie des Fiebers bei Strümpell erledigt, der also über die Wirkung des Antipyrin mit Eichhorst nicht einverstanden ist.

Nach Driver. Driver unterscheidet drei Arten von Fieber bei Schwindsüchtigen **): 1) Das Anfangsfieber, womit oft die Krankheit oder ein frischer Nachschub derselben einsetzt. Dasselbe pflegt Anfangs sehr hoch zu sein, bis zu 40,5 ⁰ C. und darüber, Morgens bedeutend nachzulassen ***) und nach einigen Tagen oder Wochen ganz zu verschwinden, bis nach mehr oder weniger langer Zeit eine lobuläre Lungenverschoppung, eine leichte Rippenfellentzündung oder ein Luftröhrencatarrh den fieberhaften Process wieder anfacht.“

---

*) Strümpell, l. c. tom. I, pag. 349.
**) Driver, l. c. pag. 64.
***) Diesen Typus nennt Eichhorst grade das hectische Fieber. l. c. tom. IV, pag. 457.

„Solche Kranken müssen sich (pag. 67) sofort bei weit offenem Fenster ins Bett legen und zum Arzt schicken. Bis zu dessen Ankunft mögen sie Eisblase, auch oft gewechselte nasse Tücher aufs Herz oder die schmerzende Brustseite, auch auf den Kopf legen, ein leichtes Abführmittel (Tamarinde, Bitterwasser) nehmen und Limonade trinken. Nasse, kalte Umschläge, Nachts ein Priessnitzer Umschlag, ein leichtes Abführmittel und grösste Sorge für reine Zimmerluft genügen gewöhnlich, um in einigen Tagen den Process zu mildern." (Glücklicher Mediciner!! B.).

„Das Fieber ist weiterhin selten übermässig (? B.) hoch und daher von keinem Belang (?? B.) und meistens ist es nicht nöthig, etwas dagegen zu thun, höchstens wird der Arzt geringe Dosen Antipyrin (früh Morgens zu nehmen) verordnen etc. etc."

2) „Das begleitende Fieber, welches manchmal im Nachmittag auftritt, zuweilen aber auch schon Morgens, wenn auch schwächer vorhanden ist, immer aber bei weitem weniger hochgradig ist, als das Anfangsfieber und meist 39,0° nicht erreicht, pflegt oft Monate lang anzuhalten."

„Das Fieber ist allerdings (pag. 70) meist, wenn auch nicht hochgradiger, so doch nicht gerade harmloser (!! B.) Natur. Medicamente nützen gegen diese 2. Art von Fieber nur momentan. Der Arzt ist im Stande, damit das Fieber völlig und ohne Nachtheil zu unterdrücken (ausser Driver hat wohl kein Arzt diese Zauberkraft der Medicamente kennen gelernt, desshalb glaube ich es auch nicht dem Dr. Driv[er); aber sobald er das Medicament aussetzt, ist das Fieber wieder da in seiner früheren Höhe. Gegen die Krankheit selbst hat man alsdann nichts ausgerichtet. In einigen seltenen Fällen

hat es mir und anderen Aerzten geschieuen, als ob der langdauernde Gebrauch von schwachen Gaben Creosot auf diese
Art von Schwindsuchtsfieber durch Besserung der localen Erscheinungen eingewirkt hätte. Sicher kann ein Versuch nicht
schaden, um so weniger als Creosot vielfach den Appetit verbessert. Nur ist es gerade nicht angenehm zu nehmen. Haupt-
mittel in allen diesen Fällen ist die andauernde Einathmung,
auch im Winter, der reinen Waldgebirgsluft bei Tag und
Nacht, Tags im Walde, Nachts im Bette bei offenem Fenster.“

Die Eingrenzung des Krankheitsherdes will Driver durch
wiederholte Stichelungen auf Handtellergrösse mit dem Pacque-
lin'schen Glühbrenner erzielt haben.

Die dritte Art des Fiebers ist sehr ernster und schwerer
Natur. „Auf ein morgendliches Stadium von sehr niedriger —
unternormaler — Körpertemperatur folgt ein ziemlich schnelles
Ansteigen derselben mit Schüttelfrost. Den Körper überzieht
eine Gänsehaut, ein kalter Frostschauer nach dem andern läuft
den Rücken herunter und durchschauert den ganzen Körper.
Dieser höchst eigenthümliche Zustand dauert in verschiedener
Stärke $\frac{1}{2}$ bis mehrere Stunden, allmälig röthet sich das Ge-
sicht, die Haut füllt sich mit Blut, die Gänsehaut und die
Frostschauer verschwinden, das Fieber aber steigt bis in die
höchsten Grade und endet gewöhnlich erst Nachts in einem
Ausbruche kalten Schweisses, um nach kurzer Zeit seinen eben
geschilderten Lauf auf's Neue zu beginnen. Ein jammervoller
Zustand, welcher offenbar nur herrührt von dem Uebertritt
pyogener Massen ins Blut. Eiterfieber in Folge von Auf-
saugung von Schmelzungsproducten der Lunge in die Blutbahn.
Wenn der Schmelzungsprocess sein Ende gefunden und der
Kranke leidlich bei Kräften geblieben ist, so gelingt es einzeln,

die Krankheit dennoch in den chronischen Verlauf überzuleiten und den armen Dulder schliesslich der relativen Heilung entgegenzuführen."

Dagegen verordnet D r i v e r : „Schon vor Beginn des Frostes muss der Kranke das Bett aufsuchen, sich recht warm zustopfen, heissen Thee oder Grog trinken und eine Wärmeflasche an die Füsse legen. Dadurch gelingt es nicht selten, das Froststadium abzukürzen. Während der nachfolgenden Zeit soll der Kranke den ganzen Tag, je nach der Witterung, gut eingepackt in bequemer Lage (Fahrstuhl) im Freien an geschützten Orten zubringen. Der traurige Zustand hört auch nicht eher auf, als bis der eitrige Schmelzungsprocess in der Lunge zu Ende ist. Man muss sich daher angelegen sein lassen, diesen derart zu befördern, dass das flüssige Product desselben durch Husten flott ausgeworfen werde, was am besten durch Kreuzbinde, welche Tag und Nacht oft gewechselt wird, oder durch warme Breiumschläge geschieht. Auch in diesem Eiterfieberzustand thut der Gebrauch von Creosot manchmal gute Dienste, doch kann man nicht unbedingt voraussagen, ob der Gebrauch desselben von Nutzen sein wird oder nicht. Auch hier heisst es: probiren."

„Die eigentlichen Fiebermittel: Chinin, Antipyrin u. s. w. leisten in dem Eiterfieber gar keine Dienste; in geringen Dosen nützen sie nichts, in grossen aber setzen sie zwar das Fieber für kürzere Zeit herunter, schaden aber dagegen in anderer Beziehung um so mehr."

„Dagegen sind ziemlich hohe Dosen Alkohol in Form von Cognac, heissem oder kaltem Grog, schwerer Weine im Eiterfieber von ausgesprochenem Nutzen und selten schädlich."

Nach
Dettweiler.

Dettweiler will bei der fieberhaften Phthise lieber auf Salicyl, Chinin und Antipyrin verzichten, als auf guten Wein und Cognac. „Ueber die zu verabreichende Menge des Mittels lässt sich Allgemeines nicht sagen, sie richtet sich nach dem Einzelfalle, nach der Wirkung. Erhitzung lasse ich nicht aufkommen (? Dr. B.), dieselbe tritt oft mit starker Athemnoth bei gleichzeitigem Gebrauch von Chloral auf, eines der beiden Mittel muss dann unbedingt ausgesetzt werden." *)

„Im Ganzen gilt als Regel: wenig, oft und stark."

„Von den fieberwidrigen Arzneimitteln geben wir, je nachdem eine rasche oder mehr nachhaltige Wirkung erzielt werden soll, Natr. salic. (1,0) oder Chinin mur. mit Acid. salicyl. ana 0,3 oder Chin. muriat. 0,3 mit Acid. tart. 0,2 mehrmals täglich. Das Kairin haben wir seiner unangenehmen Nebenwirkungen und seiner geringen Nachhaltigkeit wegen ganz verlassen. Dagegen wirkt das Antipyrin rasch und sicher; als zuweilen lästige Nebenwirkung ist nur (? B.) eine reichlichere Schweissbildung zu bezeichnen. Man thut gut mit 1,0 anzufangen und dann je nach dem Ergebniss der Messung (im Munde!) mit 0,25—0,5 fortzufahren."

„Wichtiger aber als alle arzneilichen Versuche ist die absolute Ruhe des fiebernden Kranken in freier, reiner Luft."

„Mässige Bedeckung, kühle, selbst kalte Luft, kalte Abwaschungen, Umschläge und besonders Eisbeutel bilden auch bei uns wie anderwärts das Material. Bezüglich des Eisbeutels, der, wie experimentell festgestellt ist, eine energische Abkühlung der unterliegenden Organe bis in bedeutende Tiefe ermöglicht, muss man sich das Stadium der localen Erkrankung wohl ver-

---

*) Dettweiler, l. c. pag. 80.

gegenwärtigen. Die Kälte kann bei einem der Verkäsung verfallenen Gefässe unmöglich mehr nützen, da sie die so wünschenswerthe Blutzufuhr noch mehr beeinträchtigen muss. Zudem ist nachgewiesen (v. Aurep und Peters), dass über vollständig infiltrirten Stellen und über oberflächlich gelegenen Cavernen die Temperatur niedriger ist, als an allen anderen Punkten.*) Der häufige Lagerwechsel des Eisbeutels auf der Brust, den Seiten und selbst auf dem Kopfe bewirkt wenigstens neben der Wärmeentziehung ein wohlthuendes Gefühl für den Kranken und ermöglicht oft den so sehnsüchtig gesuchten Schlaf."**)

„Der typische Frost, der sich bis zum ausgebildeten Schüttelfrost steigern kann, und am häufigsten zwischen 8 und 10 Uhr auftritt (? Dr. B.), ist meiner Ansicht nach eine rein septische Erscheinung. Er begleitet nur stärkere Schmelzungsprocesse, freilich oft in larvirter Form leichten Fröstelns, blauer Nägel, abgestorbener Finger. Die betreffenden Kranken bleiben entweder bis zum Eintritte der Hitze zu Bette, oder werden spätestens eine Stunde vor dem zu erwartenden Eintritte des Frostes unter rascher Einverleibung eines Glases heissen Grogs, Glühweins, heisser Limonade oder Milch in Decken tüchtig eingepackt, bis völlige Erwärmung eingetreten ist. Bei gutem Wetter kann man sie mit Vortheil der Sonne, mit Ausnahme des Kopfes, exponiren."

„Ich glaube mit Bestimmtheit beobachtet zu haben, dass

---

*) Andere bestreiten diese Behauptung. Peters und Vidal geben an, dass oberhalb der filtrirten Stellen und Cavernen die Haut-Temperatur erhöht ist, ja! man soll mit dem Thermometer sogar den erkrankten Bezirk bestimmen können. Eigene Erfahrung haben keine Bestätigung dieser Angaben ergeben, sagt Eichhorst, tom. IV, pag. 457.

**) Dettweiler, l. c. pag. 85.

die Höhe der nachfolgenden Hitze meist proportional ist der Stärke des Frostes, — ein Abschwächen oder Coupiren desselben ist sicher von Vortheil. Unrichtig ist es, dem Kranken während des Frostes warme Getränke zu geben. Erbrechen ist dann bei dem schon bestehenden grossen Unbehagen häufig, wahrscheinlich in Folge des bis in die Tiefe gehenden tetanischen Krampfes aller kleinen Gefässe und der dadurch gestörten Resorption (und wie ist da Eiter-Resorption denkbar? B.)."

So viel über die Fieberbehandlung Dettweiler's.

Wie verschieden ist die Behandlung durch die Dirigenten der Anstalten, die mit Vorliebe auch Lungenkranke aufnehmen, und durch die Kliniker, welche einen Unterschied in der Behandlung nicht kennen, ob Frost mit nachfolgender Hitze oder nur das Hitzestadium das Fieber kennzeichnet. Und doch ist es unbedingt nothwendig, diesen Unterschied zu machen. Namentlich würden die von Strümpell empfohlenen kalten Abreibungen des ganzen Körpers zur Zeit der Fiebersteigungen für den Patienten sehr verhängnissvoll sein, wenn sie während oder kurz vor Beginn des Froststadiums gemacht würden, obschon vor und beim Froststadium eine Temperatursteigerung unzweifelhaft besteht. Wir haben schon oben einen Fall citirt, in welchem der Dirigent einer Heilanstalt, der laut Inserat nach den neuesten klinischen Vorschriften behandelt, dies gethan und — das Fieber gesteigert hat!

Andererseits aber auch welche Abweichung in der Therapie des Froststadiums zwischen Driver und Dettweiler, beide fussend auf „Krankenbeobachtungen".

Driver lässt seine Patienten „schon vor Beginn des Frostes das Bett aufsuchen und dann einpacken, heissen Grog oder Thee trinken." Dettweiler ordinirt, eine Stunde vor

dem zu erwartenden Froste ein Glas heissen Grogs, Glühweins, heisser Limonade oder Milch und Einpacken.

Diese Verordnung hat schon den Vorzug des „Bestimmten“
und bestimmt muss nach meiner Ansicht jede Verordnung sein,
sonst ist sie keine. Diese Zeitbestimmung stammt von mir
her und ist wirklich noch ein Theil meiner Heilmethode. Nur
habe ich nie Einpackung verordnet und nie statt Alcoholica
heisse Limonade oder Milch substituirt. Ich begreife die Ratio
dafür auch heute noch nicht. Denn in so schwierigen und
namentlich für den Patienten so lästigen Fiebern, wie die mit
Schüttelfrost verbundenen sind, soll man nur das Wirksamste
verordnen.

Und da Dettweiler selbst jedes antipyretische Arzneimittel, aber nur nicht den Alkohol vermissen möchte, so ist
mir unfasslich, warum er gerade bei diesem Fieber heissen
Grog und heisse Limonade oder Milch für gleichwerthig
hält, also die Hitze für das allein wirksame und das Vehikel,
an das sie gebunden ist, für indifferent ansieht.

Diese Modification passt nicht zu der Auffassung, die
meiner Heilmethode und der Einführung des Alcohols in die
Therapie der Phthise durch mich zu Grunde liegt.

Die Therapie des Fiebers wird man nur verstehen lernen,
wenn man sich über die Art des Fiebers eine klare Vorstellung
macht, wie es bei der Phthise auftritt.

Eichhorst sagt darüber *): „Nicht selten sind die Tem-
peraturerhebungen sehr gering; in anderen Fällen treten um
die Mittagszeit oder gegen Abend sehr hohe Temperaturen ein,
welche sich häufig mit leichtem Frösteln und tiefem Erblassen

---

*) Eichhorst, tom. IV, pag. 457.

der Haut einleiten. Sind die morgendlichen Temperaturen normal oder subnormal, während die abendlichen Erhebungen excessiv hoch sind, so hat man hectisches Fieber vor sich, welches hier, wie auch unter vielen anderen Umständen auf Resorption von eitrigen Massen zurückzubeziehen ist." (? Dr. B.)

„Nicht selten stellt sich gerade bei Lungenschwindsucht Fieber mit Typus inversus ein, wobei die morgendlichen Temperaturen höher sind als die abendlichen. Schon Traube hat auf dies Vorkommen hingewiesen. Brünnecke will es namentlich dann gefunden haben, wenn sich zu Lungenschwindsucht Miliartuberculose hinzu gesellt."

Meine Beobachtungen stimmen mit dieser Darstellung im Allgemeinen überein, nur möchte ich bemerken, dass nicht blos zur Mittagszeit oder gegen Abend, sondern zu jeder Stunde des Tages und der Nacht sehr hohe Temperaturen auftreten, dass diese sich sehr häufig, aber nicht immer. mit mehr oder weniger ausgeprägtem Frösteln bis zum vollständigen Schüttelfrost einleiten, und zwar geht das Froststadium in bedeutend grösserer Zahl dem Hitzstadium voraus in den Fällen, welche bis gegen Mittag ihre Acme erreichen, als in den Fällen, die Abends ihre höchste Temperatur zeigen. Im Allgemeinen sind auch die Fieber der ersteren Art viel schwerer zu beseitigen als die letzteren, so dass jene auch eine schlechtere Prognose bedingen als diese, jedoch bei erfolgreicher Behandlung allmälig in die letztere Form übergehen. Da aber die Fälle, die rasch steigen, in einer oder zwei Stunden oft um 2,0°C. und mehr, und bereits Vormittags ihren Höhepunkt erreicht haben, im Laufe des Tages aber nur wenig fallen, so glaube ich. dass diese Fieber ebenfalls zu den hectischen zu rechnen sind und nicht blos mit Eichhorst solche, welche Abends ihre Acme erreichen.

In seltenen Fällen endlich tritt Frösteln und auch Schüttelfrost sogar in der Nacht auf mit sehr hoher folgender Temperatur, die dann allmälig abfällt und so den s. g. Typus inversus darstellt. In Wahrheit ist aber auch dieses Fieber gegen Morgen abfallend und gegen Abend steigend. Auffallender Weise schlafen die Patienten dabei sehr oft in der Nacht, nur ist der Schlaf unruhig, während die meisten Patienten bei Fieber, das Abends seinen Höhepunkt erreicht hat, nicht früher einschlafen können, als bis die Temperatur bedeutend abgefallen ist.

Je nachdem die eine oder die andere Form des Fiebers vorliegt, ist meine Behandlung verschieden.

Meine Behandlung des Fiebers.

Um die Form des Fiebers kennen zu lernen, muss jeder Patient bei der Ankunft durch einige Tage je zweistündlich mit einem geprüften und darum theuren Maximalthermometer seine Temperatur messen und in die Fieberlisten der Anstalt eintragen.*) Eine „Messmanie" habe ich dabei noch nie bemerkt.

Ist auf diese Weise die Form des Fiebers festgestellt, so hat sich dabei oft genug die Art der Behandlung daraus schon von selbst ergeben.

---

*) Anm. Wie wichtig das Messen in je 2 Stunden ist, davon überzeuge ich mich hier fast täglich. Wie oft zeigt das Thermometer Abends oder zu einer anderen Tageszeit 39 und 40⁰ bei Patienten, die auch von renommirten Aerzten für fieberlos gehalten worden sind, weil sie gerade in der fieberlosen Zeit bei den Aerzten waren und weil der Phthisiker oft gerade für diese hohe Temperatur unempfindlich ist. Nur das Messen in je zwei Stunden orientirt den Arzt und namentlich den Hausarzt über das Fieber und dessen Gang, da er selbst den Patienten doch nicht in je 2 Stunden besuchen kann.

Der Verf.

Fieberbehandlung durch den Aufenthalt.

Denn ein sehr mächtiges Antipyreticum ist bei mir die immune Lage des Ortes selbst. In diesen Fällen zeigt nämlich die Fieberliste eine stetige Abnahme der Temperatur, welche Abnahme täglich oft nur einige Zehntel, zuweilen aber auch namentlich gegen die Temperatur zu Hause 1,0° und mehr beträgt. In solchen Fällen genügt es, dies eine kräftige Antipyreticum anzuwenden mit der Mahnung, in den Stunden, in denen das Fieber zur Acme ansteigt, so gut wie gar nicht zu gehen, sondern nur im Park oder Walde zu sitzen. Denn der Arzt soll nicht vergessen, dass auch im Gebirge das Gehen die Körpertemperatur erhöht.

Einige Curven mögen das Gesagte erläutern. (Siehe Tafel I und II am Schlusse des Werkes.) Sie betreffen Patienten mit ausgedehnten Zerstörungen, nachgewiesen durch elastische Fasern im Auswurf, der auch massenhaft Bacillen enthielt.

Nicht immer jedoch wirkt das hiesige Klima so stark antipyretisch, dass wir auf jede andere Behandlung verzichten können. Für diese Fälle habe ich den Alkohol, in der Form des starken Ungarweins, und den Eisbeutel eingeführt.*)

Durch Alkohol und Eisbeutel.

Den Alkohol habe ich seiner Zeit als Heilmittel bei Phthise eingeführt aus Rücksicht darauf, dass er die Energie des Herzens hebt, den Blutdruck etwas erhöht und so den fadenförmigen Puls verbessert. Bald jedoch (1864 und 1865) sah ich, dass er namentlich im Stande ist, das mit Fieberfrost

---

*) Anm. Wenn Meissen anführt, dass er Fieberabnahme auch in Lippspringe und Falkenstein beobachtet habe, so will ich das nicht bestreiten; es muss aber doch in geringerem Maasse geschehen: denn sonst würden nicht blos die behandelnden Aerzte, sondern auch andere Beobachter nicht besonders hervorheben, dass das Fieber im Hochgebirge resp. in immunen Orten oft wie weggeblasen ist. Dr. B.

verbundene Fieber postponirend zu machen und die Temperatur zu erniedrigen, und somit auch das Fieber ausserordentlich günstig zu beeinflussen.

Höhnte mich doch Rohden*) bereits 1869 in Braun's Balneotherapie desshalb, dass ich den Ungarwein „für unübertrefflich"**) zum Coupiren der Fieberhitze halte, während Binz in der medicinischen Real-Encyclopädie meint, dass erst seit 1869 Arbeiten über die antipyretische Wirkung des Alkohols vorliegen.

Seitdem wird die günstige Wirkung des Alkohols nicht mehr bezweifelt. Seine Wirkung wird dadurch erklärt, „dass unter seinem Einflusse die Gefässe der Haut sich ausdehnen und somit durch Begünstigung der Wärmeabgabe mehr Wärme zum Abfluss gebracht wird. Ferner wird durch ihn der Eiweisszerfall etwas eingedämmt, auch wird die Thätigkeit gewisser lebender Zellen etwas eingeschränkt, wenn Alkohol auf sie in nicht zu geringer Menge einwirkt, endlich treibt der linke Ventrikel das bis dahin innerlich im Venensystem aufgehäufte Blut öfter und rascher an die Oberfläche und vermehrt somit dessen Austausch mit der viel weniger warmen Aussenluft."

Den Eisbeutel hatte ich aus zwei Gründen eingeführt; einmal nimmt man ja an, dass die Anwendung von Kälte auf's Herz günstig einwirkt, daher die s. g. Herzflasche bei Klappenfehler etc., dann aber war ich überzeugt, dass ich dem fiebernden Phthisiker dadurch einen directen Nutzen gewährte, dass ich die volle Fieberhitze verhinderte, Körpersubstanz zu consumiren, indem ich einen Theil der Wärme zwang, das Eis

---

*) Braun's Balneotherapie 1869, pag. 621.
**) Diese beiden Worte sind von mir nie gebraucht worden.
Der Verf.

zu schmelzen. Unter dem Einflusse des Eisbeutels kann daher nur der Theil der Hitze seine deletäre Wirkung auf den Körper ausüben, der zum Schmelzen des Eises nicht verwendet worden ist. Diesen günstigen Einfluss übt der Eisbeutel immer aus.

Aus diesen beiden Gründen lege ich den Eisbeutel immer auf die Herzgegend. Darin ist Dettweiler leider wieder von der hier gelernten Methode abgewichen, der bezüglich des Eisbeutels hervorhebt, „man muss sich das Stadium der localen Erkrankung vergegenwärtigen, indem er bemerkt, dass die Temperatur über den erkrankten Lungentheilen niedriger ist (was aber unrichtig ist, Dr. B.), und dass die Kälte bei einem der Verkäsung verfallenen Gewebe unmöglich mehr nutzen könne“. Wenn er aber trotzdem den Eisbeutel anwendet, so bleibt mir unklar, warum. Ich wiederhole, von mir ist der Eisbeutel nie angewendet worden, um dem der Verkäsung verfallenen Lungengewebe zu nützen, sondern ausschliesslich, um das Herz zu kräftigen und um einen Theil der Wärme zum Eisschmelzen zu verwenden und dadurch diesen Wärmeantheil am Zerstören von Organtheilen zu hindern. Jedenfalls fällt durch Erfüllung der ersten Indication unterm Eisbeutel die Temperatur des gesammten Hautorgans und vermindert sich das Fieber, und zwar nicht blos während er liegt und noch weniger steigt die Temperatur danach rapid, wie es beim Gebrauch der Antipyretica geschieht!

Auch hat neuerdings Winternitz*) nachgewiesen, dass „unter der Einwirkung der Kälte die erschlaffte Fiebercurve die Form einer Curve mit hohem Gefässtonus annimmt“. Hier-

---

*) Fünfter Congress für innere Medicin 1886, pag. 499 seq.

mit stimmt ja überein, dass bei Einwirkung des Eisbeutels auf das Herz der Puls voller und kräftiger wird.

So viel über die physiologische Wirkung der von mir in die Behandlung des Fiebers der Lungenkranken eingeführten Mittel: Alkohol und Eisbeutel als Ajuvantia, neben dem klimatischen Agens, der Immunität des Ortes.

Wenn nun jedes dieser Heilmittel an sich geeignet ist, das Fieber zu beeinflussen, so muss die vereinte Wirkung beider um so mächtiger sein. Leider ist es nicht möglich, in allen Fieber-Fällen beide Mittel gleichzeitig anzuwenden.

Den Alkohol wende ich an in Form von Ungarwein und zwar fast immer nur ein Weinglas auf einmal, d. h. 150 C. C. Wein, entsprechend 8,34 bis 12,78 Gr. Alkohol, und lasse ihn nehmen beim Beginn des schnellern Steigens der Temperatur, lasse event. noch eine oder auch die zweite gleich grosse Dosis folgen, sobald neues Steigen stattfindet. Maassgebend ist für die Zeit der ersten Dosis die Beobachtung des vorhergehenden Tages. Denn kommt auch nicht jedem Fall von Phthise eine ganz bestimmte Fiebercurve zu, so wiederholt die Fiebercurve des einzelnen Falles sich doch meist mit wunderbarer Regelmässigkeit am folgenden Tage. Man kann daher, vorausgesetzt dass man die richtige Methode des Messens, also nicht im Munde, angewendet hat, sich ganz genau von der Wirksamkeit der Ordination überzeugen. Die Zeit der folgenden Dosen hängt von der erzielten Wirkung der ersten Dosis ab, sie bestimmt daher der controlirende Arzt. Schon aus diesem einen Factum folgt, dass mindestens der fiebernde Phthisiker nur in einer Heilanstalt mit Erfolg behandelt werden kann, resp. da jeder Phthisiker plötzlich Fieber bekommen kann, dass eigentlich jeder Phthisiker nur einer Heilanstalt übergeben werden sollte.

Denn kein Arzt im offenen Curort ist im Stande, den Patienten so oft und zu ganz bestimmten Stunden zu besuchen, wie der fiebernde Lungenkranke besucht werden muss.

Ueber die Wirkung des Weins vergleiche die am Schlusse angefügten Curventafeln No. III—VIII. Frau N. und Herr v. M.

So mächtig der Alkohol auch wirkt, so muss er doch immer als Heilmittel behandelt werden, soll er in der Phthise einen Nutzen gewähren. Man erinnere sich*), „dass nach Munk und Fokker nur mittlere Dosen von Alkohol den Eiweisszerfall um 6—7 °/₀ vermindern, dass dagegen grössere Dosen, welche einen Depressionszustand und Betäubung hervorrufen, die Zersetzung des Eiweisses um 4—10 °/₀ steigern, ebenso dass der Sauerstoffverbrauch und die Kohlensäureabgabe nach Borck und Bauer bei grösseren Dosen sich um 12—34 °/₀ steigert.“

Durch grosse Dosen von Alkohol scheint sogar die Temperatur vermehrt zu werden, was ja auch dem erhöhten Eiweissverbrauch und Steigerung der Kohlensäure-Abgabe entsprechen würde.

Wie eigenthümlich hohe Dosen von Alkohol aufs Fieber wirken, dafür wird mir ein Fall meiner Praxis unvergesslich bleiben.

Ein Patient, bei dem die physicalische Untersuchung Cavernen noch nicht nachweisen konnte, fieberte constant bis 38,2°. Der dagegen verordnete Wein hatte nicht nur keinen Erfolg, obschon ich, allmählig steigend, im Tage eine Flasche Ungarwein verordnet hatte, sondern des Fieber stieg bis auf 39,3, ohne dass irgend eine Veränderung in den Lungen oder

---

*) Herrmanns Physiologie tom. VI, pag. 170 seq.

sonst ein Grund dafür nachgewiesen werden konnte. Das Fieber blieb durch Wochen so hoch, Patient magerte ab, fühlte sich sonst aber wohl.

Endlich überzeugte ich mich, dass Patient sich heimlich Wein verschafft hatte und ausser der verordneten einen Flasche noch zwei Flaschen täglich getrunken hatte.

Er gestand dies zu und — unterliess diese Extravaganz. Von da ab fiel das Fieber und binnen 3 Wochen war es beseitigt.

Nach Kunkels neuesten Mittheilungen scheint auch die physiologische Beobachtung zu ergeben, dass grosse Dosen von Alkohol die Temperatur der Haut erhöhen.*)

Den Eisbeutel aufs Herz ordinire ich entweder bei Fieber, das durch Wein nicht genügend heruntergeht, neben dem Alkohol oder allein, oder vorzugsweise in den Fällen, in denen das Fieber besonders Abends ohne Frost auftritt. In den meisten Fällen schläft Patient mit dem Eisbeutel ein und hat dadurch auch einen viel ruhigeren Schlaf als bisher, weil das Fieber vermindert ist.

Wie mächtig der Eisbeutel mitunter wirkt, zeigt die am Schlusse des Werkes angefügte Curventafel No. III. Herr K.

Sie betrifft einen hochgradigen Phthisiker, der keine Nacht schlafen konnte, von mir daher die Weisung erhielt, auch Nachts zu messen, das Ergebniss verdeutlicht ebenfalls die Curve.

In den Fieberzuständen, die ohne Frost auftreten, ist die Verordnung relativ leicht. Man ordinirt beim Ansteigen der Temperatur Wein oder auch Eisbeutel, obschon auch hier die

---

*) Münchner med. Wochenschrift 1886, No. 25.

Kunst zur richtigen Zeit mit dem richtigen Mittel einzugreifen nicht gelehrt, sondern nur durch die Erfahrung und Uebung gelernt werden kann.

Viel schwieriger ist die Behandlung des Fiebers, wenn es mit einem Froststadium auftritt. Denn dies für die Kranken so furchtbar lästige Froststadium erfordert die grösste Aufmerksamkeit des Arztes und die grösste Sorgsamkeit des Patienten.

Die Verordnung lautet nämlich dann: eine Stunde vor dem gestrigen Eintritt des Frostes mindestens ein Glas Wein zu trinken. Dadurch erzielt man in den meisten Fällen ein Postponiren des Frostes; endlich bleibt er ganz fort und nur ein Kältegefühl oder blaue Nägel, kalte Hände treten auf, bis auch das verschwindet und nur noch Hitze da ist. Dieser Verlauf ist immer ein günstiger und erinnert dadurch sehr an die Febris intermittens, mit der diese Fieber bei Phthisikern leider sehr oft verwechselt und mit hohen Gaben von Chinin maltraitirt werden. Ordinirt nun auch der Arzt richtig, so ist es doch selten, dass der Patient die nothwendige Sorgfalt hat, und wirklich eine Stunde vor dem gestrigen Frost das Glas Wein trinkt. Oft genug vergisst er es und meint, auf die Zeit kommt es doch so sehr nicht an. Driver selbst sagt ja auch: nur vor Eintritt des Frostes. Der Patient trinkt meist zu spät und — auch zu' langsam. Er trinkt den Wein als Genussmittel schluckweise, oft eine Stunde lang an einem Glase und nicht als Arzneimittel fast auf einmal. Kein Wunder, dass dann die Wirkung ausbleibt. Desshalb verordne ich in diesen Fällen der menschlichen Characteristik, der Unpünktlichkeit, Rechnung tragend und zugleich energischer wirkend, $1\frac{1}{4}$ Stunde vor Eintritt des gestrigen Frostes ein Glas und spätestens $\frac{1}{2}$ Stunde darnach das zweite Glas Wein.

Der Erfolg dieser Verordnung spiegelt sich im Allgemeinen in der am Schlusse des Werkes angefügten Curve ab. Tafel IV, V und VI. Herr v. M.

Da nun der Alkohol nach meiner Ansicht das einzige Mittel ist, mit dem man, zur richtigen Zeit angewendet, solche Resultate erzielen kann, so liegt es auf der Hand, dass am schwersten die Fieber zu behandeln sind, bei denen der Patient Nachts im Schlafe vom Schüttelfrost befallen wird, und dann die Fälle, bei denen der Frost frühzeitig um 7 oder 8 resp. spätestens 9 Uhr auftritt. Denn in diesen, meist an sich weit vorgeschrittenen Fällen, hat man keine Zeit, zu richtiger Zeit vorher Wein oder Grog anzuwenden. Denn sollte man den Schlaf des Kranken beeinträchtigen? Dies sind Fragen, die eigentlich darin gipfeln, will man in der Scylla oder in der Charybdis Gefahr laufen zu ertrinken? Die Nachtfröste zu beseitigen gelingt nur selten. Günstiger sind immer noch die in den Morgenstunden auftretenden.

Hier hat man aber ausserdem noch mit den Gewohnheiten des Frostes und mit den Gewohnheiten der Patienten zu kämpfen.

Der Frost hat nämlich die Eigenthümlichkeit, durch jede Temperatur-Differenz, der sich der Kranke aussetzt, hervorgerufen resp. verstärkt zu werden. Daher kommt in so vielen Fällen der Frost nach dem Aufstehen. Daher ist in diesen Fällen die wichtigste Verordnung, dass Patient das Bett hüten soll, und zwar mindestens 1 Stunde länger als gestern der Frost aufgehört hat. Zweckmässig ist es, $\frac{1}{2}$ Stunde vor dem Verlassen des Bettes ein Glas heissen Grog oder Wein zu trinken. Häufig gelingt es durch Bettruhe allein schon, diesen Frost zu beseitigen. Häufig aber auch nicht. Vielfach sind dann die Gewohnheiten der Patienten schuld, dass der

Frost wieder auftritt. In erster Linie zu registriren ist die Gewohnheit, sich mit kaltem Wasser zu waschen, dann kommt die Gewohnheit, trotzdem nach dem Closet zu gehen etc. etc., alles Dinge, die mit Temperatur-Differenz verbunden sind, vom Patienten aber nicht beachtet werden, namentlich wenn schon die Stunde des Beginns des gestrigen Frostes ohne Frost vorbeigegangen ist. Wenn irgendwo in der Therapie der Phthise Gleichmässigkeit der Temperatur nothwendig ist, so ist es hier in der Behandlung der Fieber mit Froststadium bei Beginn des Tages. Die Tendenz des Frostes, auf jede auch nur theilweise vorhandene Abkühlung eines Körpertheils mit Frost zu antworten, ist so gross, dass z. B. sogar das Trinken eines Glases nicht erwärmter Milch um 10 Uhr den Frost ausbrechen lässt, der um 9 Uhr ausgeblieben ist. Und mit rapider Schnelligkeit steigt dann erst das Thermometer.

Ein recht schwieriger Fall mag mit seinen vielsagenden Curven Platz finden. Er betrifft einen Patienten, der durch vier Wochen vor Eintritt in die Anstalt täglich Vormittags Frost bekommen hatte, der aber auch sehr ungern die Geselligkeit meiden wollte. (Vergl. die am Schlusse angefügte Curventafel VII seq. Herr E.)

Der günstige Einfluss des Aufenthaltes ist nur in den ersten Tagen bemerkbar, am 4. Tage ist das Fieber in der gewöhnlichen Höhe, fällt und steigt wieder, jedoch ist der Einfluss des Weines erkenntlich, theils darin, dass der Frost später auftritt, theils darin, dass die Temperatur nicht so hoch steigt. Der Fieberverlauf ist jedoch sehr unregelmässig und wird von mir auf das gesellige Leben des Patienten bezogen, daher zunächst die Verordnung für den 11. Tag, dass Patient auf der Stube essen soll, erst am 14. Tage tritt eine bemerkbare Erniedrigung der Temperatur, trotz des Frostes auf, aber der Fieberverlauf bleibt unregelmässig, daher Ordination für den 24. Tag Bettruhe, zunächst bis Nachmittags. Der Erfolg ist durch diesen Ausschluss störender Elemente eclatant; es tritt kein Frost mehr auf, Patient, auf sein Wohlbefinden pochend, geht Nachmittags in den Wintergarten und der Frost ist wieder da. freilich Nachmittags und schwächer. Desshalb Ordination für den 29. Tag ununterbrochen Bettruhe, der Erfolg ist ersichtlich an den Curven, nur zeigt der 31. und 36. Tag, wie s c h e i n b a r untergeordnete Ursachen noch die Temperatur beherrschen. Vom 37. Tage an ist die Temperatur normal geblieben, beim Verlassen des Bettes jedoch wieder etwas gestiegen und allmälig normal geworden.

Man pflegt diese Fieberart grade als ein septisches Fieber aufzufassen, bedingt durch Resorption eitriger Massen. Aber dies Verhalten des Fiebers gegen geringe Temperatur-Differenz scheint mir diese Auffassung hinfällig zu machen. Bettliegen kann doch die Resorption der eitrigen Massen schwerlich verhindern, und noch weniger das Waschen des Gesichts mit kaltem Wasser oder das Trinken eines Glases kalter Milch diese Resorption verursachen.

Ich gebe keine Deutung, ich will ja nur Thatsachen anführen, die für die Therapie wichtig sind, und zeige nur nebenbei; dass die jetzt geläufigen Auffassungen mindestens nicht Alles erklären, auch wenn man so thut.

Hat der Frost aufgehört, so tritt grosse Hitze auf. Gegen diese wende ich dann den Eisbeutel an, ununterbrochen, bis die Temperatur event. auf 37,5 gesunken ist. Aber dabei hat man die Eigenthümlichkeit des Fieberfrostes zu beachten: event. durch Temperatur-Differenz von Neuem aufzutreten. D e s shalb darf man den Eisbeutel erst frühestens eine Stunde nach Aufhören des letzten Frostgefühls auflegen.

Uebersieht man dies und legt den Eisbeutel eher auf, so tritt meist Schüttelfrost auf und der Thermometer steigt zu bedeutender Höhe.

Man sieht wohl ohne Weiteres, dass eine solche Behandlung schwerlich im Hotel oder Pension eines Curortes möglich ist.

In sehr vielen Fällen gelingt es, durch diese Mittel resp. Methode in Verbindung mit dem Klima des immun gelegenen Ortes das Fieber zu beseitigen und selbst einige hoffnungslose Fälle zu relativer Heilung zu bringen. In der Einleitung habe ich einige aufgeführt. Ich verzichte darauf, noch mehr Krankengeschichten zu bringen. Aber Geduld, Geduld und nochmals Geduld gehört dazu; denn zuweilen dauert es Monate, ehe man sagen kann: wir haben gewonnen. Dazu sind einsichtsvolle und dem Arzt voll vertrauende Patienten nothwendig, die ich unter den Frauen immer zahlreicher gefunden habe als unter den Herren. Ich will z. B. den Fall einer Dame hervorheben mit grossen Cavernen, die Monate hindurch ein Fieber von 39° Cels. hatte und in dieser Zeit um 34 Kilo schwerer wurde. Denn sie gehorchte meiner Aufforderung, durch reichliche Nahrung den durchs Fieber bedingten Stoffverbrauch mindestens zu decken.

Eine andere Dame, ebenfalls mit ausgedehnten Cavernen, kam mit hohem Fieber hier an — 40° Cels. — und lag wegen des Fiebers 7 Monate im Bette; endlich hörte es bei Gebrauch obiger Mittel auf. Auch sie hatte eine grosse Gewichtszunahme zu verzeichnen.

Aber nicht in allen Fällen erreicht man solche Resul- Medicamente.
tate, auch haben die Patienten nicht in allen Fällen so viel
Geduld und Vertrauen. Sie wollen schneller vom Fieber befreit werden, haben sie doch in den politischen Zeitungen gelesen, dass mit Antipyrin etc. das Fieber zu „heilen" ist.

In diesen Fällen wende ich einige Antipyretica an. Das
Chinin jedoch wende ich nie an, da dies ein Herzgift ist, ich
aber für die Therapie ein energisches kräftiges Herz brauche.
Vielfach habe ich Antipyrin angewendet, aber nicht in der
grossen Dosis 4,0 (50,0), die Eichhorst empfiehlt. Collaps
wäre die unausbleibliche Folge. Ich verordne stets nur 0,5,
um damit die Empfänglichkeit des Patienten zu erproben und
an der Temperaturcurve zu sehen, ob wiederholte kleine oder
einmalige grössere Dosen von 1,0 bis 1,5 gegeben werden sollen.
In neuester Zeit habe ich dem Antipyrin das Antifebrin substituirt und zwar zu 0,25, selten zu 0,5 Gramm.

Der Erfolg ist bei beiden Medicamenten nur der, dass die
Temperatur momentan herabgesetzt wird, auf das Fieber selbst
sind sie ohne Einfluss, ja sie ermöglichen es nicht einmal,
dass unter ihrem die Temperatur erniedrigenden Einfluss der
Patient sich leichter und besser ernähren kann und an Gewicht
zunimmt. Denn wenn ich auch in einigen Fällen gesehen
habe, dass nach Antifebrin das Fieber auf ein Minimum zurück-
ging, der Appetit sich hob etc., so betrachte ich dies als ein
zufälliges Zusammentreffen. Betraf es doch Patienten, die in
früherer Zeit bei Bettruhe und Eisbeutel ebenfalls das Fieber
verloren hatten. Eisbeutel auf's Herz lasse ich neben den
Fiebermitteln weiter fortgebrauchen, weil dieser auf die Energie
des Herzens und den Gefässtonus wirkt.

Manche der ungeduldigen Patienten wünschen bald selbst

namentlich wegen der starken Schweisse oder des unruhigen Schlafes wegen ein Abbrechen der arzneilichen Behandlung und kehren in Geduld dann zu meiner Methode zurück, die freilich, wie ich ausdrücklich nochmals hervorhebe, nicht immer das erstrebte Ziel erreichen lässt.

Nachtschweisse. An die Behandlung des Fiebers schliesst sich naturgemäss die Behandlung der Nachtschweisse der Phthisiker an. Hat man ja früher die Nachtschweisse als zum Fieber gehörig betrachtet, ähnlich wie beim Wechselfieber: Kälte, dann trockene Hitze und endlich Schweiss. Diese Auffassung ist freilich falsch. Denn es kommen Nachtschweisse und zwar recht starke Nachtschweisse vor, ohne dass eine Spur von Temperatur-Erhöhung vorangegangen ist.

Wodurch wird dann der Schweiss bedingt? Ich will nicht die verschiedenen Erklärungen darüber erörtern, sie beruhen ja nur auf Annahmen. Ich will aber hervorheben, dass Smith und ich in Uebereinstimmung gefunden haben, dass Nachtschweiss beim Phthisiker dann eintritt, wenn der bisher beschleunigte Puls bedeutend weniger Pulsschläge zeigt und unter die Durchschnitts-Frequenz sinkt. Das natürlichste Heilmittel dagegen muss also sein: Abends eine reichliche Mahlzeit zu nehmen. So lautet auch meine Verordnung, so dass ich die betr. Patienten Abends noch kurz vor dem Schlafengehen ein Glas Milch mit Cognac trinken und in hartnäckigen Fällen noch ein zweites Glas Milch mit Cognac und event. noch etwas belegtes Butterbrot ans Bett stellen lasse, damit der Patient beim Erwachen eins oder event. beides in der Nacht verzehren kann.

Leider muss ich auch hier bemerken, dass die Angaben Dettweiler's*): „In den leichteren Fällen werden nach

---

*) Dettweiler, l. c. pag. 86.

Brehmer's Vorgang halbgeöffnete Fenster und ein Glas Milch mit 5—6 Theelöffel Cognac regulär verordnet" meiner Behandlung nicht entsprechen.

Ich verordne nie ein Glas Milch mit 5—6 Theelöffel Cognac, sondern stets nur mit 2 Theelöffel Cognac, nur höchst selten 3 Theelöffel Cognac. Ich habe umgekehrt hier beobachtet, dass mehr Cognac als 2, höchstens 3 Theelöffel in einem Glase Milch genossen, den Nachtschweiss beträchtlich vermehrt. Möglich, dass Dettweiler mehr Cognac bedarf, vielleicht weil seine an Cognac gewöhnten Patienten, mehr Cognac bedürfen, um noch einen Heileffect zu erreichen, als ich, dessen Patienten so hohen Alkohol-Gebrauch nicht kennen.

Mit dieser Verordnung komme ich fast ausnahmslos aus, nicht blos — wie es nach Dettweiler scheinen könnte — in den leichteren Fällen, sondern in den schwersten: so z. B. in einem Falle, in welchem Patient in der Nacht sechs Hemden wechseln musste und die Matratze so durchschwitzte, dass am Morgen die Diele unterm Bett aufgetrocknet werden musste. — Milch mit Cognac ist ein souveränes Mittel gegen Nachtschweiss, freilich richtig angewendet. Unterstützt wird das Mittel häufig durch die Verordnung, dass Patient die Arme und Hände nicht unterm Bett haben darf, sondern oberhalb des Deckbettes haben muss, selbst wenn er, bei grösserer Blutleere, noch eine Steppdecke dazu nehmen muss, um Arme und Hände zwischen Deckbett und Steppdecke gegen Kälte zu schützen.

Es erübrigt nun noch zweier Mittel zu erwähnen, die ich ebenfalls in die Therapie der Lungenschwindsucht eingeführt und welche schnelle Verbreitung gefunden haben, nämlich die Abreibung und die Douche.

Kaltwasser-
Behandlung.

Ich bin dabei von der Anschauung geleitet gewesen: das ausgebreitetste Organ des Körpers, die Haut, in höhere Thätigkeit zu versetzen und namentlich auf äussere Reize, und zwar besonders auf den der Kälte, prompt zu reagiren, die Hautathmung zu vergrössern und dadurch den Gesammtorganismus zu stärken. Desshalb halte ich sie auch nur dann für indicirt, wenn der Organismus noch auf den Reiz der Kälte, der sowohl bei der Abreibung wie bei der Douche der erste ist, kräftig reagiren kann. Der Patient muss unmittelbar nachher das Gefühl der Behaglichkeit und Wärme haben, seine Haut muss roth geworden sein. Auch wird durch beide der Gefässtonus verbessert, wie uns sphygmographische Untersuchungen gelehrt haben.

Die Douche bewährt sich ausserdem noch ganz besonders bei pleuritischen Exsudaten, die dadurch sehr schnell resorbirt werden, wie sie auch auf die Resorption der Infiltrationen zu wirken scheint. Aber die Douche ist ein gefährliches Mittel, sie sollte nach meinem Vorgange immer nur durch einen Arzt gegeben werden und nie durch einen Badediener, wie es leider in den Curorten, deren Aerzte von meiner Heilmethode blos „die Douchen" für die Lungenkranken hinübergenommen haben, ausschliesslich geschieht. Und auch der betr. Arzt muss, — wie einst J. Braun mit Recht bemerkte*), — ein Sachverständiger sein. Die Approbation reicht dazu nicht aus. Die Kunst, richtig die Abreibungen und Douchen zu verordnen, kann theoretisch nicht gelehrt, sie kann nur an Beispielen geübt und gelernt werden.

Auch sind, wie ich hier noch bemerken will, nicht alle Douchen richtig construirt, so dass sich schon daraus die ver-

---

*) Braun's Balneotherapie, III. Aufl. 1873, pag. 246.

schiedenen Urtheile über den Werth der Douchen bei Lungenkranken begreifen lassen.

Das Wasser der Douchen muss kalt sein und mit einer
bedeutenden Kraft herabfallen, der s. g. senkrechte Strahl muss
z. B. eine einzige gleichmässige, homogene Wassersäule bilden,
die unten denselben Durchmesser hat wie oben. Die meisten
Douchen entsprechen dieser Anforderung nicht; es ist eher eine
Begiessung, eine Berieselung, welcher die Patienten ausgesetzt
werden, aber nicht eine kräftige Douche. Die Leitungsröhren
machen bei den meisten Douchen so viel Windungen, dass die
lebendige Kraft des Wassers fast consumirt ist, ehe das Wasser
frei herabfällt. Auch ist die Grösse der Oeffnungen für die
Brause nicht gleichgültig.

So viel über die Principien meiner Heilmethode, die auf
meinen Anschauungen über die Ursache der Lungenschwindsucht
vom klinischen Standpunkte aufgebaut ist und durch welche ich
meine Resultate erreicht habe.

Man wird zugeben, dass S c h n i t z l e r selbst sehr schlecht
unterrichtet war und sehr schlecht das Wiener Doctoren-Collegium unterrichtete, als er dieselbe 1885 als eine methodische
Behandlung mittelst kaltem Wasser darstellte. Das kalte Wasser
ist nur ein Adjuvans, aber nicht meine Heilmethode. D i e s e
s e l b s t i s t — wie ich noch einmal hervorheben will — e i n e
Einheit, u n d m a n k a n n n i c h t b e l i e b i g e T h e i l e , w i e
e t w a A b r e i b u n g e n , D o u c h e o d e r i m m u n e L a g e
o h n e r i c h t i g e A n l a g e n etc. h e r a u s l ö s e n , o h n e
g l e i c h z e i t i g **die von mir erzielten Resultate in Frage**
zu stellen.

Recapitulation

und

Schlussworte.

Wenn ich das über die Behandlung der Lungenschwindsucht Gesagte kurz recapituliren will, so kann ich dies am
besten dadurch thun, dass ich die Erfahrungen mittheile, welche
ein Lungenkranker in 15 Jahren gesammelt und im „Glasgow
Medical Journal“ (No. 4, October 1884) veröffentlicht hat.*) Gerner's Fall
als Résumé.

Herr Ingenieur **Gerner**, geborener Amerikaner, ist um
sein 20. Jahr herum erkrankt, wie er sagt, in Folge zu grosser
Zumuthungen, die er an seinen Körper stellte, durch unregel-
mässiges, hastiges Essen, hauptsächlich während Geschäfts-
stunden, durch Baden zu unpassender Jahreszeit und zu langes
Baden, durch nächtliche literarische Arbeiten, übertriebenes
Rauchen, zahllose geistige und physische Aufregungen, die sein
Nervensystem zerstörten. Kurz „es ist die alte Geschichte, die
immer wieder neu ist“.

Als der erste Husten kam, liessen die amerikanischen
Aerzte ihren Patienten eine Menge Medicamente verschlingen,
und als er daraufhin völlig zusammenbrach, schickten sie ihn
aufs **Land**; dort aber hielt er's nicht lange aus, er kehrte
von Neuem ins Geschäftsleben mit seinen Anstrengungen und
Aufregungen zurück, Fieber und Nachtschweiss kamen, ein
Aufenthal am Meere sollte Hilfe bringen; auf ein kurzes

---

*) Nach den Davoser Blätter 1884. No. 40 seq.

Bad im Meere folgte eine Lungenentzündung, darauf wurde ein Aufenthalt in den Bergen verordnet, Milchtrinken, Schlafen bei offenem Fenster, reichlicher Genuss von Spirituosen und Tannininhalationen. Durch fleissiges Herumstreifen in der Gegend erholte sich der Kranke etwas, aber da das Klima ein sehr ungünstiges war, machte er bald wieder Rückschritte, die durch künstliches Gleichenberger Wasser noch beschleunigt wurden. Auf eine Bergbesteigung, die über seine Kräfte ging, folgten zwei schlaflose Nächte, Schmerzen in allen Gliedern und ein Wechselfieber. Doch soll diese Strapaze wenigstens vorübergehend gut gethan haben. Als die Krankheit fort und fort zunahm, der Auswurf blutig wurde, Morphium, Opium und dergleichen nichts helfen wollten, begab sich der Patient nach Villa Reale de Santa Fè, der Hauptstadt des Territoriums Neumexico, 7100 Fuss über Meer, auf einem traurigen Plateau des Felsengebirges gelegen. Der Winter war dort bitter kalt, der Sommer brennend heiss, doch waren die Nächte erträglich, monatelang war der Himmel hell. Der Patient, der seine Zeit mit Herumstreifen, Reiten, Holzhacken verbrachte, Tag und Nacht die Thüre offen stehen liess, erholte sich, das Fieber sank, der Husten nahm ab, der Brustumfang zu, aber Heimweh trieb ihn endlich nach Hause. Bald waren wieder die alten Erscheinungen da, eine Seereise schadete wenigstens nichts, aber ein darauf folgender Aufenthalt in London machte allem Erfolg wieder ein Ende. Nun entschloss sich der Kranke, nach Davos zu gehen. Unter den zahllosen Büchern über Schwindsucht, die er gelesen, hatte das eines amerikanischen Arztes, der mehr gesunden Menschenverstand als medicinische Kenntnisse besass, Eindruck auf ihn gemacht. „Seine Theorie war in Uebereinstimmung mit derjenigen der grössten medicinischen Autoritäten über Lungenleiden, dass Schwindsüchtige, statt sorgfältig vor jedem Luftzuge und dem geringsten Temperaturwechsel ängstlich bewahrt und einer sorgfältigen Diät und Lebensweise unterworfen zu werden, sich jedem Wetter aussetzen, reichlich essen und trinken, sich frei bewegen und überhaupt eine Menge anderer Dinge thun sollten, welche die alte Schule mit Schauder betrachtete. Ja er ging noch weiter. Er rief zu Hilfe förmliche Strapazen, ein wildes Leben, physische und nervöse Excesse und heroische Uebungen jeder Art".

Der Kranke entschloss sich, diesem Rathe zu folgen; die $7^{1}/_{2}$ stündige Postfahrt von der Bahnstation Landquart nach Davos machte er an einem kalten Januartage bei Nordostwind und zeitweiligem Schneewehen auf dem Bocke des Schlittens neben dem Postillon. Am Abend fühlte er sich besser als seit Langem. In Davos schlief er bei offenem Fenster, nahm die kalten Abwaschungen des Morgens wieder auf, die er schon früher geübt hatte, im ungeheizten Zimmer, selbst bei Null Grad. Gegen sein Fieber nahm er erst Chinin und Cognac, der auch gegen nervöse Leiden gute Dienste that. Bei jedem Wetter war er draussen, stieg auch zur Schatzalp empor und lief Schlittschuhe. „Ich gewann mehr Kraft in Davos-Platz in einer Woche, als ich bei den Antipoden in Monaten gewonnen hatte". Mit der Acclimatisation hatte er indessen Schwierigkeiten; sie greift Jeden etwas an, und er hatte sich dazu auch einen ungünstigen Zeitpunkt gewählt. Nach seiner Ansicht sollte man im Spätsommer oder Herbst schon ins Gebirge gehen, bevor der Schnee da ist. Durch Unvorsichtigkeiten in diesem und jenem Stück wurden vorübergehende Rückfälle herbeigeführt, aber im Ganzen ging es vorwärts.

Die Schneeschmelze kam heran, der Arzt rieth zum Bleiben und der Patient blieb mit gutem Erfolg, obwohl das Wetter schlecht war. Mai und Juni erklärt er für die schönsten Monate in den Bergen. Nun begann der sich stets kräftiger fühlende Patient grössere, auch mehrtägige Excursionen zu machen, er nahm an Gewicht zu wie früher nie, ohne Anstrengung ging er täglich 8 Stunden und stieg er 1000 Fuss in 36 Minuten. Er ass und trank für zwei und sagte sich, was sein Arzt ihm bestätigte, dass seine Heilung gesichert sei.

Im Juni begann er mit grossen Bergtouren bis zur äussersten Erschöpfung. Nach einer derselben kam ein Mund voll Blut. Der Arzt verordnete acht Tage Ruhe, diese Weisung wurde nicht befolgt, trotzdem war nach einer Woche bemerkenswerthe Besserung eingetreten. Einen Monat später wieder grosse Besteigungen, und nun immer grössere, und das Befinden wurde stets besser, obwohl diese Excursionen nur mit äusserster Anstrengung ausgeführt werden konnten. „Am Ende der Saison fühlte ich mich so wohl, munter und gesund, dass ich keinen Augenblick an meiner vollständigsten Reconvalescenz zweifelte. Mein Arzt erklärte, dass die letzte Spur von capillarer Bronchitis verschwunden sei.“

Mit dem ersten Schnee wandte sich das Blatt; tägliches Fieber, Husten mit reichlichem Auswurf u. s. w. Herumstreifen und Schlitteln brachten einen neuen Catarrh und rapides Sinken. Wir erfahren nun, dass der Patient, seit er in Davos war, nie mehr als 2600 cm³ auf dem Spirometer blies und dass sein Arzt ihm zugestand, dass er eine Caverne im oberen Theile der rechten Lunge habe. Hoffnungslosigkeit, Heimweh und brennendes Verlangen, sich in den Strudel des Geschäftslebens zu stürzen, kamen über ihn. Er erfuhr von seinem Arzte, dass er ihn von Anfang an für hoffnungslos gehalten, dass er aber angesichts seiner Energie und seiner physischen Kräfte doch wieder gehofft habe, wo nichts zu hoffen war. (? B.) So entschloss sich der Kranke, heimzukehren nach London. Nun häufige Rückfälle, gegen das Frühjahr eine Blutung, die rechte Lunge ganz unthätig, die linke auch angegriffen.

Der Kranke greift zur Feder, in der Hoffnung, seine Erfahrungen werden andern nützlich sein können. Er sagt: „Der Leser wird mir zugeben, dass ich Recht habe, wenn ich die Ausübung von anstrengendem Bergsteigen Allen empfehle, welche das Unglück haben, meine Leidensgefährten zu sein. Ich würde das natürlich nicht denen predigen, bei welchen jede grössere Anstrengung eine Congestion oder Entzündung, eventuell eine Blutung zuzieht, obwohl ich nicht bemerkt habe, dass es diese Art von Anstrengung ist, welche zu Congestionen führt. Ich bin der Ansicht, dass anstrengendes Bergsteigen und körperliche Abhärtung dem nicht zu weit vorgeschrittenen Lungenkranken nicht schaden wird, und meine Erfahrung zeigt, dass diese Dinge die Elemente einer Heilung in sich tragen, wo eine Heilung möglich ist.“ Mehrere andere Rathschläge werden hinzugefügt, auf die wir hier nicht eingehen können und um so weniger einzugehen nöthig haben, als der Refrain doch immer wieder heisst: „Hard mountaineering! Anstrengendes Bergsteigen!“

Dazu bemerken die Davoser Blätter: „Gewiss, es ist in hohem Grade anerkennenswerth, wenn ein Kranker, der für sich nichts mehr hofft, seine Erfahrungen zum Besten seiner Leidensgenossen mittheilt. Und es kann kein Zweifel bestehen, dass Herrn G's. Mittheilungen in vieler Beziehung ausserordentlich lehrreich sind. Aber ob der Leser von Herrn G's. Schrift dieselben Consequenzen ziehen wird und ziehen darf, welche der Verfasser gezogen hat, das scheint uns doch sehr zweifelhaft zu sein. Herr G e r n e r wird es gewiss zu allerletzt uns verdenken, wenn wir darüber unsere Bedenken äussern.

„Zunächst möchten wir die Frage aufwerfen: Wird ein Arzt, nicht blos ein Davoser Arzt, sondern irgend ein anderer wissenschaftlich gebildeter Arzt den Anschauungen Herrn G's. zustimmen? Wird er zugeben, dass ein Phthisiker, der wegen Zerstörungen in der Lunge nur noch 2600 cm³ Lungencapacität hat, von solchen Touren, wie sie Herr G. gemacht hat, einen Nutzen, auch nur einen vorübergehenden Nutzen haben könne? Wir denken, wer sich den Vorgang des Athmens klar macht, wer ferner einen ungefähren Begriff hat von dem Process, der in der Lunge eines Phthisikers vor sich geht, wer endlich sich zum Bewusstsein bringt, wie anstrengendes Bergsteigen auf den Organismus wirkt, der wird ohne Weiteres sagen: Bergsteigen, wie Herr G. es geübt hat, ist für eine kranke Lunge schädlich, und wenn für den Augenblick scheinbar Besserung eintritt, so wird nach kurzer Zeit sich zeigen, dass dieselbe eben nur Schein war. Herrn G's. Erfahrungen selbst sind dafür das sprechendste Beispiel.

„Wir reden als Laie in dieser Sache und wollen darum die wissenschaftliche Begründung unserer Behauptung nicht zu bringen versuchen. Wohl aber können wir aussprechen, was das Ergebniss unserer Erfahrungen und Beobachtungen während eines fünfzehnjährigen Aufenthaltes unter Lungenkranken ist, und da müssen wir gestehen: wir haben bei Lungenkranken aus anstrengendem (! B.) Bergsteigen weit mehr Schaden als Nutzen hervorgehen sehen. Wir kennen mehrere Fälle, wo neu angekommene Curgäste, die sich für leichtkrank hielten und gegen ärztliches Gebot auf die Berge stiegen, Blutungen bekamen und starben. Wir kennen zahlreiche Fälle, wo Curgäste, denen mässiges Steigen gestattet war, sich schwer geschadet haben dadurch, dass sie ebenso gesund sein wollten, wie Andere und weiter gingen als ihnen vom Arzte erlaubt war. Wir würden darum niemals einen Phthisiker zu einer eigentlichen Bergtour veranlassen, auch wenn er nur leicht krank ist. Schreiber dieser Zeilen ist, wie schon erwähnt, auch als Phthisiker nach Davos gekommen. Er hat seither manche Bergtour ausgeführt, vielleicht noch anstrengendere als Herr G., und hofft auch in Zukunft noch oft auf die Berge zu steigen, aber durchaus nicht, weil er glaubt, dass man durch anstrengendes Steigen die Phthise heilen könne. So lange er eigentlich Kranker war, stieg er gar nicht oder nur sehr mässig; nach 4 Wochen Aufenthalt in Davos stieg er zum „Gemsjäger" hinauf, nach 5 Monaten erst zur Schatzalp, nach 11 Monaten zum Strelapass, nach 13 Monaten aufs Schiahorn und andere kleine Berge in der Umgegend von Davos. Dies that er erst, nachdem eine Autorität in Lungenkrankheiten ihm gesagt hatte: Wenn ich nicht wüsste, dass Sie krank gewesen sind, würde ich sagen, Ihre Lunge sei ganz gesund. Aber mit diesen Touren hatte er schon zu viel gethan, ein paar Wochen merkte er nichts Besonderes, aber bald konnte er sich nicht mehr verhehlen, dass er einen Theil seines Erfolges wieder eingebüsst habe. Später hat er wieder Besteigungen gemacht, und als er merkte, dass es ohne Schaden abging, auch grössere; bis zu 14 Stunden im Tage ist er bergauf- und abgelaufen. Aber wohlverstanden, seine Lungencapacität beträgt nicht 2600, sondern 4000 cm³, und das Steigen strengt ihn auch nicht so an, wie Herrn G. Und niemals wird er behaupten. dass er seinen Erfolg in Davos diesen Bergtouren verdanke. Er hat sie gemacht. weil er sich überzeugt hatte, kräftig genug geworden zu sein, um sich dergleichen erlauben zu können, aber nicht um seine Genesung dadurch herbeizuführen. Allerdings, tägliches Steigen war ihm vom Arzte befohlen, aber im Interesse der Gesundheit wäre es unzweifelhaft besser gewesen, blos auf die umliegenden Alpen, Schatzalp, Ischaalp u. s. w. zu steigen. Diese kleinen Spaziergänge wurden ihm auf die Dauer aber zu langweilig, darum machte er zuletzt grössere. Weil er andere nach sich selbst beurtheilt, fällt es ihm etwas schwer zu glauben, Herr G. habe die in seinem Aufsatze geschilderten heroischen Touren lediglich seiner Gesundheit zuliebe unternommen."

So richtig diese Bemerkungen an sich sind und so wahr der Referent am Schlusse des Artikels sagt: „Behandle dich nicht selbst, suche einen tüchtigen Arzt auf und versuche, diesem zu gehorchen, aber etwas besser als Herr Gerner," so lehrt der Fall Gerner's doch mehr als die Davoser Blätter sagen. Er lehrt, dass ein so unzweckmässiges, eigenwilliges Verhalten des Patienten nur in einem Curort möglich ist, nicht aber in einer Heilanstalt. Denn in dieser ist ein **andauernd eigenwilliges, curwidriges Verhalten** wohl ausgeschlossen.

Im Allgemeinen aber ist Gerner's Fall ein wahres Paradigma für die jetzt übliche Behandlung der Lungenschwindsucht. Patient fängt an zu husten, der Arzt findet nichts, obschon (oder weil?) er den Patienten weder mit dem Spirometer, noch den Auswurf mit dem Microscop untersucht hat; er verschreibt ein Recept nach dem andern

„gegen den Catarrh“, der Patient bessert sich nicht, dann folgt Landaufenthalt. Wir haben ja oben gesehen, dass „nach den Lehrbüchern in vielen Fällen ein Landaufenthalt theure Curorte ersetzen kann“. Hat der Arzt aber etwas gehört von den Erfolgen, die im immunen Gebirgsorte erreicht werden, so lässt er sogar dem Landaufenthalte die Ordination folgen: „Gehen Sie in's Gebirge.“ Der Landaufenthalt, resp. Gebirgsaufenthalt bringt auch wirklich einige Besserung mit sich; denn warum sollte ein Leben, fern vom Geräusche der Stadt und frei von Berufssorgen, verbunden mit Herumschweifen durch Berg und Thal, nicht eine vorübergehende Kräftigung des Organismus bedingen? Es ist zu natürlich. Daher auch das Loblied, das dem einfachen Land-, resp. Gebirgsaufenthalt von so vielen, sonst tüchtigen Medicinern gesungen wird. Und doch welch' trauriges Zeugniss stellen sie sich mit dieser Verordnung und diesem Lobe aus?

So lange der Patient in der Heimath war, stand er unter Aufsicht des Arztes; mit dem Augenblicke, wo der Arzt verordnet: „gehen Sie auf's Land oder gehen Sie in's Gebirge“, verweist der Arzt den Patienten auf sich selbst. Denn „auf dem Lande“ und „im Gebirge“ existirt gewöhnlich kein Arzt. Ist aber „auf dem Lande“ oder „im Gebirge“ ein Arzt für den Lungenkranken nicht mehr nöthig? Und doch kann der Lungenschwindsüchtige jeden Augenblick eine Lungenblutung erleiden, für welche die Anwesenheit des Arztes sehr nothwendig ist, mindestens um psychisch zu wirken.

Wie man eine solche Verordnung mit seinem Gewissen und der Wissenschaft vereinigen kann, ist mir ein Räthsel, es sei denn, dass der ordinirende Arzt bei der Lungenschwindsucht jeden Arzt für überflüssig und den Patienten für unrettbar verloren hält. Aber auch dann sollte man ihm den psychischen Trost lassen, einen Arzt haben zu k ö n n e n, da er ihn braucht und — als Helfer betrachtet. In erster Linie sollten freilich dann die betr. Aerzte vor der Wissenschaft die Ansicht bekämpfen, dass Phthise heilbar ist, auch den pathologischen Anatomen gegenüber, die oft genug in der Leiche geheilte Phthise demonstriren.

Wie lange bleiben nun die Phthisiker auf dem Lande oder im Gebirge? Keineswegs so lange bis sie gesund geworden sind. Denn der Hausarzt hat ja ordinirt, gehen Sie auf vier oder fünf Wochen in's Gebirge.

Der Patient hat so viel Vertrauen zum Wissen des Arztes, dass er abreist, sobald der qu. Zeitraum vorbei ist. Denn er ist überzeugt, dass der Arzt wirklich beurtheilen kann, in welcher Zeit der Landaufenthalt oder das Gebirge sein chronisches Leiden geheilt haben wird. Und doch, wie wenig weiss der Arzt über die Wirkung des Klimas auf den gesunden und kranken Menschen!

Trotzdem ist solche Verordnung die gewöhnliche. Der Patient verlangt ja meistens eine Angabe, wie lange die Cur dauern soll. Leider antwortet der Arzt nicht der Wahrheit gemäss: das weiss ich nicht und kann es nicht wissen, sondern er thut, als ob er es wisse, und setzt eine Frist fest. Und der Patient sagt ihm nicht voller Erstaunen: diese Zeitdauer genügt also und dabei ist es ganz gleichgültig, ob in der Zeit die Sonne ständig glüht oder ob der Sturm heult und den Regen peitscht; gleichgültig auch, wie er selbst in der Zeit lebt, ob er sich Ueberanstrengungen aussetzt oder nicht etc.

Die einzig richtige Ordination wäre doch, dass der Patient sehr lange Zeit zur Wiederherstellung seiner Gesundheit braucht, dass die Zeitdauer Niemand bestimmen kann, dass Patient aber dort, wo er Besserung selbst verspürt, so lange bleiben soll, bis er als geheilt entlassen wird.

Leider geschieht dies sehr selten. Es ist daher nicht zu verwundern, dass der Patient, der ja von Anfang an durch seinen Arzt jeder anderen ärztlichen Leitung entfremdet worden ist, in seiner Missstimmung schliesslich sich selbst nun einen Curort oder auch eine Heilanstalt verordnet, wie es Gerner erzählt und wie unter Hundert Schwindsüchtigen es Neunundneunzig thun. In den meisten Fällen ist es aber dann zu spät, der Patient erholt sich, aber die geringste Schädlichkeit zerstört die schöne Hoffnung wieder und — ein Mensch geht zu Grunde!!

Der Phthisiker in den Davoser Blättern sagt bei Betrachtung von Gerner's Fall: „Was uns zuletzt tödtet, ist gewöhnlich nicht die Schwindsucht, sondern unser Temperament." In gewisser Hinsicht hat dies seine Richtigkeit. Ich habe in meiner Anstalt den Spruch angeschrieben: „Der Mensch stirbt an seinem Character." Noch richtiger aber ist der Satz: Der Lungenkranke stirbt häufig an der Sorglosigkeit der Aerzte.

Denn die Lungenschwindsucht ist eine ernste, höchst gefährliche, zwar heilbare, aber **schwer** heilbare Krankheit. Und wenn von irgend einer Krankheit der Satz Cicero's gilt: „Omne malum nascens facile opprimitur, inveteratum fit plerumque robustius", so gilt der von der Lungenschwindsucht.

Der Anfang des Leidens ist daher schon ernst zu nehmen. Zeitweiser Aufenthalt auf dem Lande, im Gebirge, in irgend einer Sommerfrische, genügen dem gesunden, durch Arbeit ermatteten Menschen, nicht aber dem Lungenschwindsüchtigen. Alle diese Ordinationen sind eben so viele Fehler, die unbegreiflicher Weise leider noch von so vielen Aerzten begangen werden. Welch' bittere Urtheile muss man dann von den Patienten häufig hören, welche nicht blos ihre Genesung nicht gefunden, sondern auch die Zeit und das Geld verloren haben, mit dem sie ihre Genesung hätten abwarten können, wenn sie es nicht vorher in Sommerfrischen auf ärztlichen Rath verausgabt hätten.

Auf solche Weise löst man nicht die Aufgabe der Menschheit, auf solche Weise kann man die Lungenschwindsucht nicht überwinden.

Wie ganz anders würde es sein, wenn endlich die Aerzte darin einig wären, ihre Phthisiker nur an solche Orte zu schicken, deren Bewohner frei von Phthise sind.

Darin könnten und sollten sich alle Aerzte einigen, sowohl diejenigen, für welche der Tuberkel-Bacillus die einzige Ursache der Lungenschwindsucht ist, als auch diejenigen, welche in einem Missverhältniss zwischen Herz und Lungen, also in einer bestimmten abnormen Körperbeschaffenheit, die Disposition zur Phthise sehen. Denn wo eine durch klimatische Factoren bedingte immune Bevölkerung existirt, dort ist die gesuchte, reine Luft eher zu finden, als bei phthisischen Eingebornen zu finden ist.

Die Anhänger der Ansicht aber, dass zur Entstehung der Lungentuberculose eine bestimmte Disposition, d. h. ein bestimmtes Missverhältniss zwischen Lungen und Herz nothwendig ist, können ihre Indication auch nur durch die immunen Gebirgsorte erfüllt sehen. Denn die Immunität zeugt dafür, dass diese bestimmte, zur Tuberculose führende Organisation unter den Bewohnern selbst durch die klimatischen Verhältnisse nicht existirt, dass also auch diese Verhältnisse zu benutzen sind, um namentlich durch Kräftigung des Herzmuskels die bereits entwickelte Tuberculose event. zu heilen.

Die von Schwindsucht immunen Orte erfüllen also einzig und allein die Indication, die für die Behandlung der Phthise gestellt werden muss.

Wenn dieser Standpunkt auffälliger Weise in den Lehrbüchern nicht vertreten ist, so ist dies nur damit zu erklären, dass die Vorstellung der „reinen" Luft noch Alles beherrscht, die immunen Orte aber eine Luft mit ganz besonderen Eigenschaften, eine „aseptische" Luft nicht haben, wie man sie unter der Voraussetzung der „Ubiquität" des Bacillus verlangte. Hoffentlich bricht sich der Gedanke immer mehr und mehr Bahn, dass nicht die Beschaffenheit der Luft eines Ortes, sondern das Ensemble aller klimatischen Factoren auf den Menschen wirkt und im Menschen Zustände schafft, welche die Eingebornen und Bewohner des Ortes vor Phthise bewahren, die dorthin kommenden Phthisikern aber oft so weit kräftigt, dass sie im Kampfe mit dem Bacillus als Sieger hervorgehen.

Die Immunität von Phthise muss also den Ausgangspunkt jeder Therapie der Lungentuberculose bilden und zwar um so mehr, als alle andern Einrichtungen — incl. aller möglichen für medicamentöse Behandlung —, die günstig einwirken können, an solchen immunen Orten ebenfalls geschaffen werden können, wogegen in allen andern nicht immunen Orten die Einwirkung fehlt, welche durch die Immunität mindestens doch bedingt sein kann. Und warum soll man auf diese auch nur mögliche günstige Wirkung eines Factors verzichten bei einer Krankheit, die so schwer zu heilen ist, wie die Lungenschwindsucht?

Jeder Ort, der die Prätention erhebt, dass Lungenkranke dorthin geschickt werden sollen, hat daher unter allen Umständen vorher den Nachweis zu liefern, dass seine Bewohner sich dieser Wohlthat erfreuen. Wir wissen ja im Allgemeinen, auf Grund welcher Thatsachen die Immunität zu vermuthen ist. Nach den interessanten Beobachtungen Gauster's kann jedoch die Vermuthung nicht mehr genügen, vielmehr muss der Nachweis stricte geliefert werden. Dann erst können dorthin Phthisiker geschickt werden. Um aber ängstliche Gemüther darüber zu beruhigen, dass auch durch die grösste Anhäufung von Lungenkranken am immunen Orte die einmal bestandene Immunität in keiner Weise vermindert wird, muss nach einer Reihe von Jahren von Neuem der statistische Beweis dafür erbracht werden. Er wird immer so ausfallen, wie ich ihn für Görbersdorf geliefert habe, nämlich dass die Immunität eher stärker als schwächer geworden ist.

So logisch es sowohl vom Standpunkte der reinen Infectionisten, als auch vom Standpunkte der Disposition aus ist, dass die Immunität der Phthisis den Ausgangspunkt jeder Therapie der Phthise bilden muss: so unbegreiflich ist es, dass die Aerzte gerade dagegen am meisten opponiren und darauf erst kurz vor dem Ende des Processes und des Lebens recurriren wollen.

So schrieb mir auch Gauster, dass die zur Prüfung der überraschenden Erfolge bei Phthise durch die Immunität der

Orte eingesetzte ärztliche Commission davon die beginnende Lungenschwindsucht ausgeschlossen habe, und nur die verzweifelten Fälle designirt habe, so dass einige der Designirten bereits v o r der Abreise aus Wien gestorben sind. Man sucht dies damit zu rechtfertigen, dass andere Fälle auch anderswo heilen können. Dies ist ja nicht zu bestreiten, aber darum handelt sich's nicht, sondern darum, dass durch die Immunität etc. g a n z a u f f a l l e n d m e h r P h t h i s i k e r g e h e i l t werden würden, als bisher, und dass dort die Heilung viel wahrscheinlicher ist als anderswo.

Solche Fälle kurz vor dem Ende sind natürlich nicht zu heilen, ja die Heilung der erkrankten Lunge nützte dem armen Dulder nicht einmal, da die ausgedehnten Zerstörungen der Lunge die Lebensfähigkeit des Patienten an sich vernichtet hätten.

Was würden dieselben Aerzte sagen, wenn andere Aerzte jetzt über die Behandlung des Typhus mit Wasser sich dadurch ein Urtheil bilden wollten, dass sie diese bisher bevorzugte Methode desshalb nur bei Sterbenden anwenden wollten?

Das Zeugniss der Humanität und der Wissenschaftlichkeit würden sie den Betreffenden wohl nicht geben, obschon diese ebenfalls sagen könnten, dass leichtere Typhusfälle auch ohne Wasserbehandlung heilen. Wahr ist es ja vom Typhus, von der Tuberculose, sowie von jeder Krankheit, dass sie sogar ohne Behandlung heilt.

Von der Lungenschwindsucht hat aber auch Niemand behauptet, dass sie n u r an immunen Orten zur Heilung kommen kann, es ist immer nur gesagt worden und wird gesagt, dass an diesen die Wahrscheinlichkeit der Heilung eine g r ö s s e r e ist als irgend wo anders, und dass bei einer so **schwer** heilbaren Krankheit dies berücksichtigt werden muss.

Selbstverständlich sind **alle** immunen Orte für die Erfüllung der Haupt-Indication unter einander gleichwerthig. Einen Unterschied unter sich haben sie für die Behandlung der Schwindsucht einzig und allein durch ihre Lage und ihre Einrichtungen. Denn es ist nicht zu vergessen, dass wir mit Kranken zu thun haben, die an dem einen immunen Orte einer bestimmten Schädlichkeit, z. B. dem Winde ausgesetzt sein könnten, welche an einem anderen immunen Orte fehlt. Desshalb ist die mehr oder weniger windgeschützte Lage bei Auswahl von Heilstätten für Lungenkranke von eminenter Wichtigkeit. Dann aber ist auch entscheidend, wie die Einrichtungen am Orte selbst sind.

In erster Linie muss hier nochmals die Frage, ob Curort oder Heilanstalt, berührt werden. Ich verweise darauf, was ich oben gesagt habe, wiederhole nur noch, dass die Therapie ihre Fortschritte nur durch die Kliniken gemacht hat, dass also die Therapie einer so schweren Krankheit, wie die Phthise, am besten wohl auch in der Klinik resp. Heilanstalt durchgeführt wird.

Wenn man dagegen, wie neuester Zeit die Davoser Blätter *), die Frage aufwirft: Haben denn etwa nur die geschlossenen Heilanstalten Erfolge, dauernde Erfolge aufzuweisen, so heisst dies die Frage verrücken. Ich bin gewiss der letzte, welcher leugnen wollte, dass Davos grosse Heilerfolge zu verzeichnen hat, und dass dort auch Einrichtungen getroffen sind, welche einen längeren Curaufenthalt im Hochgebirge aufs Beste er-

*) Davoser Blätter 1886, No. 39.

möglichen. Aber darum handelt es sich nicht, es handelt sich
nicht darum, ob und wo Erfolge, d. h. Heilungen von Lungenschwindsucht vorgekommen sind. Heilungen sind bekanntlich
überall vorgekommen, ohne Höhenklima, ohne jede Einrichtung
etc. etc. Gerade ich habe mich ja zur Zeit, als meine Behauptung, dass die Lungenschwindsucht heilbar ist, Charlatanerie
genannt wurde, darauf berufen, dass die Sectionen oft genug
geheilte Tuberculose zeigen. Diese Tuberculosen sind aber
ohne besondere Einrichtungen, ohne Höhenklima geheilt. Darum
handelt es sich also nicht, sondern einzig und allein darum:
wie müssen die Verhältnisse beschaffen sein, welche mit grösster
Wahrscheinlichkeit die Heilung der Lungenschwindsucht ermöglichen? — Darauf lautet meine Antwort, dass nur solche
Verhältnisse, wie eine nur für Lungenkranke gut eingerichtete
Heilanstalt in immuner Lage sie bietet, auch die grösste Wahrscheinlichkeit der Heilung geben. Es handelt sich dabei nicht
blos darum, welche Vortheile man dem Phthisiker bietet,
sondern auch, vor welchen Nachtheilen man ihn behütet,
wie z. B. vor Ueberanstrengung. Und da sagen die Davoser
Blätter selbst: „Immerhin wird man nicht bestreiten können,
dass in einer Anstalt die Versuchung zu Unregelmässigkeiten
geringer sei, als an einem Curorte."

Darin irren die Davoser Blätter aber, wenn sie weiter
sagen: „Wäre die geschlossene Heilanstalt das einzig Wahre,
so müssten doch wohl zu den Erfolgen derselben die Misserfolge
eines Curortes wie Davos einen schreienden Gegensatz bilden."
Denn so paradox es klingt, so können die Erfolge, die Heilungen,
doch nicht über den Werth oder Unwerth eines Ortes entscheiden. Dazu müssten vollkommen gleiche Versuchsobjecte
verwendet werden können. Zwei vollkommen gleiche Personen

findet man aber weder unter den gesunden noch unter den kranken Menschen.

Umgekehrt, man könnte sich sogar darüber nicht wundern, wenn trotz der logischen Berechtigung der Heilanstalten für Heilung der Phthise thatsächlich mehr Heilungen in den Curorten erzielt würden. Denn durch die Medicin der Gegenwart geht ja leider der Zug, die Heilanstalten nur als ein letztes Zufluchtsmittel zu betrachten und sie so in Pflegeanstalten zu verwandeln. Wie oft ist mir schon passirt, dass ein Patient im letzten Stadium mir geklagt hat, vor 2 oder 3 Jahren wollte ich schon aus eigner Initiative zu Ihnen kommen, aber da hat der Arzt mir gesagt, so krank bin ich noch nicht, dass ich in Ihre Heilanstalt gehen müsste. Strümpell sagt in seinem Lehrbuche ebenfalls: „Ueberhaupt sind für schwere Kranke nur die wirklichen Curanstalten passend, wo sich die Patienten wenigstens unter beständiger ärztlicher Aufsicht und Pflege befinden.“

So lange solche falsche Lehren in Lehrbüchern stehen, kann man sich über die trostlose Lage der Therapie der Lungenschwindsucht nicht wundern!

Ich wiederhole also nochmals, dass ich Erfolge weder Davos noch irgend einem andern Orte abspreche, aber ebenso dass den Lungenschwindsüchtigen **die grösste Anwartschaft auf Heilung** einzig und allein durch eine **gut eingerichtete Heilanstalt für Lungenkranke** in einem immunen, geschützt gelegenen Orte geboten wird, und zwar um so schneller und sicherer, je früher dieselbe aufgesucht wird.

Diese Anschauung ergiebt sich aus dem bisher Angeführten als nothwendige logische Consequenz. Sie kann daher auch nur widerlegt werden, wenn ihr entweder in der Prämisse oder in den Schlüssen ein logischer Fehler nachgewiesen werden kann.

Es ist zu wünschen, dass diese Ansicht in Fleisch und Blut der Aerzte endlich übergehen möchte, damit mehr und mehr Anstalten für Lungenkranke errichtet und so der Lösung der Aufgabe der Menschheit „die Lungenschwindsucht zu überwinden," näher getreten werden könnte. Freilich würden dann die Aerzte noch mehr als bisher prüfen müssen, ob die sich anpreisenden Heilanstalten auch wirklich den Namen einer Heilanstalt verdienen. Gauster hat schon darauf hingewiesen, welch wunderbare Etablissements mitunter diesen Namen führen. Und ich kann aus eigener Anschauung dies bestätigen. Es existiren z. B. concessionirte Anstalten ohne jede Anlagen, sodass die Phthisiker auf die Landstrasse mit ihrem Staub und ihrer Sonnengluth angewiesen sind!! Ich halte es für unbedingt nothwendig, dass an Heilanstalten für Lungenkranke die hohen Ansprüche gemacht werden, wie ich sie Seite 244 seq. und folgende skizzirt habe, von denen nach meiner Ansicht, nichts hinweggenommen werden kann, ohne die Curerfolge im Allgemeinen sehr zu beeinträchtigen. Ich werde nie begreifen, wie es möglich ist, mit so souveräner Gleichgültigkeit über die Einrichtung von Heilanstalten hinwegzusehen wie es jetzt geschieht. Es ist gewiss recht lobenswerth, dass jeder Kliniker, wenn er einen neuen Ruf an eine Klinik erhält, an die Behörden die weitgehendsten hygienischen Anforderungen für seine neue Klinik stellt, die doch hauptsächlich für Proletarier bestimmt ist; es ist aber dann um so unbegreiflicher, dass derselbe Kliniker häufig genug die hygienischen Einrichtungen der Heilanstalt gar nicht kennt, wohin er event. seine gut

Prüfung der Einrichtungen der Heilanstalt ist unerlässlich.

situirten Patienten schickt. Und doch sind die Einrichtungen der Heilanstalt maassgebend für das Gelingen oder Misslingen einer Cur, wie wir oben gezeigt haben.

Wie weit dann die hier entwickelten Principien dazu beitragen werden, die Aufgabe zu lösen, die Lungenschwindsucht
zu überwinden, das ist eine Frage, welche die Zeit beantworten wird. Ueber die Antwort selbst bin ich aber nicht
zweifelhaft.

I

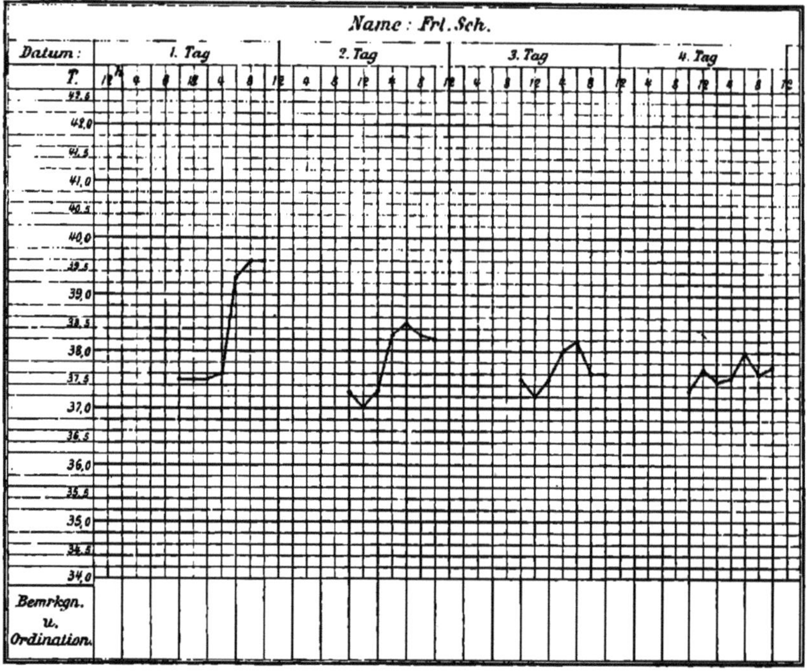
Name: Frl. Sch.
Datum:
1. Tag
2. Tag
3. Tag
4. Tag
T.
42,5
42,0
41,5
41,0
40,5
40,0
39,5
39,0
38,5
38,0
37,5
37,0
36,5
36,0
35,5
35,0
34,5
34,0
Bemrkgn. u. Ordination.

I

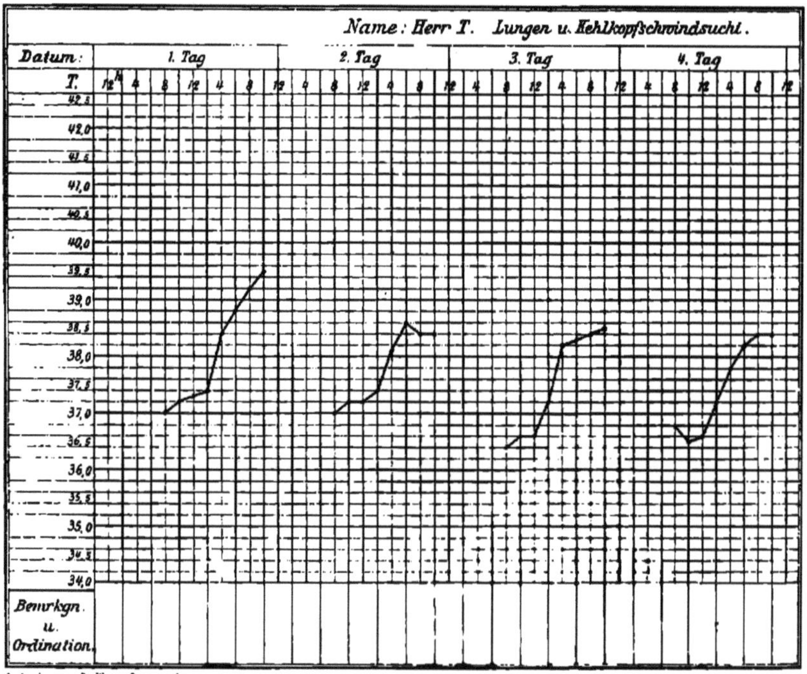
Name: Herr T. Lungen u. Kehlkopfschwindsucht.
Datum:
1. Tag
2. Tag
3. Tag
4. Tag
T.
42,5
42,0
41,5
41,0
40,5
40,0
39,5
39,0
38,5
38,0
37,5
37,0
36,5
36,0
35,5
35,0
34,5
34,0
Bemrkgn. u. Ordination.

Lith. Anst. v. F. Wirtz, Darmstadt

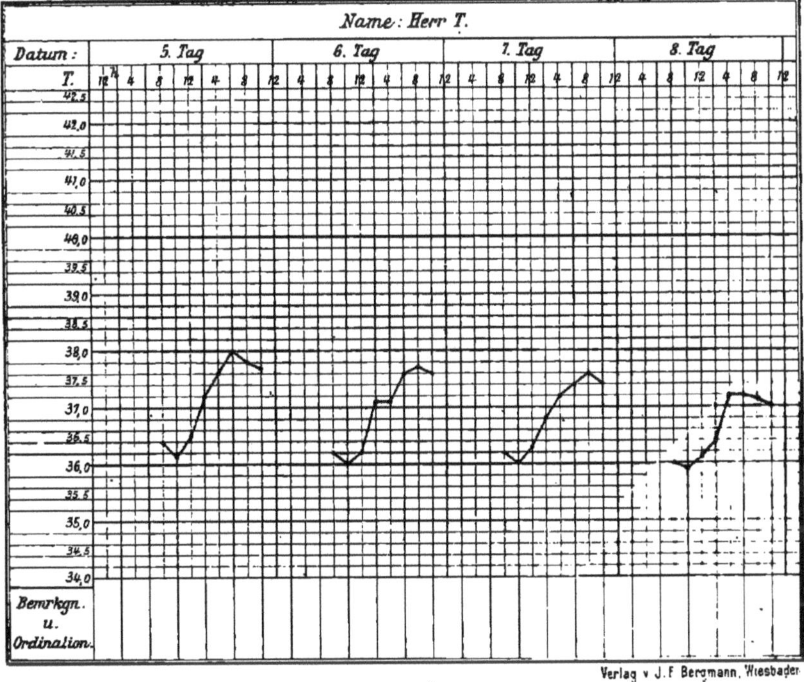

Verlag v. J. F. Bergmann, Wiesbaden

Name: Frau N.

Datum:
1. Tag   2. Tag   3. Tag   4. Tag
T.
42,5
42,0
41,5
41,0
40,5
40,0
39,5
39,0
38,5
38,0
37,5
37,0
36,5
36,0
35,5
35,0
34,5
34,0
Bemrkgn. u. Ordination.
Mittag u. Abend je 1 W.
dieselbe Ord.
9½h 1½ W.   12' 2 "
9½h 1 W.   1 " 1 "   3 " 2 "

Name: Herr v. M. Lungen u. Kehlkopfschwindsucht.
Datum:
1. Tag   2. Tag   3. Tag   4. Tag
T.
42,5
42,0
41,5
41,0
40,5
40,0
39,5
39,0
38,5
38,0
37,5
37,0
36,5
36,0
35,5
35,0
34,5
34,0
Gegen 7h Frost
8½h Frost
kein Frost
kein Frost
Bemrkgn. u. Ordination.
7½ 7¾ je 1 W.
dieselbe Ord.
I

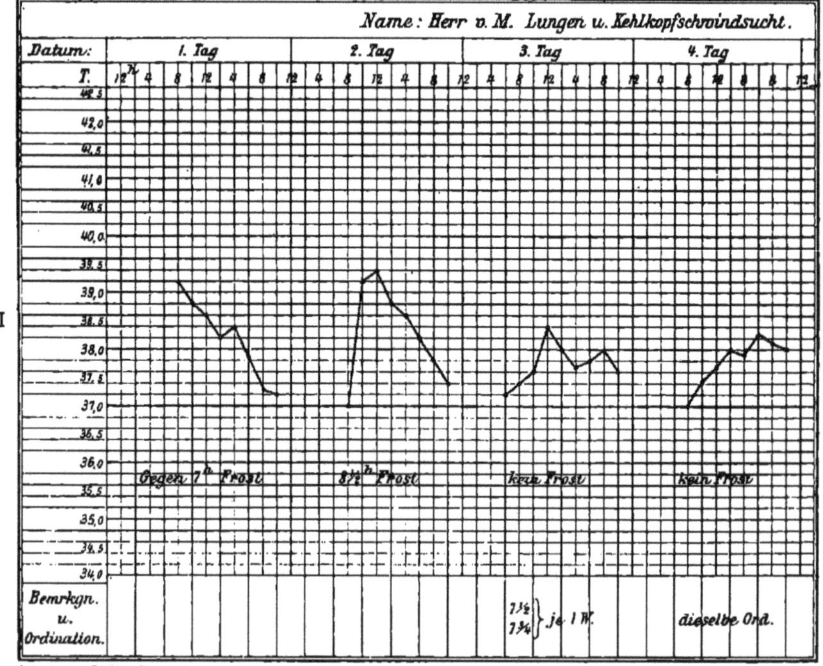

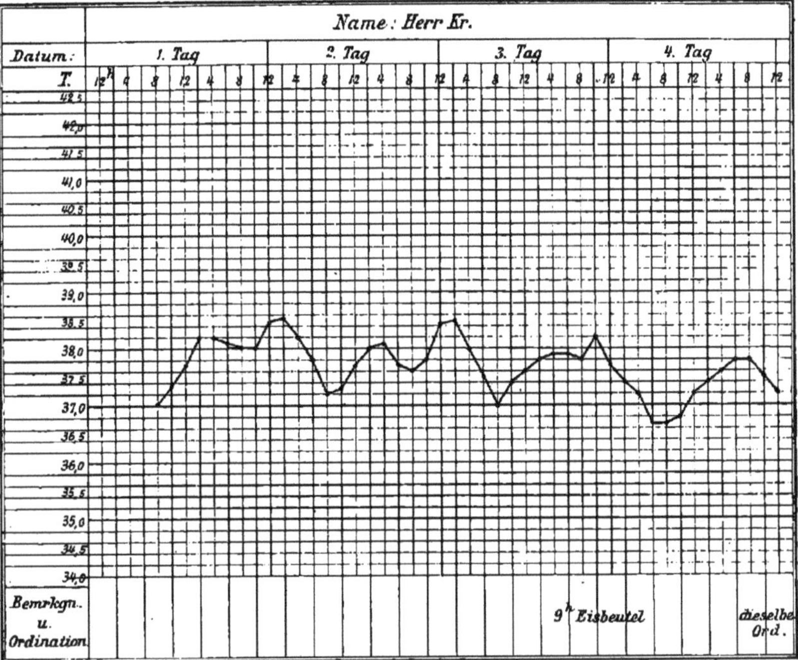

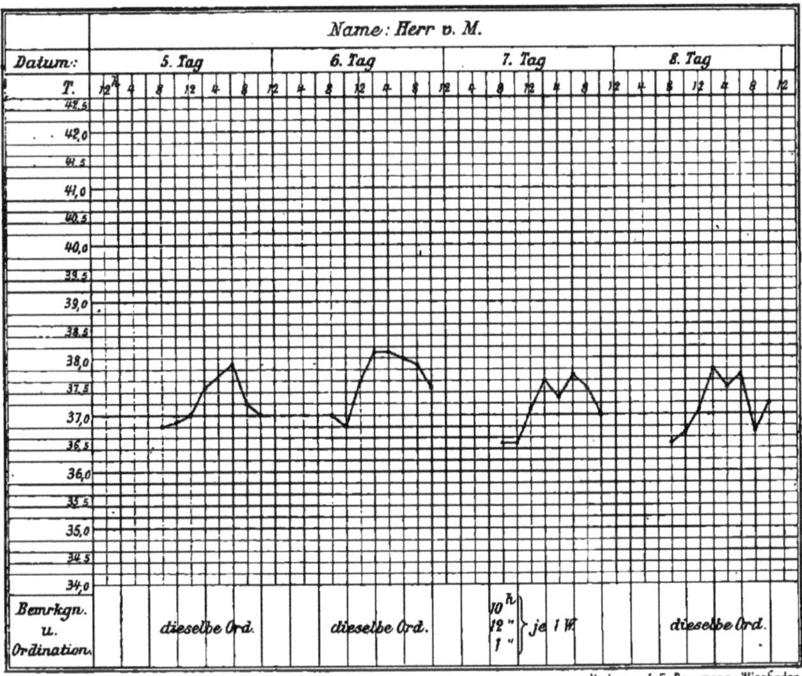

Verlag v. J. F. Bergmann, Wiesbaden

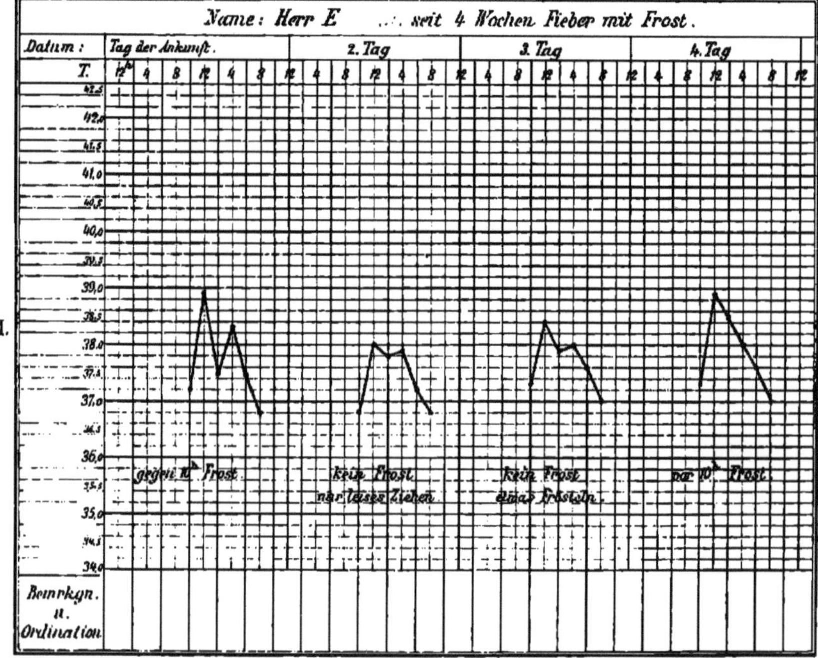

Name: Herr v. M.
III.
Datum:
9. Tag
10. Tag
11. Tag
12. Tag
T.
Bemerkgn. u. Ordination.
10 h
12 ·   je 1 W.
2 ·
dieselbe Ord.
dieselbe Ord.

Name: Herr E ... seit 4 Wochen Fieber mit Frost.
I.
Datum:
Tag der Ankunft.
2. Tag
3. Tag
4. Tag
T.
gegen 11 Frost
kein Frost
nur leises Ziehen
kein Frost
etwas Frösteln.
nur 10 Frost.
Bemerkgn. u. Ordination

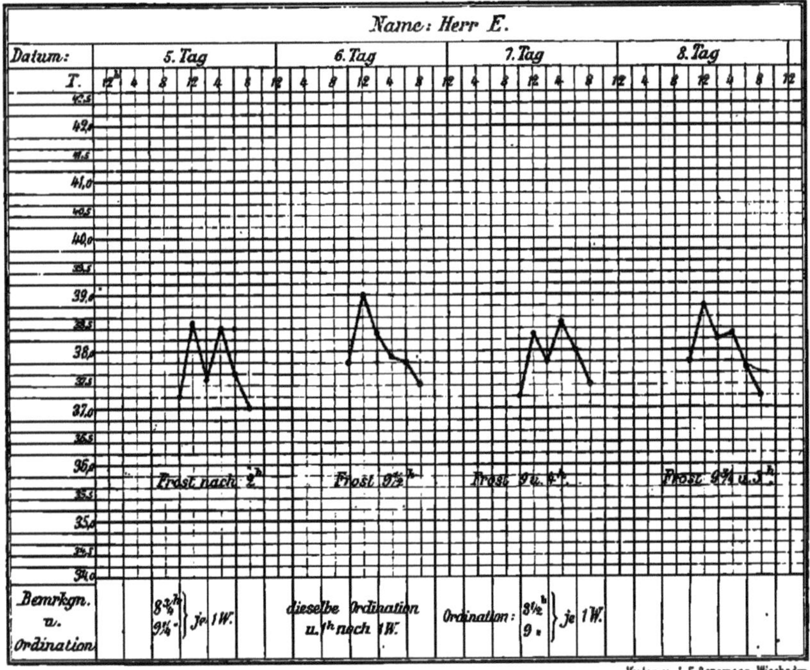

Verlag v. J. F. Bergmann, Wiesbaden

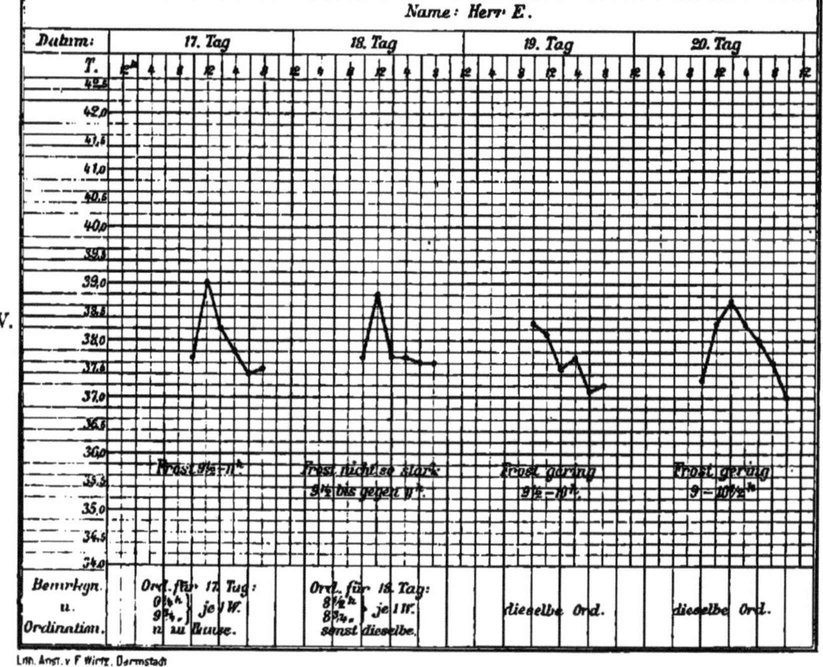
Name: Herr E.
Datum:
9. Tag
10. Tag
11. Tag
12. Tag
III.
42,5
42,0
41,5
41,0
40,5
40,0
39,5
39,0
38,5
38,0
37,5
37,0
36,5
36,0
35,5
35,0
34,5
34,0
Frost am meisten 10–1h.
Frost 10–1½h.
Frost 10–1h.
starker Frost 9½–0h.
Bemerkgn. u. Ordination.
Ord. für 9. Tag:
8½h
9½. } je 1 W.
u. 2.
Ord. für 10. Tag:
8¾h
9¼. } je 1 W.
Ord. für 11. Tag:
Wenn wie bisher über Mittag auf der Stube essen.
dieselbe Ord.
Name: Herr E.
Datum:
17. Tag
18. Tag
19. Tag
20. Tag
V.
42,5
42,0
41,5
41,0
40,5
40,0
39,5
39,0
38,5
38,0
37,5
37,0
36,5
36,0
35,5
35,0
34,5
34,0
Frost 9½–11h.
Frost nicht so stark 9½ bis gegen 9h.
Frost gering 9½–10h.
Frost gering 9–10½h.
Bemerkgn. u. Ordination.
Ord. für 17. Tag:
9½h
9¾. } je 1 W.
u. zu Hause.
Ord. für 18. Tag:
8½h
8¾. } je 1 W.
sonst dieselbe.
dieselbe Ord.
dieselbe Ord.

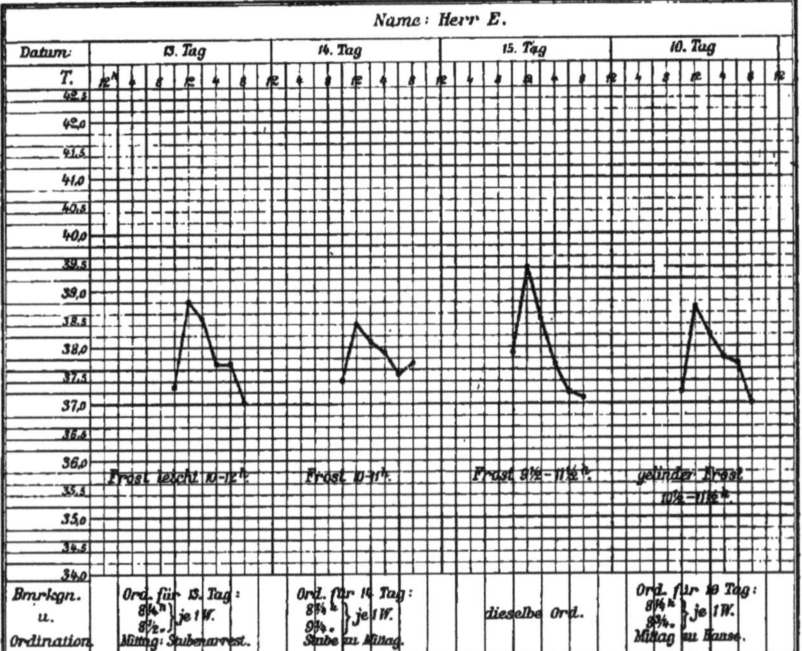

Name: Herr E.
Datum: 13. Tag | 14. Tag | 15. Tag | 10. Tag
T.
42,5 42,0 41,5 41,0 40,5 40,0 39,5 39,0 38,5 38,0 37,5 37,0 36,5 36,0 35,5 35,0 34,5 34,0
Frost leicht 10-12h
Frost 10-11h
Frost 9½-11½h
gelinder Frost 10½-11½h
Bmrkgn. u. Ordination
Ord. für 13. Tag: 8¼h 8½. } je 1 W. Mittag: Stubenarrest.
Ord. für 14. Tag: 8¾h 9¾. } je 1 W. Stube zu Mittag.
dieselbe Ord.
Ord. für 10. Tag: 8¼h 8¾. } je 1 W. Mittag zu Hause.

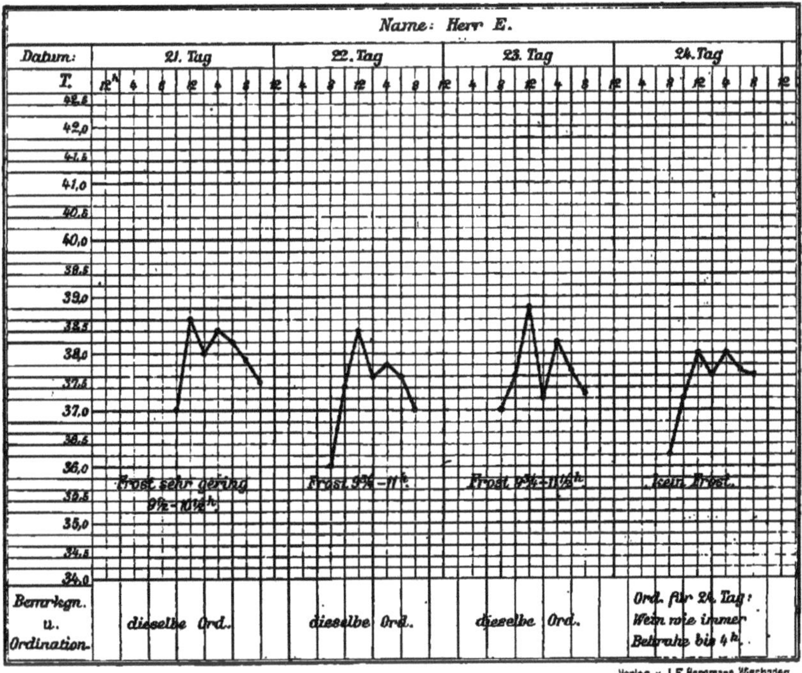

Name: Herr E.
Datum: 21. Tag | 22. Tag | 23. Tag | 24. Tag
T.
42,5 42,0 41,5 41,0 40,5 40,0 39,5 39,0 38,5 38,0 37,5 37,0 36,5 36,0 35,5 35,0 34,5 34,0
Frost sehr gering 9½-10½h
Frost 9¾-11h.
Frost 9¾-11½h
kein Frost.
Bmrkgn. u. Ordination
dieselbe Ord.
dieselbe Ord.
dieselbe Ord.
Ord. für 24. Tag: Wein wie immer Betrahe bis 4h.

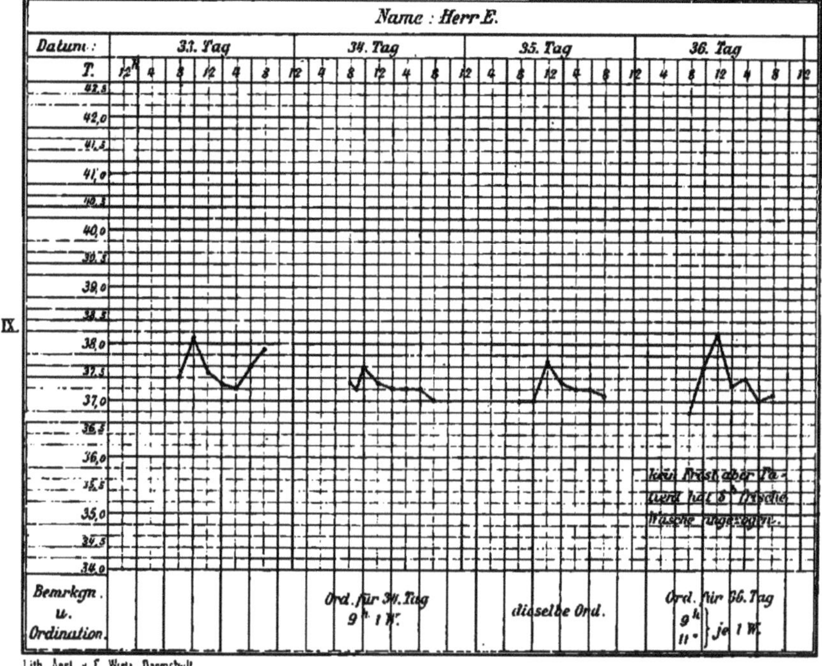

Name: Herr E.
Datum: 25. Tag   26. Tag   27. Tag   28. Tag
VII.
kein Frost.
Bemerkgn. u. Ordination
Patient ist bis 8h im Bett geblieben.
Patient ist schon 2½h aufgestanden.
Patient stand 3¼h auf ging in d. Wintergarten u. 4½h Frost.
Ord. für 28. T. 9½ / 4½ je 1 W. aufgestand. 3h Frost 5h

Name: Herr E.
Datum: 33. Tag   34. Tag   35. Tag   36. Tag
IX.
kein Frost aber Patient hat d. frische Wäsche angezogen.
Bemerkgn. u. Ordination.
Ord. für 34. Tag 9h 1 W.
dieselbe Ord.
Ord. für 36. Tag 9h / 11h je 1 W.

Name: Herr E.

Datum:

| 29. Tag | 30. Tag | 31. Tag | 32. Tag |

VIII.

Kein Frost. kein Frost. kein Frost kein Frost.

Nachmittag ein
anderes Zimmer bezog.

Bemrkgn. u. Ordination.

vom 29. ab: ununterbrochene Bettruhe, um alle Temperatur Zufälligkeiten auszuschliessen,
außerdem Wein 8¾ h u. Mittag u. Abend zum Essen.

Name: Herr E.

Datum:

| 37. Tag | 38. Tag |

X

Bemrkgn. u. Ordination.

Verlag v. J F. Bergmann, Wiesbaden.